JN288501

精神医学を知る

メンタルヘルス専門職のために

金生由紀子・下山晴彦——［編］

東京大学出版会

An Introduction to Psychiatry for Mental Health Professionals
Yukiko KANO & Haruhiko SHIMOYAMA, Editors
University of Tokyo Press, 2009
ISBN 978-4-13-012102-6

『精神医学を知る』刊行によせて

　本書は臨床心理領域をはじめとしてメンタルヘルスに関わる人たちを念頭に，「精神医学を知る」ために編集されたものである。こういった書物は，臨床心理などの独自性の主張がややもすると前面に出すぎるきらいがあった。逆に精神医学を扱う書物は，しばしば難解で，かつ時には精神病理のややこしい記述に終始し，あるいは薬の効き方やメカニズム，あるいは分子生物学をふりまわすものが多かったように思う。いってみれば，どちらもそれぞれのムラ社会の論理が先行した代物だった。

　本書を編集した下山晴彦先生と金生由紀子先生の狙いは，それではいけない，たがいにムラを出てメンタルヘルスをこころざすすべての人たちに精神医学と臨床心理学の協働を実現できる指針を作らなければというところにあったのだろうと思う。お二人はそれぞれ東京大学教育学部と医学部附属病院にあって，私が東大病院精神神経科の主任であった時代に，たがいに協働して大学院生の臨床実習や講義を魅力あるものに作り上げていった仲間である。その成功体験がここに凝縮している。本書の各章を担当している先生方も，お二人の広い交友関係からお願いして全体が見事に構成されている。いずれも，それぞれの領域で練達の専門家ばかりである。これで協働が成功しないわけがない。

　精神医学は進歩している。巷にあふれている，まるで預言者のような御託宣を流す自称精神医学者のレベルを現在の精神医学のそれと思わないでいただきたい。身体の病気の場合には，ときには簡単な検査で出てくる数値で判断されることがあるのに対して，精神の病気の場合には，しばしば主観的な訴えだけを頼りに病状を判断せざるを得ないことがある。それは脳という人間が人間たる根源の臓器の特性であって，精神医学が科学でないという意味では決してない。メンタルヘルスは患者の悩みに寄り添って最大限の自己実現をはかる営みであると同時に，こころのありようを科学する実践の場でもあることを，本書によってぜひ知ってほしいと思う。精神医学はおもしろいのである。

　私は現在，古くから精神科医療の実践でめざましい成果を挙げてきた大学付属の精神科単科病院で，これからの精神科医療はどうあるべきか，そのために

若い人たちに何を用意すべきか，患者さんたちは何を求めているのか，を考えている。そのための舞台装置を創っていく過程で，コメディカルのスタッフとの楽しい協働を改めて体験している。皆さんが本書を手に取って，その基礎知識を学んだあと，実践に向けての手続きに啓発されたら，ぜひとも精神科臨床の場での協働に私たちとともに立ち向かってくれることを願ってやまない。

加藤進昌
（かとうのぶまさ）
東京大学名誉教授・昭和大学教授・付属烏山病院院長

精神医学を知る――メンタルヘルス専門職のために・目　次

『精神医学を知る』刊行によせて……………………………………加藤進昌　　i

第1章　精神医学への誘い……………………………………金生由紀子　　3

第Ⅰ部　生物–心理–社会の見かた

第2章　精神医学を学ぶ――よりよい協働のために……………下山晴彦　　7

　　生物–心理–社会の観点（8）／事例から（1）（12）／事例から（2）（17）／ライフサイクルの観点（19）

第3章　心と身体………………………………………………………加藤忠史　　25

　　はじめに（25）／心の定位（25）／「心」の両義性（26）／感情とは何か（27）／感情の機能（27）／感情の定位（28）／感情の局在（29）／意識の機能（31）／意識の局在（31）／脳化社会（33）／制御対象としての身体（34）／矛盾の噴出としての社会問題（36）／心身症（37）／適応障害（37）／新しい学問の方向性（38）／身体は取り戻せるか（39）／おわりに（40）

第4章　ライフサイクルと精神医学……………………………金生由紀子　　43

　　乳児期（44）／幼児期（47）／学童期（49）／青年期（52）／成人期（55）／老年期（59）

第 II 部　精神科医の診かた

第5章　パーソナリティ障害と不安障害 …………… 林　直樹　71

パーソナリティ障害（71）／不安障害の概説（78）／パーソナリティ障害と不安障害の合併について（84）

第6章　気分障害 …………………………… 松尾幸治・加藤忠史　93

うつ状態・うつ病エピソードの見立て（94）／躁（軽躁）状態・躁病（軽躁病）エピソードの見立て（101）／身体疾患によるうつ症状（105）／性格・パーソナリティと気分障害（107）／気分障害の初診時における心理療法的配慮（109）／家族への対応（110）／復職への関与（110）

第7章　統合失調症 …………………………………… 安西信雄　115

統合失調症とは（116）／診断へのアプローチ（121）

第 III 部　ライフサイクルの視点から

第8章　乳幼児精神医学 ……………………………… 本城秀次　139

乳幼児精神医学とは（139）／乳幼児精神医学の特徴（140）／乳幼児精神医学の診断分類（141）／乳幼児の治療（148）／乳幼児精神医学をめぐるいくつかの視点（150）／臨床的実践（154）

第9章　発達障害 …………………………………… 金生由紀子　159

発達障害の定義と範囲（159）／主な発達障害（160）／発達障害の治療や支援（172）

第10章 老年精神医学 ……………………………小林美雪・天野直二　179

　　老年期精神障害の分類と疫学（179）／老年期精神障害各論
　　（180）／老年期における認知機能，脳の変化（194）

第Ⅳ部　生物学の視点から①：脳科学を中心に

第11章 神経心理学・脳科学……………………………荒木　剛・笠井清登　209

　　精神科臨床における診断（209）／脳と心（210）／神経心理
　　学（211）／脳科学（216）／最後に（222）

第12章 精神病理・心理療法と脳科学……………………福田正人　225

　　心理療法と脳科学（225）／統合失調症の脳の仕組みと精神
　　病理・心理療法（227）／脳の働きとこころ（240）／精神療
　　法・心理社会療法の脳基盤（248）

第Ⅴ部　生物学の視点から②：遺伝と薬理

第13章 遺伝学 …………………………………………………佐々木　司　271

　　精神疾患における遺伝要因の関与（271）／遺伝要因関与の
　　様式を理解する（275）／遺伝子探索の実際（281）／遺伝学
　　の知識を臨床に役立てる（286）

第14章 精神薬理学……………………………………………中込和幸　297

　　はじめに（297）／精神薬理学の歴史（299）／薬物療法の実
　　際（303）／おわりに（329）

連続コラム・リエゾンの視点から ……………………………… 中嶋義文

   1 コンサルテーション・リエゾン：心と身体をつなぐ（63）
   2 コンサルテーション・リエゾンの実際（1）：身体疾患に伴ううつ病（114）
   3 コンサルテーション・リエゾンの実際（2）：がん治療のメンタルヘルス（200）
   4 コンサルテーション・リエゾンの実際（3）：せん妄（256）
   5 コンサルテーション・リエゾンの実際（4）：薬物相互作用（294）
   6 コンサルテーション・リエゾンの実際（5）：合併症（335）
   7 コンサルテーション・リエゾンを実践する（337）

コラム

自殺	高橋祥友	129
精神障害リハビリテーション	池淵恵美	133
ターミナルケア	木下寛也	203
PTSD（外傷後ストレス障害）	飛鳥井望	260
睡眠障害	本多真	264

執筆者紹介　341
索　　引　343

第1章・精神医学への誘い

金生由紀子

　このところ映画やドラマなどについてスピンオフという言葉をしばしば耳にする。本編において脇役であった人物や物語の中心でなかった場所などに焦点を当てて，新しい作品を制作するという意味で使われているらしい。その伝でいくと，本書は，「臨床心理学をまなぶ」シリーズ（東京大学出版会より刊行予定）のスピンオフ作品ということになるが，本編のクランクアップに先立って世に出ることになってしまった。このような位置づけであり当初は臨床心理学を学ぶ人たちが精神医学を知ってよりよく協働できるためにと企画されたが，メンタルヘルスにかかわるもっと多様な人たちに精神医学を知ってもらいたいとの編者らの思いから新たな方向に発展してきた。編者らと執筆者との間でやりとりが繰り返されることもしばしばあり，その過程を積み重ねる中で現在の完成形ができあがったのである。

　このように書くと体裁がいいが，実は，編者らの頭の中では明確なイメージがあったものの，それがなかなか適切に表現できずに執筆者にご苦労をかけたというのが正直なところであろう。医学生や精神科医を読者とする精神医学の教科書とは異なるということから，どのようなスタンスで臨んだらよいか困惑しがちな執筆者としては迷惑千万であったかもしれない。しかし，結果的には，執筆者と編者らがしっかり協働することとなり，新しいタイプの刺激的な本を作り上げることができたのではないかと考えている。

　この作業を通じて編者がこだわっていたことのひとつが，教科書ではなくて副読本ということであった。自らが児童・生徒であった頃を振り返ると，副読本から豆知識を得ることが楽しく，教科書の無味乾燥な記述を超えたイメージの広がりが得られたとの記憶がある。同時に，興味深い記述であっても膨大な資料や奥深い内容のほんの一部であると分かりもっと勉強しなくてはならな

いと実感したものである．精神医学に関する知見を網羅した教科書を作成しようとしても1冊にすべてを盛り込めるわけはないのだから，様々な立場や視点からメンタルヘルスにかかわる人たちが精神医学のエッセンスを体感して，必要に応じてさらに勉強しようと思うきっかけになればとの思いを込めて副読本を目指してきた．

　本書は，すべての精神疾患や精神医療をカバーしているわけではないが，精神医学全体に通じる考え方を読者に知っていただくことに力を注いでいる．そのひとつは，こころと脳を含めた身体とを統合して考えるということである．こころまたは身体によってもう一方を説明しつくそうとしがちな傾向は今に始まったことではない．脳科学が進歩してきた昨今では，一見すると科学的でいて実は思い込みによるバイアスが疑われる場合が生じており，バランスのとれた考え方がいっそう望まれている．もうひとつは，ひとが生活していく上での横の広がりと縦のつながりを考慮するということである．すなわち，横の広がりとは，家庭や学校や職場をはじめとするひとの生活している社会であり，縦のつながりとは，生涯にわたって発達を続けながら次の世代を育んでいくということである．さらに，社会の中で時代と共に変化しつつ伝わっていくものとして文化も重要である．ひとは全くの単独ではなくてこれらの中で生活していることを忘れてはならない．これらの視点を総合してメンタルヘルスの問題を理解し治療や支援を行っていくのである．

　個々の精神科医によってかかわる対象や関心の焦点などが異なるのでいくらかニュアンスに差があるものの，基本的な考え方は共通していると思われる．執筆者はいずれも編者らが親しくさせていただいている精神科医であり，現在は研究を主な業務としている方もいるが，豊富な臨床経験を有している．そこで，本書では，一般に精神科医がどのように考えてどのように診たてをしてどのように働きかけているかを，具体的な精神疾患や学問領域などを通じて浮き上がらせるようにしている．

　メンタルヘルスにかかわる職種は精神科医や臨床心理の専門家だけでなく，医療，教育，福祉，司法などの幅広い領域にわたる．例えば，身体疾患に伴うメンタルヘルスの問題を想定すると，精神医学を専門としない医師，看護師，作業療法士などのコメディカルスタッフ，医療ソーシャルワーカーなどの関与

が考えられる。しかも一人の患者または一つの問題に対していくつもの異なった職種が連携する必要がしばしばある。お互いの専門性を生かして協働する上で共通の基盤を有して共通の言葉でコミュニケーションをとれることはきわめて重要である。本書によって精神医学の役割がイメージしやすくなり，様々なバックグラウンドをもつ読者がメンタルヘルスの問題に対応する際に助けとなれば幸いである。

第Ⅰ部●生物-心理-社会の見かた

第2章 • 精神医学を学ぶ
よりよい協働のために

下山晴彦

はじめに

　メンタルヘルスの問題は，生物的要因，心理的要因，社会的要因が重なり合って成立する。もちろん，それぞれの要因がどの程度影響を与えるのかは，個々の障害や問題で異なっている。しかし，何らかの障害や問題が維持されたり，悪化したりしている場合には，複数の要因が重なり合って悪循環の回路を構成してしまっている場合がほとんどである。したがって，精神障害の治療や心理的問題の解決を目指すメンタルヘルス活動においては，生物的要因，心理的要因，社会的要因が相互に関連し合って問題が成立していることを前提として，医療職，心理職，福祉職などの専門職が協働して事態に対処することが強く求められるようになってきている。その点で心理的要因を扱う臨床心理学や，社会的要因を扱う社会福祉学においても，生物的要因と深く関わる"精神医学を知る"ことが必須となる。

　そこで，臨床心理領域をはじめとして，メンタルヘルス活動に関わる専門職，あるいはそのような専門職を目指す人びとに"精神医学を知る"ためのテキストが求められるようになっている。そのようなテキストでは，それぞれの専門職が実践活動において協働するための知識と技術が何をおいても重要となる。ただし，単なる教養として精神医学の知識を知るだけでは意味がない。ここで求められているのは，精神医学の知識を表面的に網羅したマニュアル本ではなく，精神医学の本質を押さえたうえで，精神医療に関わる際に重要となる知識や技術を整理して示す基本テキストである。精神医学の各テーマについて，基本的な考え方と手続きを分かりやすく，しかも要点を押さえて解説する本格的なテキストが求められている。本書は，そのような要請に応えるものとして編集された。

1. 生物-心理-社会の観点

1.1. 生物-心理-社会モデル

メンタルヘルスの中心テーマである精神障害や心理的問題を理解する場合，それが生じてきたコンテクストや環境を考慮に入れる必要がある。そのようなコンテクストや環境を含めてメンタルヘルスの問題を理解していく枠組みとして重要となるのが，Engel（1977）によって提案された生物-心理-社会モデル（bio-psycho-social model）である。これは，単にメンタルヘルスの領域のみを対象としたものではなく，病気と健康をテーマとする領域全体を対象としたものである。医療領域においては，長期間にわたって疾病の生物医学モデルが支配的であった。Engel（1977）は，このような生物医学モデルに替わるものとして生物-心理-社会モデルを提案したのである。

図2-1に示したように，生物的要因には，神経，細胞，遺伝子，細菌やウィルスなどが挙げられる。最近では，脳科学の進歩によって脳神経が重要な要因として注目されている。これらの生物学的要因に対しては，生物学，生理学，生化学，神経・脳科学などから得られた医学的知見に基づき，手術や薬物治療などの生物医学的アプローチが採用されることになる。

心理的要因については，認知，信念，感情，ストレス，対人関係，対処行動などが挙げられる。最近では，認知心理学の発展によって，その人が自己の健康状態（病気を含む）や行動をどのように受け止め，自分の生き方，さらには周囲の世界との関係をどのようにとらえているのかという，ものの考え方（スキーマ）の重要性が注目されている。これらの心理学的要因については，心理療法や心理教育によって自己の病気や環境に適切に対処できるように認知や行動の仕方を改善していく心理学的アプローチが採用されることになる(Curwen, Palmer. & Ruddell, 2000)。

社会的要因については，家族や地域の人びとのソーシャルネットワーク，生活環境，貧困や雇用などの経済状況，人種や文化，教育などが含まれる。これらの社会的要因に対しては，患者を取りまく家族のサポート，活用できる福祉サービス，経済的なものも含めての環境調整など社会福祉的アプローチが採用されることになる。

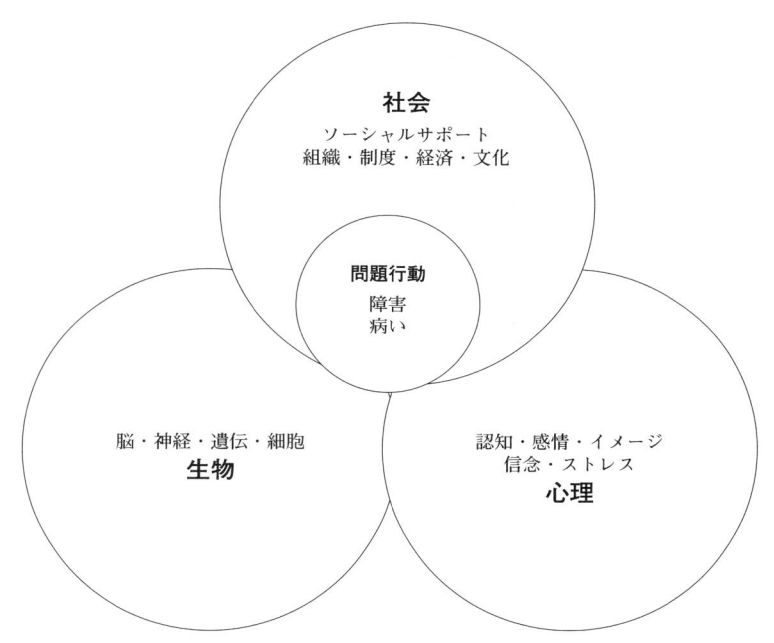

図2-1 生物-心理-社会モデル

(図の内容:
- 社会：ソーシャルサポート、組織・制度・経済・文化
- 生物：脳・神経・遺伝・細胞
- 心理：認知・感情・イメージ、信念・ストレス
- 中央：問題行動、障害、病い)

　このように多様な要因が絡み合って病気や不健康な状態が成立するというのが，生物-心理-社会的モデルである。例えば，地域や社会階層などの異なる人口区分においては，罹患率と死亡率は，それぞれ違った割合を示す。医学においては，生物学的観点から病気のメカニズムに焦点を絞った研究が数多くなされてきた。しかし，それにもかかわらず，生物的要因だけでは，このような人口区分による罹患率や死亡率の幅広い多様性を説明できない。むしろ，最近では，例えば心臓血管系疾患のような身体的疾患においてさえも，ストレスなどの心理的要因や社会的要因の関与が強く示されている（Davison, Neal, & Kring, 2004）。

　近年に至り生物医学モデルの限界を指摘する実証研究も数多くみられるようになっており，生物-心理-社会モデルの重要性がさらに一層認識されるようになっている（Marzillier & Hall, 1999）。

1.2. 精神医学を知ることの意味

　生物－心理－社会モデルは，システム論の観点からも理解できる。図2-2に示したように個人システムは，身体システムと心理システムから構成されている。身体システムを支えるのが生物システムである。そこには，下位システムとして，神経系や消化器系，さらには細胞や遺伝子といったさまざまな要素が含まれる。それに対して心理システムを構成するのは，認知（思考），感情，イメージなどの心的機能である。個人は，これらの身体システムと心理システムが相互に作用し合いながら統合された心身システムとして行動している（第3章を参照のこと）。

　しかし，個人システムを規定するのは，この心身システムだけではない。個人を超える上位システムとして社会システムがある。家族システム，地域システム，学校や職場システムなど，各個人は，その人が所属する社会システムのルールに従い，その中の役割をとって行動しているのである。このように考えるならば，人間は，生物システム，心理システム，社会システムが相互に重なり合い，影響を受けあいながら日常生活を営んでいるとみることができる。

　これは自動車に喩えることができる。生物的システムは，車のボディに相当する。車が動くメカニズムは，さまざまな精密な機械によって構成されている。医療職は，自動車本体のメカニズムを知悉し，車が故障した時には部品の入れ替えなどの修理をする専門家といえる。

　しかし，いくら車のメカニズムが立派でも，運転技能がないドライバーでは，すぐ事故を起こしたり，故障を起こしたりする。逆に機械が上等でなく，故障しがちな車であっても，車のメカニズムをよく心得て安全運転をするドライバーであれば，車のメインテナンスも保たれるであろう。また，同乗者との会話にばかり気をとられて運転に集中できないドライバーは，事故を起こしやすい。このようなドライバーに相当するのが心理的システムである。心理職は，そのようなドライバーの運転技術の相談にのり，必要に応じて指導教育をする専門家といえる。

　さらに，車が走るためには，道路やガソリンスタンドや駐車場といったインフラが必要である。また，車は交通規則という社会のルールなどに従って走ってこそ安全なドライブができる。そのようなインフラや交通規則を支える制度

第2章 精神医学を学ぶ── 11

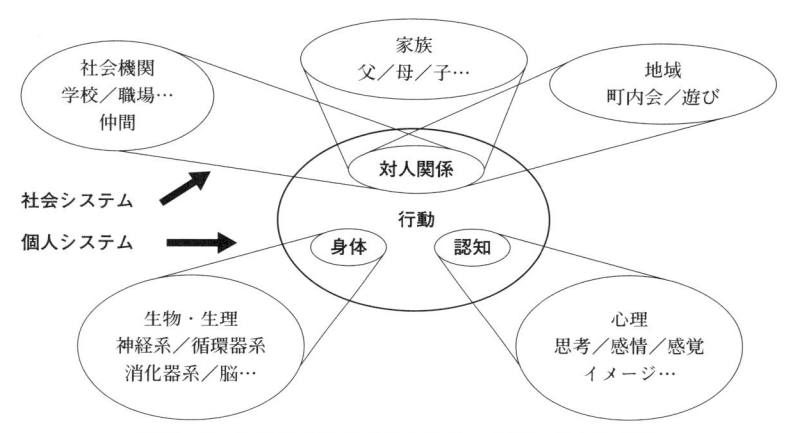

図2-2 システム論からみた生物-心理-社会モデル

も重要となる。この制度に相当するのが社会的システムである。車が頑丈ではないのに悪路を走ったら壊れるのが目に見えている。また，壊れやすい車が高速道路を走ったら，非常に危険である。福祉職は，その地域の道路や規則をよく知っており，安全に走ることができる道を探り，ガソリンスタンドはどこにあるのかを伝え，車の具合が悪くなった時には，適切な修理工場などに導くといったナビゲーターに相当するといえるだろう。

　自動車，運転手，交通制度と道路が適切に組み合うことで運転が可能となる。それと同様に人間は，生物システム，心理システム，社会システムが相互に関連し合って日常生活を送っている。したがって，日常生活を送る上で，何らかの支障が起きた時には，その契機がいずれかのシステムにあったとしても，最終的には生物システム，心理システム，社会システムが相互に影響し合って問題が発展してくることになる。

　そのため，治療については，生物-心理-社会モデルに基づき，さまざまな専門職が協働して行う総合的な介入や援助が必要となるのである。最近の研究では，癌のような身体的病気であっても，ストレス対処に関わる心理的要因や安心できるソーシャルサポートといった社会的要因が深く関連していることが明らかとなっている（Davison, Neal, & Kring, 2004）。

　精神障害や心理的問題については，素朴に考えて心理的要因が主要な因子に

なって生じてくるとみなしてしまうことも多いと考えられる。しかし，実際には，そういえないことが多い。むしろ，ここで重要となるのは，生物−心理−社会モデルに基づき，その生物的要因をしっかりと理解しておくことである。自動車のメカニズムを知らない人は，適切な運転技術の相談や指導はできない。精神医学は，自動車の本体に相当する生物的要因に基づく学問であり，活動である。したがって，心理的側面を担当する心理職や社会的側面を担当する福祉職であっても，生物的要因を前提とする精神医学の知識と技術を学ぶことが必要となる。そして，医療職と協働して活動に当たらなくてはならない。

2. 事例から（1）：問題を生物−心理−社会モデルで理解する

2.1. パニック発作を起こしたサチコさん

　ここで，メンタルヘルス活動の対象となる問題を生物−心理−社会モデルから理解することの重要性を示すために，ひとつの事例を提示する。これは，筆者が経験した複数の事例を組み合わせて再構成したものである。読者の皆さんは，このような事例を担当した場合に，どのような知識や技術，さらにはどのような対応が必要となると思われるだろうか。そのようなことを考えながら，事例を読んでほしい。

　　サチコさんは，東京で生まれ，私立の女子高を出て，大学ではテニス部の部長を務めたくらい活発な女性であった。就職した会社で知り合った男性と24歳で結婚し，26歳で娘が生まれたのを契機として，夫婦ともに会社を辞め，東北地方にある夫の実家に戻り，家業の建設業を継ぐことになった。28歳のとき，バスで娘を保育園に送る途中で動悸が強くなり，全身が震え出して倒れ，気がついたら救急車で病院に運ばれている途中であった。病院で精密検査をしたが，何も異常がなかった。ところが，同じようなことが，1週間後に再度起き，「自分が死ぬ」という恐怖でいてもたってもいられない状態となった。その後，気分が沈み，何か悪いことが起きるのではないかという予期不安が強くなり，眠れなくなった。日常生活でもめまい，吐き気，冷や汗などの身体異常が頻繁に起きるようになったが，検査をしても何も異常がなかった。それで，周囲の者は，「気のせいだ」，「仮病だ」と彼女を責めるようになった。
　　サチコさんは，大家族の食事を作り，会社の経理も頑張ってこなしていたが，上記

症状が出て以来，食事を作るだけでなく，外出もできなくなった。夫が妻を市内の精神科クリニックに連れて行ったところ，抗うつ剤，抗不安薬，睡眠薬が処方された。その後，気を失うような発作は起きなかったものの，めまいや吐き気などはしばしば起きていた。また，予期不安，抑うつなどの症状も続いていた。彼女にとっては，発作は予期せずに起きてくるものであった。そのため，自分が逃げ出せない場面で発作が起こるのを恐れるようになり，車の運転ができなくなっただけでなく，バスなどにも乗れなくなった。家の外に出るのも避けるようになり，最終的には家族や社員が怖いということで部屋にこもりがちになってしまった。

そこで，医師は，実家である東京に戻り，静養しながら治療をするようにアドバイスした。サチコさんは，その指示に従って夫とともに東京にある精神科の病院に来院した。診察場面で，サチコさん自身は嫁ぎ先への不満は語らなかったが，夫の話を聴いた精神科医は，サチコさんは嫁ぎ先でかなり我慢し，無理をしていたと考え，投薬治療とともに臨床心理士の面接を受けるように指示した。

臨床心理士の相談室に夫とともに来談したサチコさんは，「夫の実家は田舎の土建屋で，古い因習。家父長制。義父はワンマン社長。義母は夫に従う我慢の人。自分の育った文化と違ったが，結婚するときの約束だったので，何とか嫁ぎ先に慣れようとして頑張っていた」と語る。我慢していたことを「夫に言えなかったのか」と臨床心理士が尋ねると，「夫は仕事が忙しくて，話も聴いてくれなかった。それに，私が言ったことを，夫が義父母に伝えると，『嫁が生意気なことを言う』と大騒ぎになるので，言わなかった」とのことであった。しかし，「実際は，婚家に入ってすぐからめまいがしていた。発作を経験した後は，死ぬことばかりを考えていた」と言う。東京の実家では休養できているのか尋ねたところ，「以前から父親が自律神経失調症ですぐれず，いつもイライラしている。私が戻ってきて，迷惑をかけ申し訳ないという気持ちが強く，実家でも落ち着けない」と苦しそうであった。

そこで，次回，実家の母親に一緒に来てもらい，サチコさんの様子を尋ねた。母親によると「本来非常に活発で自己主張が強かったのに，結婚後，周囲にとても気を遣うようになり，自分の意見を全く言わなくなった。家族は皆本人のことを心配しているのに，彼女の方が気を遣いすぎていて，気が休まらない様子である」とのことであった。実際に，彼女は，「家に居ても落ち着かず，自分など居ないほうがよいと考え，死にたい気持ちが強い」と語っていた。

さて，読者の皆さんは，サチコさんの問題をどのように理解しただろうか。精神医学の知識や技術を知ることによって，どのように問題の理解が深まるの

だろうか。

2.2. 生物-心理-社会モデルによる問題理解

　まず，精神科診断学を学ぶことによって，サチコさんの状態がどのような種類のものであり，どのような症状を伴うものであるのかが具体的に理解できるようになる。例えば，米国の精神障害の診断分類であるDSM-IV-TRに従うならば，サチコさんの症状は，パニック発作と広場恐怖となる。診断分類としては，不安障害のなかの"広場恐怖を伴うパニック障害"に相当する（第5章を参照のこと）。また，そのような状態に対して投薬治療がなされた。精神医学，特に精神薬理学を学ぶことで，ここで用いられた薬効が分かるだけでなく，副作用も知ることができる（第14章を参照のこと）。このような精神医学の知識や技術を知ることで，医師や看護師とのコミュニケーションが容易になり，協働作業がしやすくなるということがある。

　このように診断分類や薬物の知識を得ることで問題理解が深まるということがある。しかし，それだけでなく，精神医学の背景にある生物学の知識を知ることによって，問題を成立させているメカニズムを深く知ることができる。多くの場合，それは，生物的要因と心理的要因と社会的要因が相互に関連した包括的な構造となっている。そのような包括的な構造を理解できることによって，問題に対する的確な介入方針の立案も可能となる。

　サチコさんの場合，パニック発作の症状と抑うつ症状を維持，あるいは悪化させる要因として，「自分は周囲に迷惑をかけてしまっている」という認知（考え方）の偏りが生じていた。これは，心理的要因である。その結果，まわりに気を遣いすぎ，自分ひとりで我慢するパターンができてしまっていた。では，なぜ，このようなパニック発作が起きてしまったのだろうか。問題発生の契機としては，育ったのとは全く異なる家父長制の大家族に嫁ぎ，自分を抑えて無理にその文化に慣れようとしたことが，強いストレスとなっていたことは疑いのないことである。そのような社会的要因がパニック障害が発生，あるいは持続する状況因になっていたといえるだろう。

　では，文化的に異なる環境に入ってストレスを受けると，誰でもパニック発作を起こすのであろうか。なぜ，ストレスが，他でもないパニック発作という

問題となって現れたのであろうか。強迫性障害でも全般性不安障害ではなく，パニック発作という形をとったのは，どうしてなのだろうか。それと関連しているのが生物的要因である。最近の生物学的研究では，パニック発作の成因として青斑核ノルアドレナリン・ニューロンの異常興奮，セロトニン（5-HT）受容体の感受性亢進といった神経生理学的な基礎が解明されつつある。また，パニック発作は，呼吸亢進，すなわち過呼吸と関連があることも実証的に示されてきている。呼吸亢進は自律神経系を活性化させ，それがパニック時のエピソードとしてよく知られる身体的な状況へとつながる。実際に，通常よりも二酸化炭素濃度が高い空気を呼吸することによって，実験状況でパニック発作を起こすことができる（坂野，2002）。

このような実証研究から言えることは，さまざまな生物的な刺激（例えば，二酸化炭素の過吸入や呼吸亢進）が，パニック発作という身体反応を引き起こす誘引となるということである。生物的な刺激が，患者の，パニック発作を起こしやすい生物的な偏りや素因を活性化する。この点に関して，パニック発作は，家族内で遺伝し，二卵性双生児よりも一卵性双生児において一致率が高いということも見いだされている（遺伝学については，第13章を参照のこと）。つまり，遺伝的素因が関連している（Davison, Neal, & Kring, 2004）。実際，サチコさんの実父は，自律神経失調症として語られていたが，実際にはパニック発作に似た症状を呈していたのである。したがって，サチコさんは，ストレスや不安がパニック発作という形をとって現れやすい体質という生物的素因をもっていたことが推測される。

では，パニック発作は，生物的素因のみによって生じるのだろうか。この点に関しても，生物的刺激が実際に誘引となって身体機能の混乱が生じる素因をもつ人が全てパニック発作を起こすのかというと，そうではない。実際にパニック発作を起こすのは，そのような素因をもつ人の中でもパニック時の身体感覚を非常に恐れている人だけということも明らかとなっている。つまり，生物的刺激に対して同じように身体的反応をする人たちのなかには，パニック発作の症状を呈する人と呈しない人がいるのである。そこで，重要となるのが，生物的な身体変化に対する心理的な反応である。

最近の認知理論では，生物的刺激が誘発した身体感覚を誤って心臓発作や脳

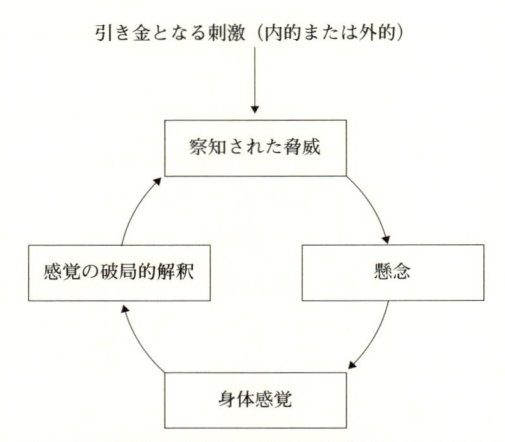

引き金となる刺激（内的または外的）
↓
察知された脅威 → 懸念 → 身体感覚 → 感覚の破局的解釈 →（察知された脅威へ戻る）

図2-3　パニック発作における出来事の連鎖（Clark & Fairburn, 1997）

卒中の兆候であると解釈する傾向，つまり誤った認知をしがちな人の場合，図2-3に示したように不安が循環的に増幅し，さらなる身体的不安反応（過呼吸，発汗，ふるえなど）を呼び起こし，最終的にはパニック発作に至るとされる。したがって，不安によって身体感覚を誤って認知するという心理的要因，つまり"認知機能"の問題がパニック発作の要因として深く関わっていることになる（Clark & Fairburn, 1997）。

　実際に，サチコさんは，夫の実家に入った後からめまいを感じており，パニック発作を起した時点ではすでに自己の体調管理については自信を失っていたということがあった。パニック発作後にはさらに予期不安が高まり，全てを否定的に考えるようになり，最終的にパニック発作を起こしている。その後は，どんどん引きこもる（回避反応）ようになった。その結果として，嫁としての仕事ができなくなり，社会的に孤立し，自信を一層失うとともに家族や社員からも非難され，抑うつ感を強くしていった。このように社会的孤立という社会的要因が問題を深刻化させていったのである。また，抑うつ状態になることで，悲観的認知が強まり，「人に迷惑をかけている」という被害的な認知も強まっていった。

　したがって，サチコさんの事例では，図2-4にまとめたようにめまい等の身体的不調（生物的要因）が生じ，それを死に関わる脅威と認知したこと（心理

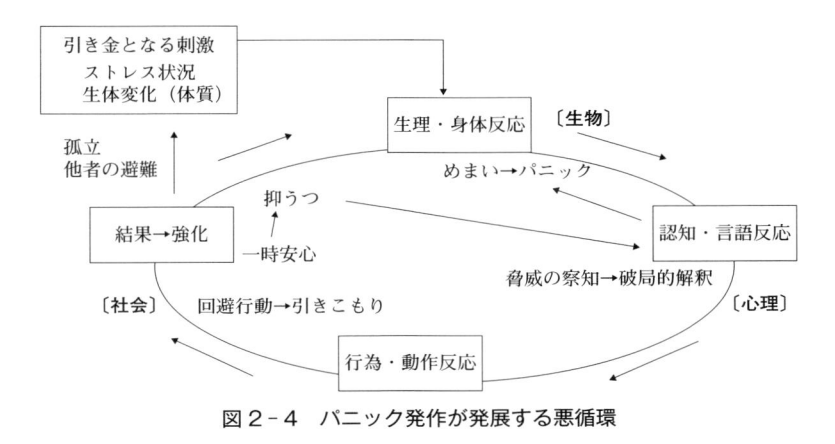

図2-4 パニック発作が発展する悪循環

的要因）によって，さらに身体的不安反応（過呼吸，発汗，ふるえなど）が起きてきて，結果としてパニック発作に至った。しかも，そのような体験が予期不安に結びつき，現実場面からの回避が生じた。それは，一時的にはパニック発作の発生を減じたが，長期的には社会的孤立感を強めるとともに家族などからの批判を招き，抑うつ状態を強めることとなってしまった（社会的要因）。その結果，抑うつ特有の悲観的な認知を呼び起こし，身体的不調に過剰に反応する事態となるとともに将来を悲観しての自殺念慮も生じることになった。

このようにパニックの発作が病理的に発展していく悪循環の回路においては，生物的要因，心理的要因，社会的要因が深く関与していた。その点でサチコさんの事例における障害の発展過程を生物 – 心理 – 社会モデルで理解できる。

3．事例から（2）：専門職と患者の協働に向けて

サチコさんは，結婚によって異文化に適応しなければならない状況（社会的要因），体質的脆弱性に由来するめまいなどの体調不良とパニック発作（生物的要因），自己表現を抑圧することによるストレスと破局的なことが起きるという悲観的認知（心理的要因）が相互に絡み合ってパニック発作が生じていたとみることもできる。さらに，「迷惑をかけている。これ以上迷惑をかけたくない」という，偏った認知のために，自己表現を抑圧しただけでなく，夫や原

家族からのソーシャルサポートも拒否し，問題を一人で抱え込み，孤立感を深めていった。それが，パニック発作を維持させる要因になるとともに，抑うつを悪化させる要因となっていた。

　そこで，主治医と臨床心理士が相談して，まずは抑うつの治療を重視することにした。臨床心理士が，上述した生物 - 心理 - 社会モデルの観点からパニック発作と抑うつが悪化する悪循環の回路が成立していることを，サチコさんに説明した。また，主治医は，入院し，心身ともに休養できる環境で抗うつ剤による治療を集中的にすることの必要性を説明し，了解を得た。そして，主治医と臨床心理士が看護師と打ち合わせ，看護師が意識してサチコさんの訴えを聴くように心がけ，彼女の自己表現を促す環境を整えるようにした。

　入院中に臨床心理士がサチコさんに面接し，「他人に迷惑をかけている」という認知（考え方）の修正をするとともに，自己表現することを強化した。例えば，抗うつ剤の副作用が辛いというので，そのことを主治医に表現することを課題とした。それと並行して臨床心理士は，そのことを主治医に伝え，サチコさんが副作用のことを主治医に話しやすい環境を整えた。また，見舞いに来た夫を含めた夫婦面接を行い，夫婦間のコミュニケーション，特にめまいや動悸などの身体的変調が感じられた時に夫にそれを伝え，助けを求めるように表現し，それを夫が受け止める練習を行った。さらに，サチコさんが入院中に，ソーシャルワーカーが家族を訪問し，父親を含めて家族全員にサチコさんの状態を説明し，退院後にサチコさんの話を聴く体制を整えた。

　サチコさんは，少しずつ自己表現ができるようになった。抗うつ剤が効いてきたこともあり，入院環境の中で安心して休養できるようになり，抑うつ感情は消失していった。その後，退院したサチコさんは，医師による薬物治療と臨床心理士による心理療法，特に認知行動療法（Bruch & Bond, 1998）を継続した。投薬治療の効果もありパニック発作が実際に起きることはなくなった。しかし，いつパニック発作が起こるかもしれないという予期不安が強かった。そこで，少しずつ外出することを課題として，破局的なことが起きるという認知の偏りを修正していくことを試みた。それは，サチコさんが不安と感じてパニックを起こしやすい場面に徐々に直面させていく曝露法（エクスポージャー）というものであった（下山，2007）。そのような介入をする場合，一時的に不安が強くなる。そこで，主治医と相談し，不安が高まった時の対応策を協議した上で介入を始めた。曝露法が功を奏し，1年後には一人で外出できるようになった。

　その後，夫と同居するために，再び婚家に戻ることになった。そこで，臨床心理士

は，婚家でのストレス対処法を話し合うために夫婦面接を繰り返し行った。具体的には，サチコさんの自己主張訓練をするとともに，夫には妻のサポートをできるように心理教育を行った。また，夫の実家の近くの保健所のソーシャルワーカーに連絡をし，サチコさんが地域で孤立しないようにソーシャルサポートを形成するように依頼した。その後，サチコさんは，地元の精神科クリニックで投薬治療を受けながら，保健所の母親グループに参加し，再発することもなくなり，第2子をもうけるまでになった。

このように介入としては，薬物療法による生物的介入をするとともに，入院を利用し，看護師の協力を得て環境調整を行った。それによって，まず抑うつ状態の治療を集中的に行った。次に医師による薬物療法（生物的介入）と，臨床心理士による認知行動療法（心理的介入）という心身両面からの介入を組み合わせて行った。最終的には，夫婦面接や，ソーシャルワーカーによるソーシャルサポートの形成といった社会的側面への介入も行った。このように医療職，心理職，福祉職といったさまざまな専門職が協働して，チームとして問題に対処することが効果的な治療に結びつくのである（連続コラム7を参照）。また，専門職は，常に問題の理解と介入方針を患者に説明し，インフォームドコンセントを行いながら，治療を行った。この点では専門職同士の協働だけでなく，専門職と患者とが協働してチームを構成することも治療の重要なポイントとなっていた。

4. ライフサイクルの観点

4.1. 発達課題との関連性

ここでもうひとつ考えておかなければならない重要なテーマがある。それは，結婚後という時期に，サチコさんがパニック発作という問題を起こした理由である。サチコさんは，元来とても活発な女性であった。それが，結婚を契機として次第に受動的となり，自己抑圧的になっていった。彼女によれば，結婚し，長女を出産後に会社を辞めたのだが，その後に夫が「オレが給料をかせいでいる。文句があるのか」と言いだしたことと，長女が非常に母親への愛着が強い子で，子どもに合わせる生活になったため，次第に自分を抑えて我慢する状態

となり，さらに夫の実家に入ることになり，ますます自己表現ができなくなっていったとのことであった。つまり，サチコさんは，結婚と出産という，女性としてのライフサイクルにおける重要な課題に直面してパニック発作を発症したのである。

サチコさんに限らず，精神障害や心理的問題の発現には，何らかの形で発達課題が関わっていることがほとんどである。生物的な脆弱性や障害をもっている人は，ライフサイクルの早い段階で問題が発現する（第8章を参照のこと）。幼児期に発現する発達障害などは，そのような例である（第9章を参照のこと）。人は，生物，心理，社会の各側面でさまざまな弱点をもって日常生活を営んでいる。ライフサイクルの，ある時点で，その段階の発達課題への直面を契機として問題が起きてくる。したがって，ライフサイクルの各段階に特有な精神障害や心理的問題というものがある。そこで，メンタルヘルスの活動においては，ライフサイクルの視点が重要となってくるのである（第4章を参照のこと）。

生物的な要因に基づく障害があったとしても，心理面や社会面で適切に問題に対処すれば，問題は最小限に留めることも可能である。生物，心理，社会の各要因が関連し合って悪循環の回路が動き出した時に，さらに問題は深刻化していく。したがって，ライフサイクルの視点に基づき，それぞれの発達課題に特有な問題を早期に見極め，生物，心理，社会の各側面からの適切な介入をしていくことが重要となる。

4.2. 生活機能という枠組み

ライフサイクルという観点には，ライフ（life），つまり生活を重視する発想が含まれている。病気や障害によって何らかの問題が生じた場合，私たちは，その問題を抱えながら生活をし，歳を重ねていくことになる。つまり，病気や障害を抱えながら，生活し，ライフサイクルを生きていくことになる。したがって，ライフサイクルの観点を取り入れるということは，病気や障害をそれだけで独立したものとして理解するのではなく，生活全体の中に位置づけ，それとの関連で病気や障害の意味を探っていくという発想の転換を伴うことになる。

この発想の転換は，生物－心理－社会モデルにも通じるものである。かつて医療領域においては，疾病を生物医学モデルでのみで理解する傾向が強かった。

それに対して現代では，疾病を単なる生物的要因のみによって成立するものとしてではなく，生物的要因，心理的要因，社会的要因が重なり合って成立するものとして理解し，患者の生活の全体の中に位置づけるようになっている。心理的要因や社会的要因が組み込まれることで，患者の主体性や社会生活の重要性が医療においても重視されるようになった。したがって，このような発想の転換は，患者の生活の質（QOL: quality of life）の重視につながるとともに，患者の権利擁護やインフォームドコンセントの活動にもつながってきたのである。

　このような病気や障害の理解の仕方は，2001年にWHOから出された『国際生活機能分類：国際障害分類改訂版』にも示されている（上田，2008）。1980年にWHOから出された『国際障害分類』では，疾病や変調→身体機能の障害→能力低下→社会的不利というように生物的要因の欠陥によって能力低下が生じ，社会的不利になっていくとの視点に立ち，病気や障害の否定的側面が強調されていた。それに対して2001年の生活機能分類では，図2-5のように生活機能と障害を"心身機能・身体構造"，"活動"，"（社会）参加"，健康状態（疾病／変調），背景因子（環境因子と個人因子）から構成されるものと見なす。そして，生活機能と障害は，健康状態と環境因子および個人因子の相互作用によって成立するものとして理解されるようになった。つまり，心身機能・身体構造に何らかの障害があっても，環境がバリアフリーへと改善され，社会参加の制限が少なくなれば，その人はより活動的となり，生活機能が上昇することになる。

　このような生活機能の観点に基づくならば，障害の意味も随分と変わってくる。生物的要因に由来する心身機能・身体構造の障害を固定してとらえるのではなく，環境因子や個人因子を変えることで，生活機能が随分と改善されることになるのである。したがって，さまざまな専門職が協働して患者の生活機能を高めるような介入や援助が重要となる。

おわりに

　本章では，生物‐心理‐社会モデルおよびライフサイクルの観点から，メンタルヘルスの問題を理解していくことの重要性を強調した。そのような観点に

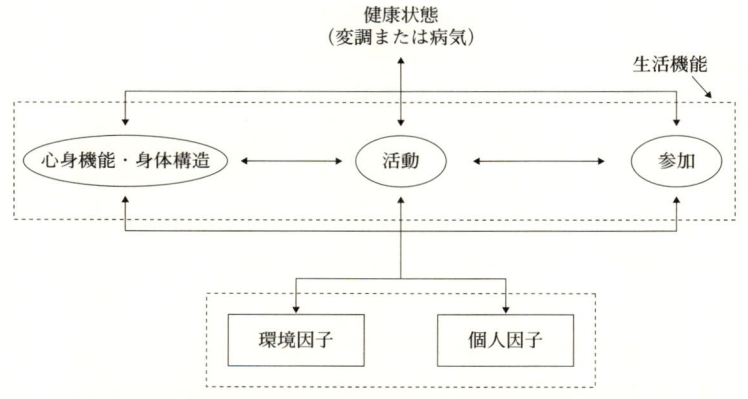

図2-5 国際生活機能分類改訂版における障害理解のモデル

立った場合，メンタルヘルスに関わるさまざまな専門職は，他の専門職，そして患者も含めて協働してチームで問題に対処していくことが必要となる。したがって，臨床心理学や社会福祉学を専門とする者であっても，精神医学の知識と技術をしっかりと学び，医師や看護師などの医療専門職と協働していくことが必須となるのである。

そこで，本書では，生物-心理-社会モデルおよびライフサイクルの観点から全体を構成することとした。まず第Ⅰ部で，上記の観点から精神医学を理解する基本的枠組みを解説する。第1章で，全体のイントロダクションとして本書の目的が示される。第2章である本章において，精神医学を専門としない臨床心理学の立場から筆者が，専門職の協働の基盤となる生物-心理-社会モデルの観点から本書の目的と意義を概説した。以後，それを受けて第3章では，生物と心理，つまり身体と心の関係を論じる。第4章では，心理と社会が重なり合うところとして生活（life）に注目し，ライフサイクルの観点から精神医学を理解する枠組みを提示する。

続いて第Ⅱ部では精神医学の基本構造となっている精神障害の診断分類を概説し，次の第Ⅲ部ではライフサイクルとの関連で精神障害を理解する視点を解説する。さらに第Ⅳ部では，身体と心あるいは生物と心理の両面が重なり合う側面に注目し，「生物学の視点から」と題して脳科学を中心に精神医学において発展しつつある方法と知見を紹介する。第Ⅴ部も同様に生物学の視

点から遺伝と薬理に注目し，精神医学における病理の理解と治療の最前線を解説する。

また，各部においてコラムを設け，精神医学の最新のトピックを取り上げ，精神医学が意欲的に取り組みつつある領域を紹介する。特に「連続コラム」としてコンサルテーション・リエゾンを取り上げ，身体と心に関わる精神医学が医療全体に幅広く貢献していることを詳しく解説する。

このように本書は，精神医学の基本を踏まえ，学問と活動の全体を網羅したテキストでありながら，単なる教科書に終わらない刺激的な書物となっている。脳科学など，精神医学の最新の成果を紹介するとともに，生物 – 心理 – 社会モデルに基づき，幅広く発展しつつある精神医療の最前線を示すものとなっている。その点で本書は，精神医学を専門とする者だけでなく，臨床心理士など，精神医療の現場で精神科医と協働して仕事をする専門職にとっても，精神医学の本質を知り，精神医療の最前線を知ることができる最良のテキストとなっている。

文　献

Bruch, M. & Bond, F. W.　1998　*Beyond diagnosis: Case formulation in CBT*. Wiley & Sons.（下山晴彦（監訳）　2006　認知行動療法ケースフォーミュレーション入門．金剛出版）

Clark, D. M. & Fairburn, C. G.（Eds.）1997　*Science and practice of cognitive behaviour therapy*. Oxford University Express.（伊像雅臣（監訳）　2003　認知行動療法の科学と実践．星和書店）

Curwen, B., Palmer, S., & Ruddell, P.　2000　*Brief cognitive behaviour therapy*. Sage.（下山晴彦（監訳）　2004　認知行動療法入門．金剛出版）

Davison, G. C., Neal, J. M., & Kring, A. M.　2004　*Abnormal psychology*, 9th ed. Wiley & Sons.（下山晴彦（編訳）　2006　テキスト臨床心理学3：不安障害と身体関連障害．誠信書房）

Engel, G.　1977　The need for a new medical model: A challenge ofr Biomedicine. *Science*, 196, 129-136.

Marzillier, J. & Hall, J.　1999　*What is clinical psychology*, 3rd ed. Oxford University Press（下山晴彦（監訳）　2003　専門職としての臨床心理士．東京大学出版会）

坂野雄二　2002　パニック障害．下山晴彦・丹野義彦（編），講座臨床心理学3：異

常心理学Ⅰ. 東京大学出版会.
下山晴彦（編） 2007 認知行動療法. 金剛出版.
上田　敏　2008　ICF（国際生活機能分類）の理解と活用：人が「生きること（生活機能）」「生きることの困難（障害）」をどうとらえるか. 精神療法, 34(4), 10-19.

第3章 心と身体

加藤忠史

1. はじめに

心と身体。

紀元前の昔から，哲学の命題として果てしなく議論されてきた問題である。筆者は精神疾患の脳科学研究を行っている精神科医および研究者であり，哲学の素養は全くないが，心と身体の問題に取り組んでいる者であることに違いはない。したがって，本章では，筆者の立場からこの問題について見解を述べることにする。

心と身体，とふたつを並べるのは，実は奇妙である。心は，身体の一部である脳という臓器の機能であり，心臓なら「循環」，肺なら「呼吸」にあたる。「循環と身体」という命題はあまり聞いたことがない。なぜ「心と身体」だけが並べ称されるかといえば，心が作り出している社会があまりにも広大となり，いまや物質世界を圧倒するほどの勢いだからであろう。

この現状において，人間が作り出す社会と，身体が所属する物質世界の交差点である，心を生み出す脳が，様々な意味で鍵を握っている。すなわち，現代の多くの社会問題，病気などの多くは，そこに鍵があるし，学問がもし閉塞状況にあるとしたら，その突破口もここにあるはずだ。

2. 心の定位

心は脳という臓器の機能であると述べたが，心が脳に定位すること，すなわち私たちが「心が脳に局在している」と自覚しているのは，どの程度自明なことなのだろうか？

紀元前3世紀ごろ，ヒポクラテスがうつ状態を記載したとされているが，その名称は「メランコリー（Melancholia）」，すなわち黒胆汁であった。彼は体液学説を唱え，体液のバランスによって精神の変調をきたすと考えた。他にも，精神のありかを横隔膜に求める考え方もあり，Schizophrenia（統合失調症）のphreniaは，横隔膜（Phrenos）を語源としている（小俣，2005）。漢方においても，精神の症状を呈する患者の診察の中心は，腹部触診などであり，身体全体の問題と捉えられているようである。

心を司るのが脳であると看破したのは，紀元前2世紀頃の，解剖学の祖とされるガレノスという説もある。しかしながら，ガレノスがはじめてそれに気づいたかどうかは定かではない。目と耳という，外界を認知する主要感覚器官が頭部に存在するという物理的な性質から，外界を認知する主体が頭部に定位されることは，自明なのかもしれない。

にもかかわらず，ヒポクラテスが体液学説を唱え，漢方医学が身体を重視する理由は，心の両義性にあると考えられる。

3.「心」の両義性

「脳と心」を英語に訳すと，多くの人はbrain and mindと考えるであろう。

しかし，「心」の英訳は，文字通り"heart"のはずだ。実際，英語でmindといった場合，言語でアクセスできる範囲の精神活動のことを指しているようで，heart, soul, spiritといった，感情に近い「心」は，どうやら含まれていないようだ。

このように，日本語の「心」は，「言語により操作される意識内容」と「感情」という，ふたつの要素を含む。したがって，「心と身体」を考える時には，「心」の両面について考えねばならない。「精神」といった場合も，言語で操作される内容を示すと考えがちであるが，「精神力」「フロンティア精神」など，感情についても用いられており，やはり「心」と同様の二面性をもつといえよう。

4. 感情とは何か

　感情は，不定形でとらえどころがなく，学問の対象とするにはいかにも頼りない。かといって，行動主義の時代に戻る訳にもいかない。最近，脳センターで「What is emotion?」という discussion session が行われたが，様々な定義が主張されたものの，結局，結論は出なかったという。しかし，感情とは何か，というコンセンサスがなくても，研究を進める上では特に支障はないだろう。感情が何であるかは、誰でも知っているからだ。

　感情（affect）は，感情全般を示す用語であり，広義の情動（emotion）とほぼ同義であろう。情動（emotion）は，一次的情動（primary emotion），社会的情動（social emotion），基本情動（background emotion）の3つに分けられる（ダマジオ，2003）。一次的情動は，しばしば用いられる，狭い意味での情動である。これは，例えばヘビを見た瞬間感じる恐怖などのように，秒単位で生じる感情であり，外界，内界の事物に対して，生物学的意味を評価する機能で，その特徴は生理的変化を伴うことである。社会的情動は，より複雑な，例えば尊敬，嫉妬，非難，誇りなど，体験の中で様々な外界の事象と情動が関連づけられ，これが認知によって誘発されるものと考えられる。基本情動は，気分，動機づけといった，あらゆる情動の基底となるものであり，情動とは対照的に日から週単位で持続する。

5. 感情の機能

　欧米の近代合理主義の中では，感情は人間の中の動物的部分という邪魔者であり，コントロールすべき対象のようである。確かに，感情は快であろうが不快であろうが，人の情報処理リソースを消費して，認知の効率を悪くするし，感情は記憶や判断にも様々な影響を与える（北村・木村，2006）。強い不快感情が続けば，心身の健康を害する場合もある。また，社会規範の枠組みの中で，うまく生きていこうとすれば，感情の表出を統制することが必要となってくる。

　しかし，感情は意識する前に自発的に生じるものであり，それが生じる前にコントロールすることはそもそも困難である。それでも，生じてしまった感情

が不快であれば,気持ちを話すことでカタルシスを得たり,気をそらしたり,合理化したり,運動をするなどして,その感情をコントロールしようとする。感情のコントロールの方略は人それぞれであり,そのパターンこそが性格,人格のひとつの重要な側面である。西洋で生まれた認知行動療法も,感情をコントロールする技法という側面をもつといってよかろう。

しかし,感情をコントロールすべきものと考えるのは一面的である。

感情は,外界の事象に生物学的な評価を行って,状況変化に必要な行動をとるための動機づけや,恐怖対象に遭遇した時,迅速に逃走の構えを作るなどの,状況に適した生理的状態を促す。さらに,感情が表出されることによって,危機的状況であるという状況判断を周囲に伝達するという社会的機能ももっている(遠藤,2005)。これらの判断は,認知に基づいて意識のレベルで判断するよりも迅速に行われる。また,状況がどんなに複雑であっても,最終的にポジティブかネガティブかという,二者択一の判断を下し,行動を促すというのも感情の特徴である。このように,瞬時に逃げるか攻めるかという両極端の決断を下すために,外界の複雑な情報からデジタルに全てか無かを判断するのが感情であり,認知療法の理論でうつ病に特徴的とされる認知パターンである,「すべてか無か思考」「ラベリング」「過剰な一般化」など(ベック,2004)は,まさに感情の特徴そのものであろう。こうした感情の特徴は,個体と集団の防衛にとって重要な役割をもつといえよう。ある意味では,思考よりも効率的で素早い情報処理システムであるともいえる。

このように,感情にも適応的意義が大きいことを考えれば,感情はコントロールすべき対象というよりも,うまくつきあっていくべきものであろう。

6. 感情の定位

「心」も"heart"も,心臓を意味することは示唆的であり,これはもちろん,感情が身体に根ざしていることを示すといってよかろう。

感情はまず身体からくる,という極論が,ジェームス=ランゲ説であった(北村・木村,2006)。この説では,外部刺激により引き起こされた身体反応を意識したものが情動である,とされた。すなわち,悲しいから泣くのではない。

泣くから悲しいのだ，ということである。しかしながら，どんな感情であろうが，身体反応は動悸，発汗などの非特異的なものであり，身体反応から情動の種類を区別することはむずかしいと考えられる。こうした観点から，ジェームス＝ランゲ説に反論し，感情は脳からくる，と考えたのが，キャノン＝バード説である。これは外界の刺激が脳幹に伝わり，これに引き続いて末梢の情動反応と大脳皮質における情動の認知が並行して生じる，という説である。ここでは，身体反応がなくても，情動は生まれると考えられた。そして，シャクターとシンガーによる情動の二要因説では，身体反応の知覚に，認知による解釈が加わったものが感情である，とされた。これは，アドレナリンを注射された被験者が，周囲の状況に応じて，幸福感も怒りもより強く感じた，という実験に基づいている。ふつうの場所で出会った異性よりも，高い橋の上で出会った異性の方により強く惹かれた，という有名な心理学実験も，この説に一致するものである。

また，ダマジオは，我々が過去の経験に基づいて意思決定をする際には，過去の経験に伴う身体感覚が喚起され，これが意思決定を手助けするという，ソマティック・マーカー説を唱えている（ダマジオ，2003）。

このように，感情は，脳と身体の相互作用によって生まれるものと考えられ，心が脳だけでなく，心臓（heart）にも局在すると感じられるのも，そのためだと考えられる。

7. 感情の局在

感情にかかわる脳部位といえば，大脳辺縁系であることは誰でも知っている。しかし，大脳辺縁系とはどこからどこまでか，といわれると，研究者であっても明快には答えられないであろう。

前述のバードとキャノンは，1929年ごろ，視床下部より前方で犬の全大脳半球を離断しても怒りの反応が認められるが，視床下部を離断すると怒りの反応が見られなくなることから，情動の中枢は視床下部であると考えた（北村・木村，2006）。

帯状回損傷で感情が失われることや，海馬を損傷する狂犬病で情動の異常が

生じることなどに注目したパペツは，1937年頃，これらを結ぶ回路を探索し，海馬→脳弓→乳頭体→帯状回皮質→海馬という回路があると推測した。これがパペツの回路と呼ばれ，辺縁系概念のルーツになっている（小川，2006）。

1948年ごろ，ヤコブレフは，扁桃体→視床背内側核／前頭葉眼窩面皮質→帯状回前部→海馬傍回→扁桃体という回路があり，これが情動や意欲，自我の発現に関係すると考えた。

こうした説を基に，1952年ごろ，マクリーンは，パペツの回路の各部位に，扁桃体，辺縁皮質，中隔核，前頭前野を含めて，辺縁系と名づけた。この時，進化の中で，爬虫類脳（脳幹・小脳），旧哺乳類脳（辺縁系），新哺乳類脳（新皮質）と，しだいに高次な部分が加わりながら進化してきたという，三位一体説を唱えた。しかしながら，こうした考えは最近の研究により否定され，爬虫類から哺乳類にいたるまで，脳内には相同な部位が存在することがわかってきた。そのため，最近，鳥類などの脳アトラスは大きく書き換えられている。

その後，1958年ごろ，ナウタが，辺縁系を形態で定義するのは困難であり，情動に必要な脳の部分と考えるべきだとして，視床下部や中脳（モノアミンニューロンが存在するところ）を加えるべきだとした。

ルドゥーらが恐怖条件づけに扁桃体が関与することを明らかにして以来（ルドゥー，2003），扁桃体を情動の座とする考え方も根強いが，恐怖以外の情動には，必ずしも扁桃体が関与するとは限らない。より持続的な，気分などの基本的情動には，前部帯状回の関与が示唆されているし（Dolan, 2002），刺激と報酬の関連づけを更新する働きには，前頭葉眼窩回が関与していると考えられている。

このように，感情とひとことでいうことも単純すぎるし，感情を司る脳部位は，という命題も単純に過ぎるであろう。ルドゥーらは，辺縁系という言葉も使うのをやめるべきだ，と主張している。情動を直接研究対象とはせず，「（情動に）動機付けられた行動（motivated behavior）」を研究対象とするという動きも，情動という定義困難なものを直接対象にすべきでないという考えの現れかもしれない（Swanson, 2000）。

このように，何が情動かというのも議論がある上，どこが辺縁系かについてもコンセンサスが得られていないのが現状である。結局のところ，感情の種類

によって，様々な脳部位が関与するというのが真実であり，より精緻な議論をする必要がある。いずれにせよ，感情イコール辺縁系，という単純な図式は，厳密な意味ではもはや通用しないことは確かであろう。

意識される対象である感情状態そのものは，前述のとおり，脳だけでなく，身体によっても表現されていることを考えると，感情は，脳の各部位を含め，身体内に偏在していると考えるべきかもしれない。

8. 意識の機能

我々は外界を認知し，判断し，行動していると思いこんでいるが，果たして本当にそうだろうか。朝起きて，歯を磨き，食事を作って食べ，電車に乗り……という全ての行動を，全て意識しながら行っていたら，あまりにも効率が悪い。ほとんどの行動は無意識に行っていて，予想外の事態が生じた時，ふと顔を出す，という程度ではないだろうか。

近年，心理学においても，人は意識的で合理的な判断に基づいて行動する，という従来の人間観ではなく，高次の社会的情報処理（例えば態度変容，社会的判断，原因帰属など）も，意識されずに行われることが指摘されている（北村・木村，2006）。

すなわち，意識が脳の活動を全てコントロールしているわけではないことは，明らかである。脳活動をモニターし，その中で注意を向けるべき対象を選択する，というのが意識の働きかもしれない。

コッホは，意識を「数秒以上情報を維持することが必要とされる，ふだん慣れていないことを行うことができること」と定義している（コッホ，2006）。この，「ふだん慣れていないこと」が重要と思われ，慣れていることであれば，ほとんど意識の関与なしに行えるということでもある。

9. 意識の局在

意識は脳内にどのように局在しているのだろうか？　実は，これは現在神経科学におけるホットな研究課題である。

例えば，目の前にネコがいてニャーとないている，という状況において，猫の映像は後頭葉視覚野，鳴き声は側頭葉聴覚野，匂いは嗅皮質，などと別々の脳部位が受容しているのに，どうやってこれらを統合してひとつのものと認識できるのだろうか？

　脳損傷で，ある意味での意識（ここでは，覚醒しているかどうかでなく，主観的な経験内容としての意識という意味で述べている）が障害されることはある（山鳥，1985）。例えば，右大脳半球の損傷により生じる「半側空間無視」においては，左視野の物体が視覚的には見えているのに，それが認識できないため，左半分の空間がないかのようにふるまう。空間のみならず，自身の身体の左半身にも全く無頓着となる。しかも，自分が左側に気づいていないということにも気づかない。これは，視覚刺激が認知できるということと，それが意識できるということとは別であることを示している。

　このような失認症状としては，他に触覚失認，聴覚失認，視覚失認など，感覚モダリティーに応じて様々な種類があるが，主体的経験としての意識が，聴覚，視覚などのモダリティーに依存せずに全て失われる場所は知られていない。したがって，脳内のどこか特定の場所が，意識を集中して担当しているとは考えがたい。

　これらの失認症状は，その感覚情報を得た脳部位と，他の大脳皮質部位との連絡が絶たれた状態，すなわち離断によって生じると考えられ，ゲシュビントはこれを離断症候群（disconnection syndrome）と呼んだ。

　スペリーらは，左右大脳半球をつなぐ線維である脳梁を切断した症例で細かな検査を行い，右半球（左視野）のみに指示を提示すると，右半球（左手）はその指示に従うが，この指示を見たという意識がなく，なぜ従ったかが答えられないといった症状を呈することを見いだした。これらの所見を元に，左大脳半球に意識が局在し，右大脳半球には意識がない，などといわれた。右脳，左脳の機能分化説は一世を風靡し（杉下，1983），拡大解釈が繰り返された結果，今や最大の神経神話になってしまった。しかしながら，もちろん左右大脳半球の機能分化は存在するにしても，離断脳で見られた所見も，もちろん離断症候群と考えるべきものである。

　このように，脳のどこかに意識が局在しているというよりも，脳の各部位が

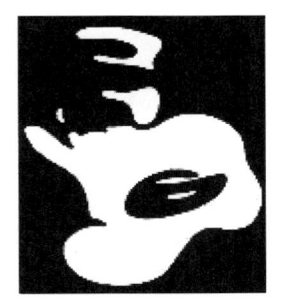

図3-1　ロドリゲスらの実験に使われた図版（上下逆転したもの）(Rodriguez, 1999)

並列に情報を処理しており，これらの領域間の統合により意識が生まれるのだ，という考えは，最近の健常者における実験的研究でも確かめられている。

　神経細胞の同期発火が意識を生む上で重要であることは，1989年，ジンガーらのグループのグレイらにより，ネコの視覚野における生理学的実験から示唆された（Gray, et al., 1989）。空間的に離れているが，同じ方向の視覚刺激に反応する神経細胞が，同期して発火することを見いだしたのである。

　1999年，フランスのロドリゲスらは，あいまいな視覚刺激（顔にも見えるし，意味のない形にも見える）を見せる実験を行った。図3-1のように，逆転していると，顔と認識するのは特に難しくなる。そして，顔と認識できた時とできない時で，脳の電気活動に違いが見られるかを脳波により検討した。その結果，顔と認識できた時に限り，大脳皮質の広い領域で，30〜80 Hzという，γ帯域と呼ばれる速い波の同期性が高まることを見いだした。この同期性の高まりは，顔が見えたと知らせるためボタンを押すまで続いた。このように，γ帯域で神経細胞が同期的活動すること（γ振動）によって，離れた脳部位の活動が一体のものになると考えられている。この同期的活動は，おそらく抑制性ニューロンの同期活動により実現されると考えられている。

10. 脳化社会

　これまで述べたとおり，心には，「感情」と「意識」のふたつの側面があり，主観的には，感情は身体全体に偏在すると感じられる一方，意識は頭部にある

と感じられる。主観的な感覚だけでなく、生理学的にみても、意識は大脳皮質各部位の同期的活動によって生まれると考えられるのに対し、感情は脳と身体全体との相互作用の中から生まれる。

このように、心のうち、感情は身体性を強く帯びているが、意識は脳に局在しており、他の身体部位とは比較的独立して機能している。

人は、主観的には心理的存在であると同時に、客観的にみれば物質的実態でもあるという、二重性を備えている。そして、多数の人の意識の集合体が創り出した社会は、身体を支えている物質世界を都合のいいように改変しようとする。こうした入れ子構造の中で、我々は生活している。

しかしながら、これらふたつの世界は全く違った特徴をもつ。

「情報」により成立する意識の世界には、「直線」や「正方形」が存在しうるが、物質世界には、これらは存在しない。紙に書かれた「直線」は、顕微鏡で見れば不規則なインクの長いシミにすぎないし、正方形の紙も、顕微鏡で見れば正方形どころかギザギザである。意識の中では理論どおりに事が進むが、実験では予測どおりの結果はなかなかでない。このように、物質世界は、意識にとっては耐えがたい不規則さ、予測不可能性をもっている。そして我々の意識は、こうした現実を好まず、物質世界を意識の世界に適合させようとする傾向がある。これが養老孟司氏が「唯脳論」以来繰り返し指摘してきた「脳化社会」である（養老, 1989）。脳化社会となった都会では、むき出しの自然は徹底的に排除され、全てを人間がコントロール可能なものにしようとする力が働く。思うとおりにならないと、犯人探しが始まる。天変地異が起きると、対策が足りなかった行政やら、予測できなかった学者やら、犯人が見つかって皆が安心するまでは、落ち着かない。

同様の考えが、身体に対しても生じてくる。身体も制御可能な対象であってほしいとの願望が芽生えるのだ。

11. 制御対象としての身体

人の死亡率は100%であり、医師がどれだけ素晴らしい治療をしても、人はいずれ必ず死を迎える。しかし、現代社会においては、死は意識でコントロー

ルできない耐えがたいものとして扱われ，抑圧されている。

　そのため，何か事件があると，我々は常に社会の中にその原因を求めようとする。最近，地方の公立病院で，ひとりで産婦人科を担当していた医師が，大出血を起こす危険の高い「前置胎盤」の患者さんに遭遇し，不幸にも患者さんが亡くなられるということが起きた。この後，担当した医師が業務上過失致死の疑いで警察に逮捕されたことにより，驚きと不安を覚えた医師達によって，警察の関与に対する反対運動が起きた。こうした社会状況の中，厳しい医療現場から医師が消えてゆく現象，「医療崩壊」が進行している（小松，2006）。こうした社会現象の根底には，生老病死も全てコントロールできるはずとの考えがあるのではないだろうか。

　フィットネスクラブやボディービルなどをみていると，外で走るかわりに室内のゴムベルトの上で脚を動かし，一定の運動量を達成することで満足感を得たり，何かに使うわけでもないのに，筋肉の量を増やす努力が行われている。こうした行為は，身体をコントロールすること自体が目的となっているように見える。

　ダイエットも同様であり，目標体重まで痩せることによって，身体をコントロールできたところに快感があるようである。神経性無食欲症は，心による身体制御への欲求が極端な形で現れたものと考えることもできる。この疾患が1800年頃，香川修徳により，新しい奇病，「不食」として記載されていることは（小俣，2005），養老氏が江戸時代が脳化社会の始まりであると指摘していること（養老，2000）と符合する。

　2007年，「脳トレ」が大ブームとなった。毎日同じゲームを繰り返すことで，成績を伸ばすことが「脳を鍛える」ことになるとされたようである。しかし，ゲームの得点を伸ばすことが日常生活の役に立つわけではない。知能を高めたいから，と知能テストを練習するのに似ている（加藤，2007a）。スポーツクラブに見られるような，制御対象としての身体が，ついに脳にまで広がったということかもしれない。

12. 矛盾の噴出としての社会問題

　昨今いつも新聞をにぎわせている社会問題といえば，キレる子ども，いじめ自殺，引きこもり，貧困，テロ，戦争，民族紛争，宗教間対立，生殖医療，臓器移植など，原因が容易には突き止められない難しい問題が多い。こうした問題を眺めていると，意識の産物としての社会と，身体という物質的存在の界面に多くの問題が発生しているように思う。

── 夫が存命中に保存してあった精子で生まれた子どもを認知するかどうか。
── 生んだは良いが，育てられなくなった赤ちゃんを引き取るための，「赤ちゃんポスト」を作るべきかどうか。
── 延命医療の中断は犯罪か。
── 病気の患者さんの腎臓を移植してよいのか。
── 代理出産を頼んでよいのか。
── 性感染症の予防接種を中学生に受けさせることはどうなのか。
── 産婦人科医不足はどうしたらよいのか。
── 離婚後に新しい夫との間に早産で生まれた子どもの法的な父親はどうなるのか。

　最近のニュースを見ただけでも，身体的存在としての人間と，社会的存在としての人間の狭間で，様々な問題が生じている様子が見受けられる。

　例えば延命治療の中断は，これまで病院の現場であうんの呼吸で行われてきた。終末医療の現場にいる医師は，限りのある生命という現実と，社会の中での死という事実の重みとの間で，難しいさじ加減を強いられてきた。しかし，そうしたわずかの判断が，犯罪扱いされる可能性があるとなったら，たとえそれが家族に重い負担を強い，医療費の増大につながっても，医師は自己防衛に走らざるを得ないのではないだろうか。

　社会と身体の狭間で，常にぎりぎりの判断を強いられている医師にとっては，何とも苦しい時代である。

13. 心身症

　こうした心と身体の対立の矛盾が現れるのは，むろん社会問題だけではない。
　心身症は，身体疾患の経過を心理的要因が悪化させている場合のことをいう。アレクサンダーは，神経性皮膚炎，慢性関節リウマチ，気管支喘息，本態性高血圧症，消化性潰瘍，潰瘍性大腸炎，甲状腺機能亢進症の7つを主な心身症であるとした（山内ら，2004）。現在，これらの疾患の多くで原因解明が進み，例えば胃潰瘍の原因はヘリコバクター・ピロリ菌であることが特定されているが，動物モデルでも，心理的ストレスを与えると消化性潰瘍ができることが知られており，心理的影響を受けないわけではない。
　心身症の患者は，アレキシシミア（失感情症）と呼ばれる，心的葛藤を言語化しにくい，自分の感情をうまく言語化できない，会話に感情を込めない等の性格傾向が特徴とされている。
　感情と意識の対立によって，感情的にはやりたくないことを意識の上ではやらねばならぬ，という場合，ここに不協和音が生じる。その葛藤の存在をうまく自覚できれば，何とか認知・行動のレベルで解決できる可能性もあるが，この葛藤の存在自体を認識できない場合に，いわゆる「身体にでる」ということになるわけであろう。
　心理的要因が身体に影響を与えることについては膨大な研究があり，心理的葛藤やストレスは，視床下部―下垂体―副腎皮質系を介する内分泌系の変化として，あるいは自律神経系の変化として現れる（加藤，2006a）。
　副腎皮質ホルモンであるコルチゾールは，免疫抑制作用があり，心理的ストレスは感染症を起こしやすくする。心理的緊張に伴って分泌されるアドレナリンは，循環器系に影響し，血圧を上昇させる。攻撃的で上昇志向が強く，精力的で活発な性格（タイプAと呼ばれる）では，冠動脈疾患のリスクが高まる。

14. 適応障害

　一方，心と身体の対立が内在化して，社会へ向かう意識と身体に根ざした感情という，ふたつの「心」の対立として現れる心因性精神疾患が，適応障害と

いうことになるだろう。

　適応障害は，昇進，親しい人との死別，身体疾患，家庭内の問題など，日常的な出来事にひきつづいて，不安，抑うつ，問題行動，引きこもりなど，情緒面，行動面で多彩な症状が出現するものである。

　ストレス状況にあったら，すぐにそこから逃げ出せば葛藤状況を回避できるわけであるが，社会人としてはそうもいっていられない。感情レベルでは逃げたい，と思っていても，意識がそれを止める，ということが起きる。これがストレスとなって，こうした症状を呈する訳である。

　こうした場合には，心理的葛藤を言語的に表出させて，これを傾聴するとともに，問題点を整理し，自覚させ，適切なコーピングを促すという，心理療法の技法が有効となろう。

　一方，従来心因性と思われていた，いわゆる神経症圏の疾患群のうち，パニック障害，強迫性障害などは，脳の異常としての側面が強いと考えられるようになっており，薬物療法と認知行動療法の併用が有効と考えられている。

15. 新しい学問の方向性

　これまで述べたように，心と身体の界面で生ずる事象を，全て社会問題や病気を生み出すよくないものと考えるのも，ネガティブすぎるだろう。

　これまでの学問は，意識の創り出した「社会」を対象とする学問である人文・社会科学，物質世界を対象とする学問である「自然科学」の，ふたつの大きな領域に分かれてきたが，昨今，こうした二分法を乗り越える動きもでてきた（加藤，2007b）。社会が脳という臓器の生み出した心の産物であるなら，自然科学の技術を用いて，脳を研究することによって，人文・社会科学のテーマをも対象とできるのではないかと考えられるのである。

　経済学の領域では，これまでのように理論だけでなく，実際に理論どおりに人が行動するかを実験で確かめ，その脳基盤を探ろうという研究，すなわち神経経済学の研究も増えてきた。また，神経哲学と呼ばれる領域も勃興している。脳の構造と機能から社会を考えようとする養老孟司氏の論考も，神経哲学の一種と考えてよかろう。

心と身体の界面には，こうした新たな学問の創成の芽がある。

16. 身体は取り戻せるか

前述のように，社会問題や精神保健の問題の一部が，脳化社会の副作用であるとすれば，これは精神保健の面でも無視できぬ問題である。

養老氏は，いじめにあった子どもの日記を読むと，人間関係の事ばかりで，花鳥風月がない，と指摘した（養老，2006）。我々の住む社会が，あまりにも行きすぎた脳化社会となっており，バランスが崩れているというのである。こうして彼は，脳化社会を憂い，身体の復権を主張している。むろん，臨床家からみればこれはいじめ問題のごく一面を捉えたにすぎないが，確かに問題の背後に潜む真実をいい当てている面もあると思われる。

「身体の復権」は，教育学，環境問題，医療，演劇，文学，哲学など，様々な文脈でキーワードとなっているようであり，少し前の，「声を出して読みたい日本語」のベストセラー化なども（斎藤，2001），こうした「身体の復権」に一般の関心が高まっていることの表れであろう。

1999年の映画『マトリックス』は，「脳化社会」の末路を描いたともいうべき作品であった。人間の肉体はコンピューターにより養殖され，人間には現実ではないハイブロウな脳化社会であるマトリックスが与えられている中，現実世界を取り戻そうとする主人公たちに対し，マトリックスの方が良いと言い出す反乱者もでてくる点などは，示唆的であった。とはいえ，この映画でも薄汚い現実の中で身体を取り戻そうとする主人公達の「正義」に多くの視聴者が共感できるのは，脳化社会の行きすぎを憂い，「身体の復権」を目指さねば，というのが，人類が共通できる問題意識であるためかもしれない。

インターネットの一般化に伴って，文字に偏ったコミュニケーションが盛んとなり，コミュニケーションのありようの変貌が懸念されたが，最近はYouTubeによって画像が流通するようになり，インターネットを用いた無料のテレビ電話が実現するなど，技術の進展もみられ，今後インターネットでのコミュニケーションも変貌していくかもしれない。さらに技術が進めば，五感を通したコミュニケーションがもっと見なおされていく可能性もある。

フィットネスクラブで，音楽を聴きながら，あるいはテレビを見ながらランニングマシンの上で走る，といった様子は，身体は身体，心は心，という，心と身体が乖離した印象を与える．武道では，身体を型に合わせることにより，精神を統一するという考え方があり，そこには心が身体に根ざしているという基本的な考えがある．「身体の復権」のためには，失われてしまった，「からだで覚える」「からだで感じる」といった身体に根ざした躾，鍛錬といったことを見なおす必要もあるのかもしれない（斎藤，2000）．しかし，身体の復権を訴える一方で，危険だから外で遊ぶな，などといわざるを得ない現状は空々しい．都会の子どもたちが，家でゲームをするのでなく，外に出て，安全に木々の緑の中で身体を使って遊べる環境を取り戻したいものである．

17. おわりに

以前，『こころだって，からだです』という一般書（加藤，2006b）を執筆した際，筆者の個人的見解として述べた内容について，本章をまとめるために改めて調べ直してみると，実証的な心理学的研究による多くのデーターがあることがわかり，不勉強を恥じるばかりであった．

とはいえ，情報が溢れる現在，あらゆる学問に精通することは困難である．このような学問の界面においては，互いに相手の領域に踏み込まずに，互いの安全を守り合う，ということも起きるが，それでは進歩はない．

心理臨床，精神医療は，心と身体の界面における事象を扱う難しい分野であり，様々な見かたが並行していて，困惑することも多い．本章が，心と身体に対する見方に何らかの参考となれば幸いである．

文献

ベック，J. S.（伊藤絵美・藤沢大介・神村栄一，訳）2004 認知療法実践ガイド 基礎から応用まで：ジュディス・ベックの認知療法テキスト．星和書店．
ダマジオ，A. R.（田中三彦，訳）2003 無意識の脳 自己意識の脳．講談社．
Dolan, R. J. 2002 Emotion, cognition, and behavior. *Science*, 298, 1191-1194.
遠藤利彦 2005 感情に潜む知られざる機能とは．科学，75, 700-706.

Gray, C. M., Konig, P., Engel, A. K., & Singer, W.　1989　Oscillatory responses in cat visual cortex exhibit inter-columnar synchronization which reflects global stimulus properties. *Nature*, 338, 334-337.

加藤忠史　2006a　ストレスと脳．こころの科学, 129, 17-21.

加藤忠史　2006b　こころだって，からだです．日本評論社．

加藤忠史　2007a　「脳を鍛える」ブームの根底にあるもの．教育学研究, 74(2), 152-161.

加藤忠史　2007b　脳と心の交差点．科学, 77(5), 440-442.

北村英哉・木村　晴（編）　2006　感情研究の新展開．ナカニシヤ出版．

コッホ, C., 土谷　尚・金井良太（訳）　2006　意識の探求：神経科学からのアプローチ．岩波書店．

小松秀樹　2006　医療崩壊：「立ち去り型サボタージュ」とは何か．朝日新聞社．

ルドゥー, J.（松本　元ら，訳）　2003　エモーショナル・ブレイン：情動の脳科学．東京大学出版会．

小川園子　2006　情動，動機づけ：脳神経化学イラストレイテッド．羊土社．

小俣和一郎　2005　精神医学の歴史．第三文明社．

Rodriguez, E., George, N., Lachaux, J. P., Martinerie, J., Renault, B., & Varela, F. J.　1999 Perception's shadow: Long-distance synchronization of human brain activity. *Nature*, 397, 430-433.

齋藤　孝　2001　声に出して読みたい日本語．草思社．

齋藤　孝　2000　身体感覚を取り戻す：腰・ハラ文化の再生．日本放送出版協会．

杉下守弘　1983　右脳と左脳の対話．青土社．

Swanson, L. W.　2000　Cerebral hemisphere regulation of motivated behavior. *Brain Research*, 886, 113-164.

山鳥　重　1985　神経心理学入門．医学書院．

山内俊雄・倉知正佳・丹羽真一ら　2004　専門医をめざす人の精神医学．医学書院．

養老孟司　1989　唯脳論．青土社．

養老孟司　2000　身体の文学史．新潮社．

養老孟司　2006　超バカの壁．新潮社．

第4章 ライフサイクルと精神医学

金生由紀子

はじめに

　ライフサイクルは，生命をもつものの一生の生活に見られる規則的な推移と定義される。これ自体は生物学用語であるが，様々な場面で使われており，こころの発達もその一つである。生涯にわたる自我の発達という立場に立ったエリクソンによるライフサイクル理論はよく知られている。エリクソンは一生を8つの発達段階に分けて，各段階で達成すべき心理社会的課題である発達課題を設定して，それぞれに肯定的な主題と否定的な主題を立てて，「～対～」という「危機」として示した（表4-1）。しかし，最近の社会の変化に伴って多様な生き方が見られるようになり，発達課題は一律なのかとの疑問も持たれている。そこで，文化，時代，個人による相違を強調して，年齢に分化した役割と出来事を経つつ個人がたどる生涯の道であるライフコースとの概念も出されている。また，類似の用語としては，一生の中で一定の特徴をもったある期間を示す「ライフステージ」もある。

　これらの用語の中で，育てられた子どもが大人になって育てる立場になるという世代的な循環を示唆しているライフサイクルをここでは用いてこころの発達と精神医学的問題を概説したい。エリクソンを参考にしつつ乳児期，幼児期，学童期，青年期，成人期，老年期の6つの時期に分けて述べる（図4-1）。個々の精神医学的問題について詳細は主として第Ⅱ部と第Ⅲ部に記載されているので，それに向けて見とおしをつける役割が果たせれば幸いである。

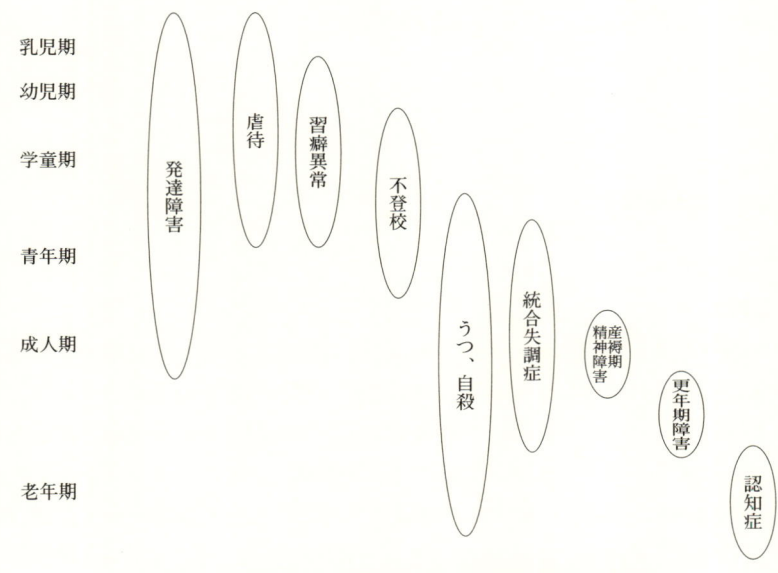

図4-1 ライフサイクルに対応する精神医学的課題

乳児期									
幼児期									
学童期	発達障害	虐待	習癖異常						
青年期				不登校					
成人期					うつ、自殺	統合失調症	産褥期精神障害	更年期障害	
老年期									認知症

表4-1 エリクソンによる自我発達の段階とピアジェによる認知発達の段階

本書の発達区分		エリクソンによる自我発達の段階		ピアジェによる認知発達の段階	
		年齢段階	危機	年齢帯	認知発達
1	乳児期	乳児期　0〜1歳半	信頼感　対　不信感	0〜2歳	感覚運動期
2	幼児期	幼児前期　1歳半〜3歳頃	自律性　対　恥・疑惑	2歳〜4歳	象徴的思考期
		幼児後期　3〜6歳頃	自発性　対　罪悪感	4歳〜7, 8歳	直感的思考期
3	学童期	学童期　6〜12歳頃	勤勉性　対　劣等感	7, 8〜11, 12歳	具体的操作期
4	青年期	青年期	同一性　対　同一性拡散	11, 12歳以上	形式的操作期
5	成人期	成人前期 成人期	親密性　対　孤立感 生殖性　対　停滞		
6	老年期	老年期	統合性　対　絶望感		

1. 乳児期

1.1. 乳児期のこころの発達

　乳児期は一般には出生から1歳までの時期である。特に出生から1カ月までを新生児期と呼ぶ。

表4-2 ピアジェによる認知発達の段階とボウルビィによる愛着形成の段階（幼児期前期まで）

ピアジェによる認知発達の段階				ボウルビィによる愛着形成の段階	
年齢帯			認知発達	年齢帯	愛着
0～1カ月	感覚運動期	I	反射の使用	出生～1, 2カ月	無差別的な社会的応答性の段階（人に関心を示すが，人を区別した行動は見られない）
1～4カ月		II	第1次循環反応（自分の身体を使って快感の得られる動作を反復）	1, 2カ月～6, 7カ月	差別的な社会性の段階（特定の人に対する分化した反応が見られるが，その不在に対して泣くなどの行動は見られない）
4～8カ月		III	第2次循環反応（自分以外の対象にも意図的に動作を反復），目と手の協応		
8～12カ月		IV	第2次循環反応の協応，手段と目的の分化（"知能の誕生"）	6, 7カ月～2歳	明確で，持続性を持った愛着の段階（特定の人に対する接近行動をしたり，その不在に対して強い不安や抵抗を示す）
12～18カ月		V	第3次循環反応，試行錯誤による新たな手段の発見		
18～24カ月		VI	感覚運動的知能の完成，頭の中での操作による手段の発見		
2～4歳	象徴的思考期			2, 3歳～	目標修正的なパートナーシップの段階（愛着対象との身体的接近を必ずしも必要としない）

　人間は大脳が発達したために頭部が大きくなりすぎて出産が困難にならないうちに生まれるようになった。そこで，乳児期は子宮外胎児期とも呼ばれ，直立歩行ができないなど様々な面で未成熟であり，養育者の保護がなければ生きていけない。一方，乳児は外界の刺激を情報として取り込んで反応する能力を有しており，養育者の反応を引き出し相互交渉を発展させる。

　1, 2カ月まではまわりの大人の誰に対しても同じような反応をしているが，3カ月になると，快適な体験を与えてくれる人を認識するようになる（表4-2）。また，この頃には誰かが顔をのぞきこんで笑うとそれに応じて微笑むようになる。養育者は自分に微笑み返してくれた子どもをいっそうかわいく感じて働きかけを増し，それに子どもが応答するということが繰り返されて，養育者に対する子どもの信頼感が形成されていく。5カ月ごろからは興味のある物に手を伸ばしたりする積極的な活動が出てくる。

　8カ月になると，目的のための手段としての行動が明確になってくる。また，

この時期には，養育者の後追いをしたり養育者がいないと不安になって人見知りをしたりする。養育者を他者と見分けるための認知の発達，養育者との密接な情緒的な結びつきの形成を基盤にして人見知りが生じると考えられる。9ヵ月になれば，見知らぬ事がらにであうと養育者の反応をうかがうようになる。養育者が対象を指して話しかけると，そのさされた物に注意を向けるようになる。意図的な模倣も見られはじめる。10ヵ月には養育者に物を提示したり指さしたりして，物への興味や意図を共有できるようになる。このように8から10ヵ月は認知，情緒の発達で大きな変化の起こる時期といえよう。この節目を乗り越える上では脳の成熟と共に養育者との安定した関係が必須であろう。

1.2. 乳児期の精神医学的問題

　乳児期にこころの発達に問題をもつ場合には，反射の異常や運動発達の遅れという身体の発達の問題としてまず気づかれることがある。

　逆にいえば，身体面の症状が明らかでない場合には，脳機能障害を基盤として認知，情緒の発達に遅れや歪みを生じる発達障害であっても，この時期には診断するのがむずかしいことが多い。例えば，自閉症の中には，抱いても身体を預けてこないので抱きづらい，あやしても反応しない，一人でいることを好むなどの行動特徴をすでに認める場合もあるが，幼児期に入ってから行動の変化に気づかれることがほとんどであろう。

　また，発達障害でなくても，体質的な基盤をもつ行動スタイルである気質として，睡眠が不安定で新しい状況に慣れるのに時間がかかり不機嫌になりやすいなどの特徴をもち，育てにくい子どもが一定の割合で存在するとされる。

　障害か気質かは別にして，養育者の反応を引き出したり養育者の働きかけに応答したりを適切にできない子どもがいるのは確かだろう。子どもから思い通りの反応が得られないと養育者の不安は高まりがちである。養育者に子育ての準備が整っていなかったり家族からの援助を得られなかったりする場合などはなおさらである。そして，養育者の不安が子どもの不安を高めて，相互交渉はより不調に陥ってしまう。この悪循環の中で，養育者による虐待に発展するおそれもある。

　児童虐待は，身体的虐待，性的虐待，ネグレクト（保護者としての監護を著

しく怠ること），心理的虐待の4つに大別されるが，無抵抗な乳児にとっては生命に関わる可能性があり，時には緊急介入を要する。そうでなくても，養育者への信頼感を形成して愛着関係を育むことができず，その後のこころの発達に悪影響を受けることがないように対処する必要がある。

2. 幼児期

2.1. 幼児期の心の発達

幼児期は一般には1歳から就学までの時期である。

ピアジェの認知発達の段階によると，2歳までの感覚運動期，4歳までの象徴的思考期，それ以降の直感的思考期に分けることもできる。

1歳はまだ物ごとを感覚運動的に把握している時期だが，能動的に試行錯誤を繰り返すことによって自分の行動を変更することができるようになっている。このころに有意味語が出現することが多い。1歳代前半には指さしの頻度が増し，共感，叙述，要求，応答など多様な機能を有する。

1歳半を過ぎると，象徴機能を獲得し，物事を頭の中に取り込んで操作することが可能になる。以前に体験したことをまねて再現すること，実物とは違う物を見たてて遊ぶことなどが象徴機能の表れであるが，最も顕著なのは言葉である。1歳半から急激に語彙が増大して，2歳までに2語発話が認められることが多い。こうして言葉での表現が可能となると指さしの頻度は減少していく。

認知発達が進むにつれて自己を認識する能力も伸び，2歳近くなると，自分の名前を呼ばれて「ハイ」と答えたり，鏡に映った姿が自分であるとはっきり認めたりするようになる。2歳ごろには自他の区別が明確となり自分の持ち物を一人占めするようになる。

2歳代には，養育者との愛着関係は深まっており養育者を"安全基地"に利用して活動を広げられるようになっている。養育者の姿がしばらく見えなくても待っていられたりもする。また，養育者の見かたを取り込んで他児とやりとりするようにもなる。他者の見かたを取り込む一方で，他者と違う自己をより意識するようになる。そこで，2〜3歳は自己主張が強まり，第1反抗期としてしばしば呼ばれる。

3〜4歳ごろになると現代では保育所や幼稚園などの集団に参加することが多くなり，家族以外の大人や子どもの活動を頭の中に取り込んでさらに発達は進んでいく。

4歳までは象徴機能といっても個人的な体験に基づくイメージを中心とした"前概念"であったが，それ以降は概念化が進んで実際の場面では論理的に考えられるようになってくる。この時期には，他者がどう考えているかを想像する「心の理論」の中で，現実とは違っていても他者が思い込んでいるということを理解する「第一次誤信念課題」に正解できるようになる。他者のつもりになって考えることができはじめる一方で，頭の中で自分と対話して行動を調整するようにもなる。そうはいっても，幼児期には，知覚的にめだった特徴に判断が左右されがちであり，他者から対象や対象間の関係がどう見えるかは正確には推論できない。

2.2. 幼児期の精神医学的問題

幼児期のこころの発達の問題として高頻度に認められる訴えに，言葉の遅れがある。主訴が言葉の遅れであってもそれ以外の精神機能の発達にも遅れや歪みのある場合がある。その中には，知的機能の全般的な遅れである精神遅滞，他者とのやりとりがうまくできず限定された活動にふけってしまう自閉症が含まれる。はじめは言葉の遅れがめだっているが，やがて話せるようになってくるとむしろ落ち着きのなさが著しくなって，注意欠陥／多動性障害（注意欠如・多動性障害，attention-deficit/hyperactivity disorder: AD/HD）とされたり，学童期にさしかかり学習能力の不均衡のほうが問題になって学習障害とされる子どももいる。このように明確な発達障害が基盤にある者もいる一方で，3歳ごろまでは，言葉が多少は遅れていても指さしや身ぶりなども交えてコミュニケーションがとれており言葉の指示に応じることができれば適切な養育をしていくうちに追いついていくことも少なくないだろう。発達を促す働きかけをしながら適切なタイミングで評価を重ねて診たてを深めることが望ましい。

集団参加をするころになると，じっとしていなかったりルールが守れなかったりして集団行動がとれない，他児と一緒に遊べないなどの訴えが多くなる。その際には，言葉の遅れはないものの会話が成り立ちにくいという特徴を伴う

こともある。アスペルガー症候群を含めた知的な遅れのない自閉症スペクトラム障害（autism spectrum disorders: ASD），AD/HD などの可能性がある。このように発達障害であったとしても知的な遅れがないと，養育者は育てにくい子としかとらえずに子どもを責めたりうまく子育てのできない自分を責めたりして子どもとの関係がぎくしゃくすることがある。周囲の目にも養育者の育て方が悪いと映ることもあり，養育者が孤立感を深めていっそう状況が悪化するかもしれない。集団参加に困難を示す子どもの中には，発達障害と診断されるほどではないものの発達領域のアンバランスがやや大きい，養育者との安定した関係の下で年齢相応の行動を習得してこなかった，保育者が一人ひとりの子どもに合わせた対応をしないなど複数の要因がからみ合っている場合もある。

　また，乳児期に引き続いて，虐待への配慮が必要である。例えばイライラして落ち着きがないとか反応が乏しくぼうっとしているなど情緒と行動の問題として気づかれても虐待が絡んでいる場合がある。発達障害であったりそれほどでないものの育てにくい子であったりする場合には，虐待との見わけが必要である一方で，虐待を誘発する恐れがあり，実際に両方が重複していることがありうる。

3. 学童期

3.1. 学童期のこころの発達

　学童期は一般には小学生年代であり，およそ6歳から12歳までにあたる。

　学童期が始まるころに，ピアジェの具体的操作期にさしかかる。概念は幼児期のイメージ的概念を離れて真の抽象的な分類概念となる。見かけに左右されずに対象を実体として見るようになり，具体的なものを扱うのであれば頭の中の操作で推論が可能となる。

　小学校中学年のころには状況の文脈を離れた言葉の理解が十分に可能となり，それを前提とする学校教育に対応できるようになる。この時期は，言葉に加えて，身振りやジェスチャー，感情表現などの基本的な対人関係の持ち方や非言語的コミュニケーションのあり方の習得にとっても重要とされる。ギャングエイジと呼ばれるように，仲間集団が形成され，その中で仲間とのやりとりや集

団のルールなどを身につけていく。このように発達の質的変化が認められることから10歳の節目という呼び方もある。10歳ごろは子どもとしての人格がいったん完成する時期ともされる。

小学校高学年では，具体的な現実を離れて仮説的な命題を思考の対象として論理操作できるようになり，ピアジェの形式的操作期へ移行していく。自己の認知過程を自分自身で点検・吟味できるようになると，理想の自己と現実の自己との差を感じることもある。仲間関係では内面的な心理的結びつきをより重んじるようになり，仲間の目を通して自己を評価するようにもなる。

3.2. 学童期の精神医学的問題

学童期には，集団教育への不適応でこころの問題に気づかれることが多い。教師の評価によると通常の学級に在籍する児童の6.3%が行動や学習の問題のために特別な配慮を要するとの調査結果もある。このすべてが発達障害とは限らないが，知的に遅れがない発達障害がかなり含まれていると思われる。AD/HDや学習障害は幼児期から存在しているものの，就学してから落ち着いて勉強ができないとか他児とトラブルを起こすなどの問題ではじめて顕在化することも多い。動き回ってじっとしていられないという多動は学年が上がるにつれて軽快することが多いが，適切な対応がされないと，学業の困難や集団への不適応に伴って抑うつ的になったり攻撃的になったりと様々な精神・行動症状が生じる。また，アスペルガー症候群を含めた知的に遅れのないASDは状況や他者の意図が適切に読み取れないために，規則を字義通りに実行しようと主張し続けるとか相手が嫌がっているのにしつこく関わろうとするなどの不適切な行動をとることがある。しかし，周囲からはわざとわがままをしていると誤解されて叱責を受けやすい。

学校の存在と関係する問題としては不登校がある。不登校とは，何らかの心理的，情緒的，身体的，あるいは社会的要因・背景により，児童生徒が登校しない，あるいは登校したくてもできない状態にあることをいう。情緒障害が行動化したものとの想定で従来診断として使用されてきたが，正確な診断名ではなく，同じ行動を呈していても様々な場合がありえる。文部科学省によると，2006（平成18）年度には30日以上の欠席者でみると，頻度が小学生で0.33%，

中学生で2.86%となっており，学童期では，300人に1人くらいの割合となる。不登校はこころの発達に対応して10歳前後を境にその特徴がやや異なり，それ以前は分離不安がより強く，早期の登校の促しに反応する場合が多いとされる。

　反復することで身について固定された行動である習癖に関わる問題も学童期にしばしば起こってくる。この"習癖異常"は，幅広くとらえると，身体をいじる癖（指しゃぶり，爪かみ，抜毛癖，自慰など）や身体の動きを伴う癖に加えて，睡眠（夢中遊行，夜驚症など），言語（吃音，緘黙など），食事（食思不振，過食，異食など），排泄（遺尿症，遺糞症など）などの日常生活上の癖まで含むと考えられる。さらには，チック障害も含めてよいかもしれない。"習癖異常"は，かつては，心理的葛藤による神経症的なものと考えられていたが，現在では，神経系の発達に対応した好発年齢があることや素因がしばしば関与することなどから，心理的葛藤は一次的な原因ではないと考えられている。同時に，生物学的基盤を前提とした上で，どのように理解をしてどのように対応したらよいかとの心理教育的アプローチがしばしば有用である。"習癖異常"のために自信を失ったり集団参加に困難をきたしたりしないような配慮も必要である。

　"習癖異常"の中でも学童期に特に問題となるものとしては，排泄障害とチック障害があげられる。排泄障害である遺糞症，遺尿症は，それぞれ便や尿をするのにふさわしくない場所で繰り返し便や尿をしてしまうことで定義される。DSM-IV-TRでは，遺糞症は4歳以降，遺尿症は5歳以降に症状が見られる場合に診断される。遺尿症は5歳児の5〜10%に認められるというが，学童期には年齢が上がるにつれて減少する。遺尿症は，夜尿のみのもの，昼間遺尿のみのもの，両方の見られるものに下位分類される。排泄障害は，生まれてから一度も排便や排泄がコントロールできていない一次性のものと，一度コントロールが確立したのに再びコントロールができなくなった二次性のものとにも分けられる。二次性の場合には，排泄障害を起こしやすい素質を何らかの要因が引き出した可能性が考えられ，そのきっかけとして心理的要因の関与も検討されよう。排泄障害全般について生活指導が重要であるが，子どもや家族がそれを受け入れられるかの配慮も重要である。

チックとは，突如として起こり，すばやくて律動的ではない反復する運動または音声である。チックは一般的に抵抗できないものと感じられるが，ある程度の時間であれば制御でき，その時間は様々である。チックを主症状とする症候群がチック障害であり，チックの種類と持続期間から，一過性チック障害，慢性運動性または音声チック障害およびトゥレット症候群にほぼ分けられる。一過性チック障害とはチックの持続が1年間未満の場合，慢性運動性または音声チック障害とは運動または音声チックの一方のみが1年以上続く場合，トゥレット症候群とは多様性の運動チックおよび音声チックが合併して1年以上続く場合に診断される。チックは子どもの5人から10人が有することがあるとされ，その大多数が一過性チック障害とされる。重症なチック障害であるトゥレット症候群の研究が進んで治療や支援の蓄積がされると共に，チック障害全般について子どもの特性として受けとめて対応することの重要性が認識されるようになった。

　排泄障害もチック障害も薬物療法による症状の改善が期待され，前者には抗うつ薬など，後者には抗精神病薬などが使用されることがある。発達を促すとの観点から総合的な治療や支援を組み立てる中で，症状が重症な場合には薬物療法も考慮されよう。

4. 青年期

4.1. 青年期のこころの発達

　青年期は子どもでも大人でもない時期を意味する。

　青年期と似た言葉に思春期がある。思春期は身体量の急激な増加（いわゆる思春期スパート）および第二次性徴という身体的変化によって特徴づけられる。近年では思春期の開始が早まってきている。また，思春期の開始は一般に女子で男子より早い。女子では早い場合，10歳ごろに思春期が始まることもある。思春期と青年期の関係をみると，思春期は身体面を表わし青年期は精神面を表わすというように使い分ける場合，思春期を過ぎてから大人になるまでの時期を青年期とする場合などあり，必ずしも一定しないようである。

　さらに，社会の変化に伴って青年期の終了が遅くなっているといわれており，

そういう点からも青年期の範囲は決めにくいところがある。ここでは，青年期について中学生年代から22～25歳ごろまでとして述べる。

　思春期の身体的変化が生じると，自己を客観的に認識することが可能になってきた青年は，自分は何者かという思いを強く抱くようになる。これまでは無条件で受け入れてきた親の価値観に疑問を感じるようにもなり，第2反抗期と呼ばれることもある。また，学童期よりも生活空間が拡大して新しい対人関係が増える。心の中の空間が広がって他者を取り込み，実際の生活空間でも多くの他者と接することになり，他者からどう見られているかとの意識も高まる。一方，社会の側は，ある時は大人としてある時は子どもとしてというように矛盾した対応をすることがある。こうした中で，これまでに作り上げてきた自己概念を再構成することが求められるのである。

　高校生年代の後半くらいには自分の価値観ができてきて現実の親を受容するようになり反抗的な態度は薄まる。このような自我の確立に合わせて，友人関係が遊び仲間から心の深いところも話せる親友へと変化し，一対一での異性との交際も進展する。

　エリクソンは，青年期は子どもから大人への移行期で，社会的な責任や義務が免除された猶予期間であるとしてモラトリアムという用語を用いた。青年期の位置づけについては様々な意見があるが，それらをまとめてミラーは青年期の発達課題として，①アイデンティティの感覚の発達，②変化する身体への適応，③抽象的思考の発達，④対人的技能の獲得，⑤家族との新しい関係の確立，⑥価値体系の確立，⑦将来の達成に対する目標の設定をあげている。

4.2. 青年期の精神医学的問題

　青年期の前半，特に中学生年代では，近年は不登校が高率で推移しており，2006（平成18）年度には35人に1人くらいの割合となり，クラスに1人存在しても不思議ではない。文部科学省も現在では不登校は"どの子にも起こりうる"としている。不登校の増加には，学校の"価値"や家庭での養育のあり方なども含めた環境の変化も影響していると思われる。一方，様々な精神障害の症状あるいは前駆症状として不登校が起こることも稀ではない。その場合には診断としては不安障害や適応障害となることが多いと思われるが，気分障害や

統合失調症に発展することもある。また，知的な遅れの有無にかかわらず発達障害を有しており学業や友人関係などで困難があり不登校を呈することもある。特に知的に遅れがない場合には，不登校となってはじめて基盤に発達障害が存在したと気づかれることもありうる。不登校にはこれほどまでに異質なものが混じっているが，学校をめぐって子どもの心と行動に影響を与えているという共通性があり，その経過に沿って，不登校に至る葛藤が高まってきて不定愁訴などを認める"不登校準備段階""不登校開始段階""引きこもり段階""社会との再会段階"のいずれの時期にあるかが対応の参考になるとされる。また，"不登校準備段階"の状態から，学校への過剰適応的努力が挫折して不登校となる"過剰適応型"，学校生活で萎縮していたところにストレスが加わって不安が高まる"受動型"，衝動統制機能の未熟さのために学校で孤立してその状況に耐えられずに不登校となる"衝動型""混合型"に分けて検討することも有用とされる。

　青年期について最近関心が高まっているものに攻撃性の問題もある。"キレる"という言葉に代表されるように突如として怒りを爆発させて，時には他者を傷害することがある。行為障害という非行にほぼ相当する診断がつくこともしばしばある。基盤に発達障害がある場合，成人のパーソナリティ障害に発展していく場合もあり，発達の経過の中で検討することが大切である。

　自己に向かう攻撃性としては自殺が代表的であり，"リストカット"を中心とする自傷行為も含まれる。自殺は，青年期の死亡原因としては不慮の事故と並んで上位である。以前に比べて自殺全体に占める青年期の割合は低下しているが，重大な問題である。"リストカット"は，最近では流行現象となっている面もあるが，自分の存在に気づいてほしい，自分が生きていると実感したいなどのいくつかの動機と関連することが多く，パーソナリティ障害及び統合失調症やうつ病などを基盤にもつことがある。

　青年期にアイデンティティが拡散してしまい対人関係や感情の不安定性が強く衝動性が高い場合には成人では境界性パーソナリティ障害となることもある。以前よりも低年齢で表れるようになってきたと指摘されている。最近になり低年齢でより問題になっているものとしては解離性障害もあげられる。意識，記憶，同一性，または環境の知覚について通常は統合されている機能の破綻であ

る解離症状によって特徴づけられる。解離は健常者でも起こりうるものとされており、そもそも青年期で生じやすいが、心的外傷とそれに対する脆弱性が注目される。

また、青年期には、成熟していく自己の身体を受け入れられずに摂食障害を発症することもある。摂食障害には、神経性無食欲症、神経性大食症が含まれる。患者の大多数は女性である。神経性無食欲症では、体重にこだわって食事量を制限して、体重の15%以上が減り、無月経となっても、自分は太っていると主張する。学童期から青年期のはじめごろに発症する場合には、むちゃ食いをしては自己誘発性嘔吐や下剤の使用などで排出しようとすることは稀であり、比較的予後がよいとされる。年齢が上がるにつれて、むちゃ食い／排出型が増すという。神経性大食症では、むちゃ食いをしてしまうが、体重や体型を非常に気にして、不適切な代償行為によって体重増加を防ごうとする。代償行為として排出を行うか否かで分けられる。摂食障害全般で排出行為が重症度に関わるとの指摘もある。いずれにしても精神障害の中では死亡率が高いことはまちがいない。

さらに、青年期には統合失調症と気分障害の頻度が増してくる。最近では、青年期の初め頃から気分障害に配慮することが必要だとの指摘がされている。疾患の全体像については、第II部の第6章と第7章を参照されたい。

5. 成人期

5.1. 成人期のこころの発達

ここでは、大人と認められるようになってから老年期に入るまでを広く成人期とする。青年期の終了が遅くなってきており、成人期との境目が決めがたいことはすでに述べたが、一応22〜25歳頃から65歳までとする。ライフサイクルの変化や社会変動の加速化に伴って青年期に獲得したアイデンティティでは長い一生を支えきれなくなったとの指摘があり、成人期の発達的な意義は増していると思われる。

エリクソンは、この期間を成人前期と成人期に分けた。ユングは、人生を少年期、成人前期、中年期、老人期の4つに分けて、成人前期から中年期に至る

中年期の転換期を人生最大の危機とした。また，レビンソンは，成人前期は45歳ごろに終わるとして，40〜45歳ごろが人生半ばの過渡期であるとした。

　大人になるということは親から自立することであるが，現代では，学校を卒業して就職してからも親と同居して生活全般について親に頼っている場合があり，晩婚化や非婚化が進んでいて，大人になったとする目安が不明確になっている。とはいえ，職業選択と配偶者選択（結婚）は大人へ移行する重要な発達課題といえよう。

　エリクソンは，成人前期の発達課題を親密性としている。自分が何者であるかのアイデンティティを確立し，他者と融合してもまた自分に戻れる自信をもつようになった後に，特定の他者，特に異性と親密な関係（融合）を築くということである。認知発達からみると，この時期はシャイエによって達成の段階とされており，知識の獲得からその応用へと焦点が変わる。経歴と家族の形成を求めて長期的な目標を達成するために知能を応用する。

　成人期の半ばにさしかかると，体力の衰え，時間的展望の狭まりと逆転，生産性における限界の認識，老いと死の不安という否定的な変化が起こり，アイデンティティの危機に直面することになる。逆にこの時期に，自己の内的変化に気づき，主体的に自己の生き方を問い直して組み立て直すことができれば，アイデンティティがいっそう成熟・深化するかもしれない。認知発達からみると，責任の段階／管理の段階とされ，認知的技能に熟達した上で，自分自身の行動を監視することによって社会的責任を含む状況に，認知的技能を適応することが必要になる。この段階では家族が形成され，配偶者と子どもに注意を向けねばならなくなる。

　子どものいる場合，子どもが乳児期，幼児期，学童期，青年期と成長するのに合わせて親としての役割が変化していくのに適応しなくてはならない。子どもが自立を目ざす時期になると，それまで親としての役割で結びついていた夫婦が改めて夫婦としての繋がりを求められることになる。また，親の介護をすることになったりその死に遭遇したりすることも出てくる。このように家族の状況が大きく変化する中で，自分の人生や夫婦関係を見なおす必要がでてくる。

　職業人としてみると，成人期の半ばには何らかの責任ある管理的な立場になっていることが多いと思われる。それだけに仕事上の関係調整に配慮せねばな

らず，思うように仕事そのものに専念できないことに焦りを感じるかもしれない。職業上の出世や能力の限界を認識するようになり，挫折感を覚えることもある。さらに，先端技術や情報化の急速な進展，終身雇用制や年功序列制の衰退など，最近の職場環境の激変ぶりは，これまでのやり方が通用しないことを痛感させて，挫折感をいっそう強めるかもしれない。

家庭においても職場においても成人期の後半に入ると立場の変化に伴って人とのつながりを改めて見つめなおすことになるといえよう。

成人期を通して男性に比べて女性の方がより多くの変化に遭遇して決断を迫られるといえる。結婚，妊娠，出産，育児などの人生上の大きなできごとは女性にいっそう大きな影響を与えるし，現在でも必ずしも女性がこれらについて主体的な選択ができるとは限らない。また，最近では仕事に就く女性が増加しているので，家庭と職業との両立での葛藤が生じることもある。さらに，成人期の半ばを過ぎると，ホルモン機能の変化が如実に現れてくる。親の介護にあたっても女性に負担がかかりがちである。このように女性はしがらみの中にとらわれて自分は何のために生きているのか悩むことが多い一方で，他者のための役割も適度にこなすことによってむしろ充実する場合も少なくないだろう。

男女を問わず成人期においては自分と他者との関係について再検討して，個としての自分と他者との関係で生きる自分とのバランスをとることが重要であろう。成人期の終わりに近づいて定年退職期になると，職業を通して築いてきたアイデンティティを再構築しなくてはならなくなるが，それまでにこのバランスをとって発達していると老年期に移行しやすいのではなかろうか。エリクソンは，成人期の発達課題を生殖性とし，そこに世話するとか育てるという意味を含めている。この時期には他者を育てるという関係性も重要ということと思われる。

5.2. 成人期の精神医学的問題

成人期のこころの問題としては，限界を認識して挫折感を深めたり自分の役割に関する葛藤が高まったりして抑うつ的になることがあげられる。近年特に男性で50歳代の自殺が増加しており，経済不況をはじめとする社会状況も関連していると思われるが，そういう状況下でうつ病となり自殺に至る場合も少

なくないだろう。第Ⅱ部の第6章も参照されたい。

　また，成人期には，ストレスを適切に解消できずに飲酒が増していってアルコール依存症となったり，ストレスを抱え込んで身体症状として表れて心身症と診断されたりすることもある。アルコール依存症では，飲酒への激しい欲望があり，アルコール耐性の増大や断酒時の離脱症状という身体依存，飲酒が止められずに飲酒中心の生活になってしまうことなどが認められる。本人の心身両面に加えて家族を含めた治療や支援が必要となる。心身症は，身体疾患の中でその発症や経過に心理社会的因子が密接に関与する病態だが，精神障害に伴う身体症状は除くと定義されている。

　成人期の女性は家族のライフサイクルにあわせて特徴的な問題に遭遇することがしばしばある。妊娠初期には不安が高まったり反応性に抑うつ的になることがあり，また，妊娠中にうつ病などの精神障害を発症することは決して稀ではないという。それ以上に産褥期には心の問題を起こしやすい。一過性の抑うつ気分，涙もろさ，不安などのマタニティーブルーズは20％くらいに認められ，だれでもなりうる生理的なものである。分娩後に1日くらいたってから生じて，数日くらいで回復する。産後うつ病は，産後1ヵ月以内に発症し，その頻度は10％という。育児・家事の負担が増大する中で悪化し，最悪の場合には母子心中にも至ることがありえるので，注意を要する。産褥精神病は，稀であるが，急性の精神病状態を呈するので重要である。ブルーズと同様に間をおいて急激に発症し，気分の異変性，錯乱などを示す。

　育児を行う際に思うように子どもが育たないなどから虐待に発展する可能性もある。虐待を行う者には，他者への不信感や拒否感が強い，自己評価が低くて傷つきやすい，自分や周囲に対して要求水準が高い，攻撃性のコントロールが悪いなどの性格特徴があったり精神障害を有したりすることが多いとされる。このような虐待する側の要因に加えて，育てにくい子どもなどの虐待される側の要因，夫婦の不仲や経済的な問題などの家族や社会文化的な要因がからみあって虐待に発展するとされる。もちろん虐待を行うのは女性に限らず，頻度としては実母に次いで実父が多い。また，子育てが無事に終わっても，子どもが自立すると役割の喪失感を覚えて抑うつ的になることがある。

　女性は45～55歳に閉経することが多く，この時期が更年期とされる。更年

期には卵巣機能が衰退し女性ホルモンのひとつである卵胞ホルモン（エストロゲン）の量が徐々に低下する。閉経は正常な加齢現象であるが，ホルモンの量の変化に身体が慣れるまでの間に様々な症状が出現することがあり，更年期障害と呼ばれる。その症状は，熱感（ほてり，のぼせ），発汗，肩こり，めまい，頭痛，不眠，いらいらなどの自律神経症状が中心である。更年期障害には，もちろん内分泌的変化が必須であるが，それに個人の素因，ストレス・社会的環境がからみあっているとの指摘がある。したがって，症状の有無や程度にはかなりの個人差がある。

6. 老年期

6.1. 老年期のこころの発達

老年期は世界保健機構によると65歳以上となる。

日本では65歳以上の割合が1970年に総人口の7%を越えて高齢化社会になった後も増え続け，2007年3月現在では21.2%に達した。また，高齢者単独または高齢者夫婦のみの世帯も増加している。高齢者の増加や高齢者世帯の増加は社会全体にも高齢者の心にも影響を及ぼしているといえよう。

老年期の最も大きな特徴は，個人差の拡大であると思われる。

老化に伴う身体の変化をみると，すべての人にみられる生理的老化と不適切な生活習慣や疾患などによる病的老化があり，それらを合わせてどれくらいかによって一人ひとりの高齢者の状態は大きく異なる。老年期は乳幼児期と同様に身体と精神が相互に大きな影響を及ぼし合う時期であり，心の問題を考える際には身体的状態の把握が必須である。

老年期の知能については，知能を流動性知能と結晶性知能のふたつに大きく分けると，すでに蓄えられた知識や経験を生かす結晶性知能は60歳ごろまでは徐々に上昇し，その後緩やかに低下するものの80歳でも25歳の水準を下回らないとされる。認知症などの疾患がなければ老年期でもかなりの知的能力が保たれている。シャイエの認知発達の段階では老年期は再統合の段階とされており，すでに獲得した知識などを再統合することが必要になる。

老年期には，身体だけでなく社会的な立場や経済的な状態がそれ以前と大き

く異なり、いくつもの喪失を体験することになる。友人や配偶者などの死に出会うことが増えて、死を身近に感じるようになる。老化の進み方は一人ひとりで大きく異なるが、やがて死に至るのはすべての人間に共通しているのである。

このように死に向かう老化の過程にうまく適応して生きがいをみいだして幸福な老後を迎えることが重要である。エリクソンは老年期の発達課題を統合性とした。また、ニューマンらは、老年期における4つの発達課題として、「老化に伴う身体的変化に対する対応」「新しい役割や活動へのエネルギーの再方向づけ」「自己の人生の受容」「死に対する見方の発達」をあげた。また、自身の営みは次の世代のライフサイクルに取りこまれており、そういう意味では継続していくものとのイメージをもつことも意味があるのではないだろうか。

高齢者の比率が上昇し続ける現状では、自立した主体として老年期を営むことが高齢者に求められている。高齢者の生活の質を高めることが望まれ、そのためには高齢者が社会の中における関係を大切にしつつその人なりに励みとなる活動ができるような配慮が必要だろう。

6.2. 老年期の精神医学的問題

老年期に起こる様々な喪失はうつの危険因子となりうると思われ、身体疾患を有する高齢者ではうつ病の率が高いとの指摘がある。うつ病のために質問に返答する気力がなくなったり知的能力の低下を訴えたりするために認知症と紛らわしい場合があり、仮性認知症と呼ばれる。しかし、仮性認知症を長期間追跡すると認知症に移行する場合が多く、連続するものとしての対応が示唆されている。

老年期においても自殺の準備状態を作り出す要因としてはやはりうつ病が重要である。同時に、老年期の自殺には健康問題が関わることが多く、2003年の統計では60歳以上をみると男性の約50％、女性の約70％で自殺の動機は健康問題とされた。

認知症の頻度は60歳代後半では約1％だが、80歳代では5％以上とされ、年齢が上がるほど大きな問題となる。厚生労働省の定義では、「いったんは正常に発達した知的機能が、後天的な脳機能障害により持続的に低下し、日常生活や社会生活が営めなくなっている状態」とされる。診断の条件として、①脳

に器質的な障害がある，②全般的なあるいは複数種の知的機能の障害がある，③意識の障害がない，④知的機能低下による日常生活の障害がある，という4つがあげられる。代表的な認知症に，脳血管性とアルツハイマー型がある。

老年期の精神医学的問題の詳細は第Ⅲ部の第10章を参照されたい。

おわりに

子どもが大人になりやがて老いていくというライフサイクルの中で，脳機能が成熟していくと同時に，家族をはじめとする周囲の環境から影響を受けながら環境への働きかけも行って，人間の発達が進んでいく。ここでの環境とは心理社会的なものをさし，身近な他者から，社会のあり方や時代の風潮という大きなものまで含んでいる。

ライフサイクルをたどって様々な環境と相互に関わりあい，アイデンティティの危機を乗り越えていこうとして困難に遭遇した場合に，それが精神医学的問題として現れてくることがある。この問題について，脳機能および環境との相互作用の両面から，発達の経過中の特定の時点で顕在化したことの意味を検討することは重要であろう。

限りある生を生きている人間が，限界を認識しているからこそこころの発達を続けられることが大切であろうし，精神医学がそれに資するところがあればと思う。

文　献

岩立志津夫・小椋たみ子（編著）　2002　シリーズ臨床発達心理学：言語発達とその支援．ミネルヴァ書房．

岩田純一・佐々木正人・石田勢津子・落合幸子　1995　ベーシック現代心理学：児童の心理学．有斐閣．

岩田純一・吉田直子・山上雅子・岡本夏木　1992　発達心理学．有斐閣．

上里一郎・末松弘行・田畑　治・西村良二・丹羽真一（監修）　2005　心の健康大百科　メンタルヘルス事典．同朋舎メディアプラン．

松下正明・広瀬徹也（編）　2002　TEXT精神医学．南山堂．

野村総一郎・樋口輝彦（編）　2003　こころの健康事典．講談社．

落合良行・伊藤裕子・齊藤誠一　2002　ベーシック現代心理学：青年の心理学．有斐

閣.

岡野禎治　2006　マタニティー・ブルーズから産褥精神病まで．日本女性心身医学会雑誌, 9(1), 82-86.

大久保智治・本庄英雄　2007　更年期障害とその治療．産婦人科治療, 93(1), 21-26.

齊藤万比古（編著）　2007　不登校対応ガイドブック．中山書店.

島　悟・佐藤恵美　2004　妊娠・出産とうつ病．臨床精神医学, 33(2), 141-148.

下山晴彦・丹野義彦（編）　2001　講座臨床心理学5：発達臨床心理学．東京大学出版会.

須田　治・別府　哲（編著）　2002　シリーズ臨床発達心理学：社会・情動発達とその支援．ミネルヴァ書房.

田島信元・子安増生・森永良子・前川久男・菅野　敦（編著）　2002　シリーズ臨床発達心理学：認知発達とその支援．ミネルヴァ書房.

塚野州一（編著）　2004　みるよむ生涯臨床心理学．北大路書房.

内田伸子・臼井　博・藤崎春代　1991　ベーシック現代心理学：乳幼児の心理学．有斐閣.

山崎晃資・牛島定信・栗田　広・青木省三（編著）　2002　現代児童精神医学．永井書店.

連続コラム・リエゾンの視点から ・1

コンサルテーション・リエゾン：心と身体をつなぐ

中嶋義文

1. コンサルテーション・リエゾンの定義

　第3章で論じられていたように，精神医学においては，心と身体の両面を扱うことが重要なテーマとなっている。そのような精神医学の一領域として"コンサルテーション・リエゾン精神医学"がある。このコンサルテーション・リエゾン精神医学とは，総合病院において，身体科に入院している患者のメンタルケアを行うことを狭義の定義とする。なお，コンサルテーションとリエゾンを分けた場合，それぞれの定義は，次のようになる。

- コンサルテーション：依頼（リファー）により専門知識を用いて相談に応じる
- リエゾン＝ liaison（仏語：関係，連携）：多職種連携によってケアを実行する

　このようにコンサルテーションとリエゾンは厳密には異なるが，実際の活動ではコンサルテーション・リエゾン，あるいは単にリエゾンと呼ばれることが多い。対象となる病態としては，次のような類型がある。

- 身体疾患にともなう精神症状（薬剤性・器質性精神障害＝二次性精神障害を含む）
- 疾病をもつこと，入院生活そのものにともなう心理的問題（適応障害）
- 精神状態による身体治療の修飾

　コンサルテーション・リエゾンの別な定義では，"非精神医療領域の保健医療従事者へ精神障害の有無につきコンサルテーションを提供し教育を行うサブスペシャリティであって，そのアプローチは患者に対するものと，同僚に対するものと，組織に対するものとがある"とするものがある。そのような定義に従うならば，次のような形態がコンサルテーション・リエゾンの活動ということになる。

2. コンサルテーション・リエゾンの活動

　以上のように考えるならば，コンサルテーション・リエゾンの具体的活動は，次のようなものとなる。

- 患者のみならず，患者をとりまく治療環境（医師・看護師など医療スタッフ，患者家族）を対象とする

活動内容		活動対象
精神状態の評価		患者
コンサルテーション	×	身体科の同僚（医師・看護師・その他）
心理教育・指導		病院

・多職種によるチームアプローチ（multidisciplinary approach）を基本とする
・病院の中でメンタルヘルスプロフェッショナルを利用することにより，医療サービスの質を上げ（患者の精神状態に関する全体の把握レベルを上げ），治療効果を上げる（せん妄や抑うつなど全体の治療進行に対する阻害因子を改善する）ことができる

このような観点から，コンサルテーション・リエゾンを，学問としての"コンサルテーション・リエゾン精神医学"と，医療サービスとしての"コンサルテーション・リエゾン・サービス"（以下 CLS）と呼び分けることもある。

2.1. コンサルテーション・リエゾン精神医学

コンサルテーション・リエゾン精神医学の専門的組織としては，現在我が国では日本総合病院精神医学会（1988年設立，機関誌『総合病院精神医学』）と日本心身医学会（1959年設立，機関誌『心身医学』）が中心的な学術団体である。共に専門医制度を有している。アメリカにおいては，Acadamy of Psychosomatic Medicine（略称 APM, 機関誌 *Psychosomatics*），American Psychosomatic Society（略称 APS, 機関誌 *Psychosomatic Medicine*），Association of Medicine and Psychiatry（略称 AMP），欧州では European Association for Consultation-Liaison Psychiatry and Psychosomatics（略称 EACLPP, 機関誌 *Journal of Psychosomatic Research*）が学術団体としてある。他に関連する学術雑誌としては *General Hospital Psychiatry, Psychological Medicine, Psychotherapy and Psychosomatics* などがある。なお，コンサルテーション・リエゾン精神医学は，アメリカでは精神医学分野の7番目のサブスペシャリティ（上位資格）として認定されている。

2.2. コンサルテーション・リエゾン・サービス

サービスの定義は，経済学のテキストによれば，「経済主体は欲求充足のために広い意味で生産活動に関与している。当該経済主体がこのような活動をみずから行うのではなく，市場取引を通じて他の経済主体にゆだねるとき，サービスを受けたことになる。すなわち，サービスとは，ある経済主体が他の経済主体の欲求を充足させるために，市場取引を通じて，他の経済主体そのものの位相，ないしは他の経済主体が使用・消費するものの位相を変化させる活動そのものである」ということになる。これを，「病院組織の構成員が患者のメンタルヘルス

ケアの活動を自ら行うのではなく，委託―受託という取引によってサービス担当者にゆだねるとき，コンサルテーション・リエゾン・サービス（CLS）というサービスの給付を受けたことになる。CLSとは病院組織そのもののあり方，あるいは病院組織の中で起こることそのものを変化させる活動である」と読み替えると，CLSをサービスの文脈でとらえ直すことができる。

Kotler（2000）は，サービスとしての属性的性質として，以下の4つの性質を掲げた。これらはCLSに当てはめることができる。

サービスの無形性（intangibility）
・予めどのようなものか知ることができない
サービスの不可分性（inseparability）
・サービス担当者と患者・職員は不可分の関係にある
サービスの多様性（variability/heterogeneity）
・サービスの質は担当者や対象，状況に依存し，多様である
サービスの消滅性（perishability）
・永続的ではなく，非常に時間の短い，限定的なものである

3. サービスとしてのコンサルテーション・リエゾンの特徴

3.1. コミュニティ援助サービス CLSはコミュニティに対する援助を行う。そのため，スタッフや家族の状態によってサービス内容も影響を受ける。コミュニティの状態に影響を受けることは，前述の同じ病棟でもその時の余力によって「抱える力」が弱くなる現象もここに例として挙げることができる。コミュニティの成員間の葛藤がCLSチームに表出されやすく，患者に対する反撥や否認がCLSに転移として表現されることもある。コミュニティとクライエントの関係性に関与することにより，間接的に問題の解決をする場合もある。

我々はCLSの本質は，病気に対するチーム医療を実現することではなく，患者を中心としたコミュニティに対して治療が遂行されるよう環境調整を行うこと，と考えている。

3.2. ヒューマンサービス ヒューマンサービス組織とは，人が人に対して対人的にサービスを提供する組織であり，製造業のそれとは区別され，医療の他にも教育や福祉もこれに含まれる（Hasenfield, 1983）。ヒューマンサービスは労働集約型であり，人間的要因（ヒューマンファクター）に影響される，バーンアウトがおこりやすいなどの性質をもっている。特にCLSでは，辺縁的な存在であることを要求され，主体性を発揮しにくいという上に，ある一定割合で存在する「メンタル嫌い」に出会うリスクもある。

CLSでは，サービス担当者のヒューマンファクターが重要である。基礎能力としてのマイクロスキル（意思疎通，決断力，関係作り）があることが条件と考えられるが，これらは教育・研修可能である。

3.3. 医療サービス　ノーベル経済学賞受賞者であるケネス・アローは，医療サービスの特性として，以下のような指摘をしている。

- 生命財的性格（生命に直接関与）
  CLS従事者は取り返しがつかないという責任の重さを引き受けることになる。
- 情報の非対称性
  医療情報に関して送り手と受け手に圧倒的な情報格差が存在し，そのため，支配－応諾関係が生じやすい。CLSはこれを協働関係に変えるように働きかける。
- 医療の不確実性
  医療の限界をわきまえない過剰な期待から，不満，不安が生じることとなる。CLSには，これらの中で「通訳」としての機能を果たすことが期待されている。

3.4. 期間限定的なサービス　CLSは，病院という非日常の場に限定されている。継続性が要求されない点が日常臨床との最大の差異である。日常臨床よりも関係性の時間軸による枠組みを意識せざるをえない。サインアウト（どこまででサービスを終結するか）が重要である。

3.5. 組織内組織サービス　CLSは組織内サービスである。病院という組織において組織構成員（多職種）と準構成員（患者・家族）を対象とする。その活動は組織内規範に影響される。

そもそも，病院のような非営利組織は，自らの理念を広げることを目標とする。組織の中に直接的・間接的に出入りしながら組織のモラルアップをめざす活動がCLSに求められている。Norman（1997）は非営利組織の構成員の行動に影響する価値システムとして，組織の理念，品質と卓越性への志向，顧客志向，人的資源への投資を指摘している。CLSも，病院の理念を理解し，常にそのサービスの質を高め，どうすれば患者・家族・職員によいサービスを提供するべく動機づけられなければならない。そのためには，適切なマンパワーの供給が前提となる。

3.6. CLSプロバイダーへの配慮　CLSはタフな業務である。個人心理療法に長ける心理職であってもコミュニティ援助ができなければ機能しない。かならずしも呼ばれていないところへ赴くという圧倒的な"アウェイ感"は強烈である。この心理的負担か

ら我々は，CLSはひとり職場には向かないと考えており，従事する者を必ずペアで配置するようにしている。ケースカンファランス，フォーマルな指導，インフォーマルな指導も必要である。標準的には初期500時間の経験が必要と考えている。

4. コンサルテーション・リエゾンの実際

CLSの対象となる事例は多岐にわたる。我々CLSの担当者が経験する事例を例示してみよう。

- 食道再建術後，食事を再開しつつあるところだが，食欲が出ない，内科的な原因はなさそうだ（消化器外科から）。→[連続コラム2]
- 乳がんの疑いで経過観察されていたにもかかわらず乳がんが発見され，医師を責める気持ちがあり，受け入れられない（乳腺外科）。→[連続コラム3]
- 未告知の肝臓がんによる腹水のコントロールで入院したが，症状が改善せずイライラしている夫に，妻が告知すべきか迷っている（外科）。→[連続コラム3]
- 末期がんで再入院したが，残される夫と小さな子どものことが心配でならない（外科）。→[連続コラム3]
- 同室の方が亡くなって以降，退院してからその部屋に見舞いにいけない（産婦人科）。→[連続コラム3]
- 心筋梗塞後安静の必要な患者が，昼夜逆転，夜興奮するため治療の妨げになる。せん妄と思うが，どうすればよいか（ICUから）。→[連続コラム4]
- 心不全で多量のカテコラミンで何とか血圧を保持している患者に，せん妄の治療のため向精神薬を使用したいがどうすればよいか（循環器内科）。→[連続コラム5]
- 肝障害・腎障害を合併する高齢患者が調子が高く怒りっぽい，どうすればよいか（内科）。→[連続コラム6]

本書では，このような事例に対する対処方法を各部の関連箇所にコラムとして配置した。読者の皆さんは，コラムを読むことでコンサルテーション・リエゾンの実際を学んでいただきたい。　　　　　　　　　　　　　　（以下「連続コラム」は**中嶋義文**）

Hasefield, Y.　1983　*Human Service Organizations*. Prentice Hall.
Kotler, P.　2000　*Marketing Management*. Prentice Hall.
Norman, F.　1997　*Public Sector Management*. Prentice Hall.

第Ⅱ部・精神科医の診かた

第5章 パーソナリティ障害と不安障害

林　直樹

　本章のテーマであるパーソナリティ障害と不安障害とは，精神障害の別個のジャンルである。本章では，まずそれらを別々に概説する^(注1)。次いで文献的な検討，および症例呈示を通じて，臨床的な見地からこの2種の精神障害の関連や診断合併について考察することにする。パーソナリティ障害と不安障害との合併症例の検討から我々は，様々な精神病理が複雑に絡み合って個々の患者の病像が形成されていること，そしてそれらを総合する見方が治療に役立つことが理解できるだろう。

1. パーソナリティ障害：概説

1.1. パーソナリティ障害の概念

　パーソナリティ（人格）の概念には，それが個々の人間の認知や感情のあり方，行動や対人関係などを特徴づけるものであるゆえに，大きな臨床的意義がある。それはまた，患者の治療反応性，予後にも関わっている公算が大きい。精神科臨床において，パーソナリティを適切に評価し，それに適合した治療を組み立てることは，臨床家の腕のみせどころであるといっても過言ではない。パーソナリティ障害とは，そのようなパーソナリティの評価のための精神科臨床における準拠枠のひとつである。

　しかし，パーソナリティ障害の精神科臨床における位置づけには，専門家の間でもまだ議論が収束していない。その理由の第1は，パーソナリティ障害の把握が容易でないことである。パーソナリティとは，深みと広がりのある概念である。パーソナリティ障害を精密に評価するためには，多岐にわたる情報を集めることが前提とされる。場合によっては，相当長期間の経過観察も必要と

なろう。このように実際にパーソナリティ（障害）を厳密に評価することは，相当に大変な仕事だと考えたほうがよい。

　第2の問題点は，その概念に付随している社会的，倫理的側面である。現代社会においてパーソナリティとは，個人に固有の領域として尊重されるべきものである。それゆえ，精神科医療でパーソナリティ障害を治療することは，個人の尊厳を侵しかねないものとしてタブー視されることがあった。このように疑われたなら，精神科医療は成り立ちえない。それゆえ，パーソナリティ障害を取り扱う際には，患者のパーソナリティを尊重するという配慮が強く求められていると考えなくてはならない。

1.2. パーソナリティ障害の定義

　ICD-10（WHO，1992）においてパーソナリティ障害は，次のように定義されている。

　パーソナリティ障害は，「いくつかの根深く，持続的な行動のタイプが含まれており，その行動のタイプとは社会的状況に対する個人の柔軟性を欠く広範な反応パターンである。これらのタイプは，個々の文化における平均的な個人の感じ方，考え方，他者との関わり方から，極端に相違し偏っている。そしてこれらは変化を受けつけず，行動面および心理面の多くに影響を及ぼす性質がある。また，常にではないが，しばしばさまざまな程度の主観的苦痛や社会的機能の障害を伴っている」ものとされる。DSM-IV-TRのパーソナリティ障害の定義も，ほぼ同じ文章から構成されている。この定義では，パーソナリティ障害の評価に社会的な第三者的な視点からの評価が加味されるという表現は，慎重に避けられている。また，それが「パーソナリティの障害」であるとも表現されていない。これは，パーソナリティ障害の概念に社会的にマイナスの価値が与えられ，患者に不利益が生じるのを防ぐための配慮のひとつであると思われる。他方，「パーソナリティの障害」という単純な規定が退けられていることから，パーソナリティ障害の定義が分かりにくくなっている観は否めない。

　この定義の分かりにくさを相当程度解消したのは，ICD-10の研究用診断基準（Diagnostic Criteria for Research: DCR）およびDSM-IV-TRにおけるパーソナリティ障害の全般的診断ガイドラインである。そこに記述されている診

表5-1　パーソナリティ障害の全般的診断基準（DSM-IV-TR）

パーソナリティ障害を診断する際には，以下の条件を満たすことが必要である。
A. その人の属する文化から期待されるものより著しく偏った内的体験および行動の持続的パターンであり，それは以下の2つ以上の領域に表れる。(1) 認知（自己，他者，および出来事を知覚し解釈する様式），(2) 感情（情動反応の広がり，強さ，不安定さ，適切さ），(3) 対人関係機能，(4) 衝動コントロール。
B. その持続的パターンには柔軟性がなく，個人的および社会的状況の幅広い範囲に広がっている。
C. その持続的パターンによって，臨床的に明らかな苦痛，または社会的，職業的もしくは他の重要な領域における機能障害が引き起こされている。
D. そのパターンは長期間安定して持続しており，その始まりは遅くとも青年期もしくは成人期早期までさかのぼることができる。
E. その持続的パターンは，他の精神疾患の表れ，またはその結果では，説明されない。
F. その持続的パターンは，薬物（薬物乱用や投薬）の作用や一般身体疾患（たとえば頭部外傷）の直接的な作用によるものではない。

断に必要とされる特性は，パーソナリティ障害の実用的な定義となっている。表5-1にDSM-IVのパーソナリティ障害の全般的診断基準を示す。

この全般的基準の他にも，パーソナリティ障害では，パーソナリティ特性の偏りと記述されるような，一般的なパーソナリティ特性との間に連続性があること，その特徴が他の本格的な精神障害ほど重症でないことも一般的な特徴として挙げることができる。

1.3. DSM-IV-TR と ICD-10（DCR）のパーソナリティ診断の特徴

第3版以降のDSM（DSM-III, IV-TR）およびICD0-10（DCR）で採用されている操作的診断のモデルは，多神論的記述的症候論モデル（Polythetic descriptive syndromal model）と呼ばれている[注2]。このモデルは，パーソナリティ障害の類型のそれぞれに用意された診断基準のうち，ある数以上の基準を満足するときにその類型が診断されるというものである。この診断モデルは，診断基準を比較的自由に作成することができるので，既存のパーソナリティ障害概念を臨床に即した形で扱うことができる。さらに，この操作的手法によって，診断の信頼性が高まることも大きな利点である。

反対にこの診断モデルの弱点は，その類型が既成のパーソナリティ障害概念に依拠しているため，概念的な混乱や類型間の重なりなどの問題を免れないこ

とである。またそこでは，パーソナリティ障害類型の特徴が一部であっても，それと診断されるため，そこに様々な性質の患者が含まれてしまう。しかしそれは，パーソナリティ障害がそもそも広がりをもってしか把握しえない性質のものであることの反映とみるべきかもしれない。

さらに，DSM-III から IV-TR では，パーソナリティ障害が通常の精神障害とは別の次元（軸）に属するものとして評価することが求められている。すなわちそこでは，通常の精神障害が第1軸，パーソナリティ障害が第2軸として，それぞれが独立の診断的価値を有するものとされている。このようにパーソナリティ障害と他の第1軸の精神障害とが併行して評価されることによって，総合的な病態の把握が可能になることが期待できる。

1.4. パーソナリティ障害類型の概観

DSM-IV-TR には，10種類のパーソナリティ障害の類型が規定されている。この10種の類型は，クラスター分類によって3つに分類されている。それらは，A群クラスター：奇妙で風変わりな群，B群クラスター：演技的，感情的で移り気な群，C群クラスター：不安でおびえており内向的な群，である。

DSM-IV-TR のパーソナリティ障害の類型の概要を表5-2に示す。この表の括弧内の類型名は，ICD-10で用いられている名称である。ICD-10では，DSM-IV-TR とほぼ同じ類型が措定されているが，いくつかの相違点がある。まずそこでは，統合失調型，自己愛性パーソナリティが採用されていない。また，境界性パーソナリティ障害は，情緒不安定性パーソナリティ障害の下位分類（境界型）として位置づけられている。

1.5. パーソナリティ障害の疫学

一般人口におけるパーソナリティ障害の有病率は，構造化面接を用いた疫学的研究によれば約10%である。表5-3にコイドの総説（Coid, 2003）に基づくパーソナリティ障害の疫学的研究の所見を示す。グラントら（Grant, et al., 2004）は，米国の大規模疫学研究から，14.8%というさらに高率の有病率を報告している。

これらの疫学的研究では，パーソナリティ障害が年齢が増すと頻度が減少す

表 5-2　DSM-IV に取り上げられているパーソナリティ障害類型の概要

類型	中心的特徴
奇妙で風変わりな A 群クラスター	
妄想性パーソナリティ障害	広範な不信感や猜疑心。自らの正当性を強く主張し、周囲と絶えず不和や摩擦を引き起こす。認知や判断が自己中心的、偏狭。 臨床特徴：妄想性障害、妄想型統合失調症を発症しやすい。男性に多い。
統合失調質パーソナリティ障害	表出される感情に温かみが感じ取り難い。非社交的、孤立しがちで、他者への関心が希薄。 臨床特徴：かつて統合失調症の病前性格といわれていた。男性に多い。
統合失調型パーソナリティ障害	会話が風変わりで、内容が乏しく、脱線しやすい。思考が曖昧で過度に抽象的。感情の幅が狭くしばしば適切さを欠き、対人関係で孤立。 臨床特徴：統合失調症に発展しやすい。
演技的・感情的で移り気な B 群クラスター	
境界性パーソナリティ障害（情緒不安定性パーソナリティ障害境界型）	感情や対人関係の不安定さ。自傷行為や自殺企図、浪費や薬物乱用などの問題行動を衝動的に行うこと。同一性拡散。反応性に生じる妄想念慮や解離症状など精神病症状に近縁の症状。 臨床特徴：大うつ病など多くの精神障害を合併。臨床現場で高い比率でみられる。女性に多い。
自己愛性パーソナリティ障害	傲慢、尊大な態度。他者の注目と賞賛を求める。他者の過剰な理想化がみられることあり。自己評価に強くこだわり、周囲の批判や無関心に対して抑うつや激しい怒りをみせる。他者への共感性が低い。 臨床特徴：大うつ病やアルコール・薬物依存を合併しやすい。男性に多い。
反社会性（非社会性）パーソナリティ障害	他者の権利を無視、侵害する反社会的、暴力的の行動。衝動的、向こうみず。他者の感情に冷淡で共感を示さず、信頼、正直さに欠ける。自らの逸脱行動に責任を負おうとせず、罪悪感も乏しい。 臨床特徴：アルコール・薬物依存の合併が多い。男性に多い。
演技性パーソナリティ障害	他者（特に異性）の注目や関心を集める派手な外見や演技的行動。感情表現がわざとらしく、表面的で真実味に乏しい。被暗示性が強く、周囲から影響を受けやすい。周囲に認められることを渇望。 臨床特徴：女性に圧倒的に多い。
不安で内向的な C 群クラスター	
依存性パーソナリティ障害	他者への過度の依存。自らの行動や決断に他者の助言や指示を常に必要とする。他者への迎合的態度。自らの責任を担おうとしない無責任さ。他者の支えがないと、無力感や孤独感を抱く。 臨床特徴：大うつ病、パニック障害に多く合併。女性に多い。
強迫性パーソナリティ障害	一定の秩序を保つことに固執。融通性なく、几帳面、完全主義や細部への拘泥、頑固、過度に良心的で倫理的、吝嗇、温かみのない狭い感情。優柔不断、決断困難。未知のものや強烈な感情を避ける。 臨床特徴：男性に多い。
回避性（不安性）パーソナリティ障害	自分の失敗を恐れ、周囲からの拒絶や強い刺激をもたらす状況を避ける。自己の不確実感、劣等感などの自己にまつわる不安や緊張。対人交流に消極的でひきこもりをみせる。 臨床特徴：社会恐怖の合併が多い。

表5-3 疫学調査におけるパーソナリティ障害の頻度 (Coid, 2003)

パーソナリティ障害類型 (DSM-III)	頻度
反社会性パーソナリティ障害	0.6〜3.0%
境界性パーソナリティ障害	0.7〜2.0%
自己愛性パーソナリティ障害	0.4〜0.8%
演技性パーソナリティ障害	2.1%
妄想性パーソナリティ障害	0.7〜2.4%
統合失調質パーソナリティ障害	0.4〜1.7%
統合失調型パーソナリティ障害	0.1〜5.6%
回避性パーソナリティ障害	0.8〜5.0%
依存性パーソナリティ障害	1.0〜1.7%
強迫性パーソナリティ障害	1.7〜2.2%
何らかのパーソナリティ障害	4.4〜13.0%

ること,一般に女性よりも男性に多く,農村部よりも都市部に多いこと,境界性パーソナリティ障害と強迫性パーソナリティ障害が都市部に多いことが確認されている(Tyrer, et al., 1991; Grant, et al., 2004)。このようにその頻度は,地域,人種,文化といった要因によって相当に変化するものと考えられる。

医療現場では,一般人口よりも高い頻度でパーソナリティ障害が見いだされる。プライマリーケアでのパーソナリティ障害の頻度は,4〜34%であるとされる。精神科患者でのパーソナリティ障害の比率は,やはり高率である。アメリカでの8調査をまとめた報告(Widiger & Rogers, 1989)では,境界性パーソナリティ障害の頻度が入院患者で20〜60%,外来患者で11〜34%ともっともめだっていた。また,統合失調型パーソナリティ障害は入院治療でもっとも高率(22〜64%)であった。日本では,この種の研究は発表されてはいないが,18〜24歳の女性のうつ病患者の55%が境界例患者であったという研究所見(守屋ら,1994)から,アメリカに匹敵するパーソナリティ障害の広がりを推定することができる。

1.6. パーソナリティ障害の治療

現在,パーソナリティ障害の治療については,境界性パーソナリティ障害を中心として,治療効果を確認する報告が積み重ねられている(林,2007)。

パーソナリティ障害の心理社会的治療としては従来,支持的精神療法,精神

分析的精神療法などが実践されてきた。さらに近年，Linehan, M. の創始した弁証法的行動療法（DBT），認知行動療法，精神分析的デイケア治療の効果が実証されたとの報告がある。

薬物療法のパーソナリティ障害に対する有効性を確認する報告も重ねられている。従来の研究の知見は，選択性セロトニン再取り込み阻害薬（SSRI）およびモノアミンオキシダーゼ阻害薬（MOI）が，抗うつ効果とは独立に衝動性や攻撃性に有効性を示すこと，抗精神病薬は精神病に近縁の症状に有効であること，気分調整薬（安定薬）も衝動性や攻撃性に有効であるとまとめることができる。

1.7. パーソナリティ障害の経過・予後

パーソナリティ障害はかつて，持続的な障害であると考えられていた。ただし，従来でも境界性，反社会性パーソナリティ障害といった衝動的行動を特徴とする類型は，年齢を重ねると徐々に改善することが知られていた（Tyrer, et al., 1991; Gunderson, 1999）。

従来から多くの経過研究が行われていたのは，境界性パーソナリティ障害においてである。そこでは，徐々にそれが経過中に改善するものであることが明らかにされていった。1980年代には，十数年の経過で約半数が診断されなくなると報告されていた（例えば，Paris et al., 1989; McGlashan, 1986; Stone, 1990）。最近の報告では，さらに大きな改善率が報告されている。Zanarini, et al.（2003）は，290例の境界性パーソナリティ障害の入院患者の経過研究を行い，6年間で約70％がBPDと診断されなくなっており，患者の機能が相当に改善していたと報告している。

パーソナリティ障害が経過中に変化することは，近年他のパーソナリティ障害類型でも報告されている。Seivewright, et al.（2002）は，神経症患者のパーソナリティ障害の12年間の変化を調査し，その期間の中でも同じ類型にとどまっている患者が数パーセントに留まることを報告した（同じクラスター分類にとどまっているケースでさえ28％であった）。彼らはまた，長期経過の中でクラスターBの反社会性，演技性，自己愛性パーソナリティ障害の特徴が減少することを確認している。Shea らの報告（Shea, et al., 2002）では，外来患者

の調査から，患者が1年の治療の後に継続して同じパーソナリティ障害と診断されていたのは，境界性が41％，統合失調型34％，回避性56％，強迫性42％にとどまっていたという[注3]。ただし同時に，このパーソナリティ障害が継続して診断されている比率は，合併しているうつ病の診断継続率よりも高いこと，つまり他と比較するならやはり持続的な障害であることが指摘されている。

このような知見から，パーソナリティ障害は決して永続的な障害でなく，むしろ経過や治療の中で（ただし他の精神障害より変化が緩徐であるものの）改善するものと考えられるに至っている。

2. 不安障害の概説

2.1. 不安症状とは何か？

不安障害の主要症状である不安とは，漠然とした不快な感覚であり，患者の苦痛となりやすい精神症状である。この不安は，ごく一般的であり，統合失調症，躁うつ病，アルコール離脱などのほとんどすべての精神障害・精神状態で生じる。また，頻脈，血圧上昇，呼吸促迫，筋緊張の亢進といった身体症状が伴われていることは，不安の基本的特徴の一つである。

不安を臨床的に評価する際には，まず，病的な不安と正常で見られる不安とを区別する必要がある。正常な不安とは，脅威となる状況に対して適切に対応するために生じた状態ととらえられるが，病的な不安は，強度や持続の点で過剰な反応であり，かえって適応を阻害するのが特徴である。例えば幼児の親と別れるときの不安やはじめて学校に登校した時の不安は，正常の状態で認められるのであるが，それが日常の活動を妨げたり，長期化したり，その症状自体が不安を生じたりするようになると，病的と形容されるようになる。

不安の評価において大切なのは，それが身体疾患によって生じた症状であるかどうかを鑑別することである。不安に類似した精神・身体症状は，甲状腺機能亢進，褐色細胞腫，低血糖などの身体疾患（状態）にしばしば認められる。それゆえ，不安症状が見られる場合には，それに関連する身体医学的検索を行うことが必要になる。

この不安の発生については，神経生理学的な探求が進められている。不安を

表5-4　代表的な不安症状

不安の種類	
パニック発作	特別の契機なしに発作的に生じる強烈な不安。強い不安が10分ほどで急速に高まるが、1時間以内に消退するという経過をとることが典型である。 多くの身体症状や精神症状を伴う。それらは、動悸・心悸亢進・頻脈、発汗、身震い・震え、息切れ感・息苦しさ、窒息感、胸痛または胸部不快感、嘔気または腹部不快感、めまい、現実感喪失、自己コントロールを失うことや気が狂うことへの恐怖、死ぬのではないかとの恐怖、感覚麻痺、冷感または熱感（以上はDSM-IV-TRのパニック発作の診断基準に含まれている）、腱反射亢進、血圧上昇、失神、落ち着きのなさ、尿意、下痢などである。
予期不安	不安（特にパニック発作）やその他の不安な体験がまた襲ってくるのではないかと予期することによって生じる不安。
恐　怖	対象が明確である、もしくは生じる状況が明確である不安。
浮動性不安	慢性的に続く明確に表現しがたい漠然とした不安。

生じる不快な刺激や恐怖の反応に対しては、扁桃体の血流の増加や代謝の亢進が生じることが報告されている（Zald & Pardo, 1997; Zald, et al., 2002）。不安障害の患者では、扁桃体が活性化される域値が低いことも証明されている。さらに、不安が記憶と結びついて発生していることから、扁桃体や海馬の神経線維の関連が重視されている（Rosen & Schulkin, 1998）。

臨床的に問題となる病的な不安には、表5-4に示されるような種類がある。ただし、実際の症例では、これに当てはまらない特徴を示す不安症状が報告されることはまれではない。

2.2. 不安障害の概念と疫学

不安障害は、精神疾患の中でも特に頻度が高い精神疾患である。表5-5には、不安障害に属する精神疾患と、アメリカの大規模な疫学研究（National Comorbidity Survey）で明らかにされたそれらの疾患の一般人口における発生頻度が示されている。

パニック障害は、パニック発作を主症状とする疾患である。不安を生じる対象が定まっている不安障害は、恐怖症と呼ばれている。固定した対象や状況に

表5-5 一般人口における不安障害の有病率

	およその1年間有病率
パニック障害	2.7%
特定の恐怖症	8.7%
広場恐怖（パニック障害を伴わない）	0.8%
社会恐怖	6.8%
全般性不安障害	3.1%
強迫性障害	1.0%

(Kessler et al., 2005)

よって不安が生じるものは，特定の恐怖症として分類される。その中でパニック障害と特に強く結びついているのは，広場恐怖である。この広場恐怖という名称は，パニック発作をはじめとする不安症状が生じたときにすみやかに脱出することや救いを求めることが困難と感じられる場所が広場であるケースが多いことに由来している。また，社会恐怖は，社会的場面で不安が生じることを主症状とする疾患であり，他の恐怖症とは多少異なる性質がある。

全般性不安障害は，非特異的な様々な不安が慢性的に生じることを特徴とする不安障害である。その不安の特徴は，先に述べたパニック障害などの発生パターンが明らかな不安症状とは対照的である。さらにDSM-IV-TRでは，強迫観念や強迫行為に付随して不安が生じる強迫性障害も不安障害に分類されている。

次にそれぞれの精神障害について概説しよう。

2.3. パニック障害と広場恐怖

パニック障害の主症状は，パニック発作である。また，パニック発作のないときでも発作が起きるのではないかということで生じる予期不安も重要な症状である。この障害は，女性に男性より2～3倍多いと言われている。どのような年代にも生じるが思春期後期や早期成人期に多く発症する。

パニック障害の診断には，パニック発作が存在することが必要である。DSM-IV-TRでは，その発作に，特有の経過をとることに加えて，表5-4に示したパニック発作の症状が4つ以上認められることが求められている。さらに，パニック発作についての予期不安が存在すること，もしくは発作と関連し

た行動の大きな変化が1カ月以上続くことが条件となる。

　パニック障害には，しばしば広場恐怖が合併している。このパニック障害に伴う広場恐怖は，脱出困難な場所でパニック発作が発生するのを恐れるがゆえに発展すると考えられる。広場恐怖における恐怖の対象は，道路の人ごみ，混雑した店の中，エレベーターや飛行機の中などの状況である。そのため患者は，それらの状況に立ち入る際に家族や知人の同伴を求めるようになり，さらにひとりで外出ができなくなることがある。パニック障害は，広場恐怖を伴わないパニック障害と広場恐怖を伴うパニック障害の2つに分類される。臨床例では，広場恐怖を伴うパニック障害の方がそれを伴わないものよりも多く認められる。

　パニック障害の発症には，患者の第一親等でのこの障害の発生率が一般に比べて4～8倍になることから，遺伝的要因が関与していると考えられる。この遺伝的要因は双生児研究でも確認されている。発病時期の患者には，生活上のストレス，特に重要対象との別離が多く体験されており，しかも患者がそれを重大なものとして捉えていることが報告されている。神経生理学的な病態としては，患者に交感神経系の興奮傾向，刺激への慣れの乏しさなどの特性が認められており，それらが生活上のストレスによって増強されることが明らかにされている。

　この障害の治療では，SSRI，ベンゾジアゼピン系薬物などの抗不安薬による薬物療法や心理社会的治療が行われている。心理社会的治療では，心理教育（パニック障害についての正しい知識を教えること）をはじめとして，認知行動療法（身体感覚への過敏さを減らす訓練，リラクゼーションや呼吸法の訓練などを組み合わせた治療法，患者の不安に対する対処法を教示すること）や，個人精神療法が代表的である。

　治療によって患者の30～40％は症状が消え，約50％は症状が残るが生活への影響を小さくできる，10～20％の患者は改善不十分のままに留まるとされる。

2.4. 特定の恐怖症および社会恐怖

　特定の恐怖症は，患者が特定の対象に不合理なおそれを抱き，それを避けようとする精神障害である。これは，女性に多くみられる。

特定の恐怖症の診断には，特定の対象や状況を持続的に恐れており，その対象に接するもしくはその状況に入ると不安が生じること，この不安や恐怖の対象を避けようとすることによって患者の生活が妨げられること，患者がその恐怖が過剰で不必要であることを認識していること，が必要な条件である．恐怖の対象によって，① 動物型，② 自然環境型（台風・地震など），③ 血液・注射・外傷型，④ 状況型（高所や閉所など），に分類される．

恐怖症は，学習理論の立場から，条件付けによって不安を惹起する刺激が生じ，それを避けようとする行動が学習されて生じると考えられる．恐怖症ではまた，家族的に発症する場合が多いので，遺伝的要因が発症に関与していることも確実視されている．さらに，養育期における親との死別や分離，家族内の暴力などは，子供の恐怖症を増加させることが知られている．

社会恐怖では，見しらぬ人に出会ったり，評価されたりする社会的状況，もしくはその場で恥ずかしい思いをしたり，困惑したりすることに対する恐怖感をいだいており，実際にそのような状況を回避しようとすることが特徴である．

診断には，このような特徴と，そしてこの不安を患者自身が過剰で不必要だと認識していることなどが必要とされる．

恐怖症の治療では，個人精神療法や認知行動療法といった心理社会的治療が行われている．個人精神療法では，恐怖症の起源やその影響について探求し，患者が恐怖症と直面するのを援助することが試みられる．認知行動療法では，パニック障害で行われるもののほか，暴露法（小さい不安から大きい不安という順番でリラクゼーションなどによって不安を軽減してゆく治療法）などが行われる．特に社会恐怖の治療では，社会状況での体験を積むために集団療法（社会適応訓練）を用いることが有用である．また，不安症状に対する薬物療法（抗うつ薬，SSRI，抗不安薬など）が行われる．

2.5. 全般性不安障害

さまざまな不安症状が長期にわたって持続するケースでは，全般性不安障害の診断を考慮する必要がある．この精神障害では，「大災害が起きるのではないか」「仕事や試験で失敗したらどうしよう」といった内容が特異ではないものの，しばしば現実離れした，過剰な強さの不安が持続し，落ち着かなさや睡

眠障害も加わって日常生活に障害を及ぼす。一般人口では，女性に男性よりも約2倍多く見られる。

DSM-IVの全般性不安障害の診断には，仕事や学業などの様々な問題についての制御できない不安が半年以上の期間，半分以上の日で出現しつづけること，その不安によって落ち着きのなさ，疲れやすさ，集中困難もしくは注意力の低下，筋緊張，睡眠障害が生じることなどが必要とされる。

治療では，他の不安障害と同様に，個人精神療法や曝露法などの認知行動療法といった心理社会的治療や，SSRI，抗うつ薬，抗不安薬などによる薬物療法が行われる。この疾患は，不安障害の中でもっともうつ病を合併する比率が高いので，うつ病との関わりが深いと考えられている。

2.6. 強迫性障害

この疾患の基本症状は，不安を伴う強迫観念や強迫行為である。強迫観念とは，「自分が起こした（実際には記憶にない）事件によって人が傷ついたのではないか」「（手洗いをしてすでにきれいなはずなのに）自分の手が汚れていると感じてしまう」といった現実でないにもかかわらず，拭い去ることができない観念である。強迫行為とは，「（確認済みなのに）鍵が掛かっているかどうかの確認を繰り返す」「手を長時間にわたって洗い続ける」といった行動である。患者は通常，強迫症状の不合理性を認識しており，それを自我違和的な必要のないものととらえている。精神科の外来では，約10%の患者にこの障害が認められる。性比は男女で同じであるが，思春期では男性に多い。

診断には，強迫観念もしくは強迫行為が存在し，患者の苦痛をひき起こし，日常生活を妨げていることが必要である。患者が通常強迫症状の不合理性を認識していることも特徴であるが，その認識の度合いにはケースによって大きな違いがある。

強迫性障害は，その内容から，①洗浄強迫を伴う不潔恐怖，②自己懐疑を伴う確認強迫，③強迫行為を伴わない性的攻撃的な強迫観念，④正確さや秩序性についての強迫，に分類される。

家族研究や双生児研究から遺伝的要因は，強迫性障害の発症に主要な役割を演じていると考えられている。脳の画像診断では，セロトニン系の伝達障害に

関わる前頭葉皮質と基底核の活動（血流，酸素消費）の過剰が報告されている。このような研究所見から，強迫性障害患者では，眼窩前頭皮質と基底核から構成されている問題発見回路が過活動の状態にあり，その結果何かが間違っているという考えを常時生じさせてしまうので，強迫症状が生じるという仮説が提示されている。

強迫性障害の治療の基本は，認知行動療法とSSRIやクロミプラミン（三環系抗うつ薬の一種）による薬物療法である。従来から暴露法などの認知行動療法が行われていたが，最近有効性の確認が進んでいるのは，暴露反応妨害法である。この治療法は，強迫的不安に持続的に暴露し，それに対する病的な反応を停止させること（妨害すること）によって慣れを生じさせるものである。曝露課題は，もっとも小さい不安を生じるものから開始され，徐々に不安の強いものに移行するというように段階的に作成される。

治療によって患者の20～30％は症状が消え，40～50％は中等度の改善，残りの20～40％は十分に改善しないという転帰を取る。

3. パーソナリティ障害と不安障害の合併について

3.1. 合併診断の意味

精神障害の合併診断は，精神科臨床における重要な観点である。実際，ひとりの患者に多彩な精神障害の合併が見られることは，ごく一般的である。パーソナリティ障害と不安障害の合併には，様々な意味がある。ここでは，それを①両者の合併の臨床的な意味，②両者の間に想定される共通の病態，病因，③両者が互いに及ぼす経過・予後への影響，に分けて従来の研究を概観しよう。

①パーソナリティ障害と不安障害の合併の臨床的な意味　合併している精神障害のそれぞれが患者の病状に影響を与えていることは，当然予想されることである。合併の組み合わせに重要な臨床的意味が認められることは，多くの研究で明らかにされている。

パーソナリティ障害が合併しているパニック障害患者は，合併していない患者より重症であること（Iketani, et al., 2004; Ozkan & Altindag, 2005など），社会適応が悪いこと（Denys, 2004など）が報告されている。また，不安障害とパーソ

ナリティ障害の合併で自殺企図が生じやすくなるという報告がある。それらは，不安障害と境界性パーソナリティ障害の合併例で自殺企図が多い（Ozkan & Altindag, 2005），パニック障害とクラスター C パーソナリティ障害が合併すると自殺念慮が強まる（Starcevic, et al., 1999），一般人口で反社会性パーソナリティ障害と不安障害があると自殺企図が発生しやすい（Goodwin & Hamilton, 2003）といった報告である。

強迫性障害では，女性患者で他者を巻き込む傾向が強く，男性患者で対人関係が乏しい（女性患者に男性患者よりクラスター A 群パーソナリティ障害が少なく，境界性，依存性パーソナリティ障害が多い）という指摘がある（Matsunaga, et al., 2000）。

②パーソナリティ障害と不安障害の間に想定される共通の病態，病因　パーソナリティ障害と不安障害の組み合わせには，症状面の重なりがあり，病因が共通と考えられるケースがある。早くから指摘されていたのは，社会恐怖と回避性パーソナリティ障害の合併である。両者は，症状の連続性があり，共通の病理から生じていると考えられることがある。

パニック障害では，特定のパーナリティ障害との関連は見いだされていない。一般人口における調査で，不安障害ともっとも強く関連しているのは，回避性，依存性パーソナリティ障害だとされている（Grant, et al., 2005）。

強迫性障害には，強迫性パーソナリティ障害が関連していると考えるのが自然であるが，その関連を否定する報告が多い（Baer, et al., 1990; Rodrigues, Torres, & Del Porto, 1995; Matsunaga, et al., 1998; Wu, et al., 2006 など）。しかし，強迫性パーソナリティ障害が強迫性障害においてパニック障害やうつ病でよりも多く見いだされるので，そこに一定の臨床的意味があるという反論もある（Diaferia, et al., 1997; Ekselius, et al., 1998）。

パーソナリティ障害と不安障害の関係は，前者が後者を発生させる基盤と考えられることが多い。それはたとえば，回避性パーソナリティ障害が社会恐怖の発症に先立って存在しているので，それに病因論的意義が認められるとする見方である。それを長期の発達経過研究から実証しようとした研究がある。700 人あまりの一般住民の小児期から成人期までの期間の精神障害の発生が前方視的に調査された Johnson らの長期経過追跡研究（1999）では，パーソナリ

ティ障害（特にA群クラスター）をもつ者が不安障害を後に発症しやすかったという。

　反対に不安障害がパーソナリティ障害を顕在化させる要因と考えられることもある。たとえば，発達期の不安障害が後のパーソナリティ障害の予測要因と考えられるとする報告がある（Osone & Takahashi, 2006）。

　③パーソナリティ障害と不安障害が互いに及ぼす治療・予後への影響　Reichの総説（Reich, 2003）によると，パーソナリティ障害が合併している不安障害患者では，治療効果が低下するという報告が多い。強迫性障害では，統合失調型パーソナリティ障害の合併によって予後不良となり治療反応性が低下するという所見が繰り返し報告されている（たとえばRavizza, at al., 1995）。ほかにも，パーソナリティ障害の存在によって全般性不安障害および社会恐怖の予後が悪くなる（寛解までの期間が延長する）こと（Massion, et al., 2003），パーソナリティ障害によってパニック障害の治療反応性が悪くなること（Berger, et al., 2004）といった所見が報告されている。

　しかし両者の関係は，相互的なものであり，不安障害がパーソナリティ障害の経過に影響することもあるだろう。それを示唆する報告として，回避性パーソナリティ障害の症状が社会恐怖，強迫性障害の症状と消長を共にしていたという報告がある（Shea, et al., 2004）。

3.2. 症例による検討

　ここでは，パーソナリティ障害と不安障害の合併した症例を挙げて，両者の合併の臨床的な意味について考えてみたい。

　　症例A氏：診断，パニック障害，強迫性パーソナリティ障害
　　A氏は40歳台前半の男性である。急に息苦しくなり気が遠くなるという発作（パニック発作）が生じ，電車に乗るのが不安になること（広場恐怖）を主訴に精神科を受診した。彼には，35歳ごろからパニック発作が起きるようになっており，そのために救急車が呼ばれることが数回あったという。
　　A氏は，会社を経営している両親の下で出生，生育した。彼は，大学を終えてからずっとその会社の役員として働いている。父親は家族に支配的に接してきた人であ

り，母親は「褒めることをしない」厳しいばかりの人であったという。彼は20歳ごろに親戚の紹介する女性と結婚し，一児をもうけたが，20歳台後半で妻が出奔したのを機に離婚をしている。彼は30歳ごろより，子どもと共にある女性と3人で暮らしていた。

彼が精神科を受診した時期には，会社の多くの仕事の責任者となり，長時間の残業などの負担が特に大きくなっていた。しかし彼は，決して不平を漏らすことなく黙々と働いていた。内縁の妻は，A氏が家族から心配されるのを嫌がって仕事のきつさを語ろうとしないと語っていた。

担当医はA氏に，仕事の負担を減らし休養をとること，パニック発作を予防するためにSSRIを服用することを勧めた。服薬を続けるうちに約2ヵ月で電車内での不安は残るものの，A氏のパニック発作は起きなくなった。しかし，仕事の負担は相変わらずでA氏は，睡眠時間を削って長時間労働を続けていた。担当医は，再発の可能性が高いと判断して，彼にSSRIの服用を続けるように勧めていた。

しかし治療を開始して約3ヵ月が経過すると，彼は通院をやめ，代わりに内縁の妻だけが処方薬を受け取りに来院するようになった。妻は，A氏が発作の再発を隠しているのではないかと疑っていた。彼にはまた，定期的にSSRIを服用していない様子もあった。

A氏が内縁の妻と共に来院したのは，約半年ぶりのことだった。この彼自身の来院は，そこに彼の健康を心配する妻（内縁）や中学生になる子どもの強い働きかけもあったのだが，仕事に追いまくられる生活から離脱するという彼自身の決意の現れでもあった。彼は，SSRIを服薬していると発作は抑えられるのだが，電車に乗るときに生じる不安・緊張はずっと続いているという。彼は，その状態から回復するために，それまでより仕事量を大幅に減らすようにしたいと述べた。

その後すぐに，彼は父親から命じられるままに仕事をするスタイルを変えて業務を整理しはじめた。そしてさらに，内縁関係だった女性と結婚式を挙げ，両親と離れて住むことを決意した。この時期以降，彼は定期的に通院するようになり，同時に自分の余暇のための時間や家族に目を向ける時間を設けるようになった。この生活の中で，彼の電車に乗ることへの不安は徐々に消えていった。しばらくすると彼は，SSRIを飲み忘れても不安が生じないと報告するようになっていた。このため，久しぶりの来院から約半年後，A氏と担当医の話し合いの結果，治療は終了とされた。

A氏のパニック障害の発症に仕事中心の生活スタイルが関与していたことは，彼が仕事を整理してからそれが改善したことから明らかである。次に検討を要するのは，A氏がなぜ，無理を生じる生活スタイルを続けていたかであろう。それは，義務感に駆られて多くの仕事を引き受け，それを無理と感じないという彼のパーソナリティ

特性に原因が求められよう。それゆえ，この強迫性パーソナリティ障害の特性も，A氏のパニック障害の発症要因の一つであったと考えられる。さらに，対人関係での感情的なつながりが希薄であることにも着目する必要がある。それは，妻が「いつも何をどのように感じているかが判りづらい」とこぼすほどであった。治療関係でも彼には，担当医の提案を受け入れているように見えても，実際は自分なりの考え方でしか行動しようとしないところがあった。この対人関係で壁を作り感情交流が保てない特性も，強迫性パーソナリティ障害の特徴のひとつであり，パニック障害の発症や経過に影響を及ぼしていたと思われる。

　A氏の回復には，仕事量を減らすことや，妻や子どもの意見に耳を傾けるようになったことといった変化が大きく貢献した。このように自らのパーソナリティ特性に由来する行動のパターンを修正することが回復のきっかけになることは，しばしば見受けられることである。

　症例B氏：診断，強迫性障害，反復性うつ病，パーソナリティ障害（回避性，依存性，境界性パーソナリティ障害）
　B氏は，30台後半の女性である。彼女は，過量服薬による意識障害によって救急病院に搬送され，さらに意識の回復後，精神科病棟に移されたのだが，そこで蛍光灯を割って頸部を刺そうとしたため，閉鎖病棟のある精神科病院に転入院となった。
　彼女の生育環境には，多くの問題があった。父親はアルコール依存，母親は躁うつ病とアルコール依存の状態にあった。酒に酔った父親が母親に暴力を振るい，母親が「せっかん」と称して幼少期のB氏を木に縛りつけるなどして虐待するのは，日常のことだった。彼女は，小学生の頃から希死念慮を抱いており，学校でも孤立していることが多かった。彼女は，アルコール過飲や過食，急に死にたくなりタバコを食べるといった衝動行為のエピソードが見られていたものの，短大を卒業し，事務系の仕事を数年間続けることができていた。さらに彼女は，20歳台半ばに結婚して家庭に入り，一児をもうけている。
　彼女の精神障害が顕らかになったのは，20歳台後半で娘が身体疾患を発病したことがきっかけであった。彼女は，クリニックを受診してうつ状態と診断されたのだが，このころより，「自分が道ですれ違った人を傷つけたのではないか」「さっき来た新聞配達の人を自分は殺してしまったのではないか」「自分が飴をあげた人が，それを喉に詰まらせて死んだのではないか」という傷害や殺人にまつわる強迫観念が湧いて不安に襲われるようになった。さらにそれを打ち消すために保証や確認を繰り返し求めて，夫をはじめ周囲の人びとを辟易とさせた。そこでは，周囲の人びとに頼って不安を減らそうとするが，期待した反応が返ってこないことで不安を強めるという悪循環

が生じていた。この状況の中で彼女は，過量服薬やアルコール過飲をおこなったため，境界性パーソナリティ障害と診断され，2回の精神科病院への入院を経験していた。そしてついには，先に述べた自殺企図の結果，閉鎖病棟での治療が必要となったのである。

　彼女の強迫症状は，転入院後に投与されたSSRIによって相当に改善させることができた。2ヵ月の入院治療の後，彼女は家でなんとか家事をこなしていたが，親戚とのトラブルなどを機に不安定となった。B氏が頑固に自分の非を認めないため，トラブルは収束せず，夫はB氏が不安定になるとすぐに離婚を口にし，一層彼女の不安を強めた。このような葛藤の高まる状況で，先の入院を終えてから3ヵ月後，彼女の不安を軽減し家族の混乱を収束させるために2ヵ月間の入院治療が行われた。その後の彼女は，SSRIを服用して強迫症状を抑え，親戚づきあいや家事の負担を少なくしながら，安定した生活を組み立てるための地道な作業を続けている。退院して約1年後，担当医の元に届いた，久しぶりの家族旅行を楽しむことができたと記された絵葉書は，B氏が回復への道を歩んでいることを物語っている。

　B氏にはもともと，一人でいることに耐えられず，不安を訴えて周囲の人びとにしがみつくが，その一方で，他の意見に耳を貸さず自分の安心だけを求めようとする傾向がある。また，欲求が満たされないと，感情的になって対人関係を不安定にし，さらにアルコール乱用，過量服薬などの衝動行為に走る。これらは，境界性，依存性パーソナリティ障害の特徴として評価できる。

　彼女のこのようなパーソナリティ特性は従来からのものだが，後から発症したうつ病と強迫性障害が合併したことによって，それらは一層先鋭化したと考えられる。そして，不安を鎮めるためにとる彼女の行動が，周囲の人々に受け入れられない結果，さらに不安を強めるという悪循環が生じる状態となっていた。

　治療ではまず，SSRIの投与によって強迫症状や不安を軽減することや，入院治療の導入や家族介入によって彼女の対人関係で生じる悪循環を止めることが行われた。そしてその後の外来治療では，日常生活を安心して送ることができる状態を固めるために，不安を乗り越えるための対処法の追求や，不安が強まっても衝動的行動に走らないためのトレーニングが行われている。このように不安症状，対人（家族）関係の問題，パーソナリティ特性の問題といった複合的な病理を抱えるケースの治療では，複数の治療の手立てを組み合わせなくてはならないことがしばしばある。

おわりに：診断合併（コモビディティ）の意味

そもそも人間の精神活動は様々な領域の活動が密接に関連し合って進行して

いるものだから，精神障害が合併して生じやすいのは自然ともいえる。それらの精神障害は，異なった種類の精神障害であっても，個々の患者の内部で有機的に繋がり合って病像を形成している。その関連はきわめて広範囲であり，その組み合わせにはおびただしい種類がありうる。本章で取り上げたパーソナリティ障害と不安障害の合併は，そのほんの一部に過ぎない。そのような精神障害合併の臨床的な意味についての研究知見は，現在多く積み重ねられており，日々の臨床における有用な情報となっている。

一般に精神障害の診断合併は，その患者が重症であることを示唆しているけれども，個々の症例で診断合併があるから治療困難と判断するのは早計である。呈示した症例で見られているように，治療成果の上がりやすい症状をまず改善させることによって，全体の治療の糸口が見いだされることも十分に期待できる。それは，一つの精神障害もしくは精神症状の改善によって，良好な治療関係が築かれる，治療への動機付けが強まるといった治療にとってよい条件が整うからであろう。

実際の臨床では，患者の抱える精神障害のそれぞれを視座において治療を進めなくてはならない。そのためには，精神障害合併の様々な影響を考慮しながら，患者の実情に合わせて，もっともスムーズに改善が達成できる方法を追求することによって，治療を組み上げて行くという作業が必要である。

(注1) 本章では，パーソナリティ障害と不安障害の現在の姿を示すため，世界的に標準的なものとして受け入れられている米国精神医学会（American Psychiatric Association: APA）の策定した診断基準（診断と統計のためのマニュアル（Diagnostic and Statistical Manual of Mental Disorders）-IV-TR 版（APA, 2000），および世界保健機構（World Health Organization: WHO）の国際疾病分類第 10 版（International Classification of Diseases 10th Revision（ICD-10））（WHO, 1992）のパーソナリティ障害を中心として扱うこととしたい。

また本章では，扱う領域が広いため，引用文献の呈示は最小限に留めていること，特に断りがなければ多くの記述が Sadock & Sadock（2002）に準拠していることをお断りしておきたい。

(注2) 1980 年に発表された DSM-III は，この多神論的記述的症候論モデルの採用によって統一的な手法でパーソナリティ障害類型の診断が可能になったこと，および次

に述べる多軸診断方式に基づいてパーソナリティ障害(および精神遅滞)を第2軸として他の第1軸の精神障害から独立のものとしたことによって,パーソナリティ概念の歴史に一線を画するものとなった。
(注3) この研究で境界性パーソナリティ障害の改善率が,先に示したZanariniらの研究(2003)よりも高いのは,後者が入院患者を対象としているのに対して,前者が外来患者を対象としていること(つまり比較的軽症の対象であること)が理由のひとつだと考えられる。

文献

APA(高橋三郎ら,訳) 1996 DSM-IV:精神障害の分類と診断の手引き.医学書院.

APA 2000 *DSM-IV-TR*. APA.

Coid, J. 2003 Epidemiology, public health and the problem of personality disorder. *British Journal Psychiatry*, 182 (Suppl. 44), s3-s10.

Gorman, J. M., et al. 2004 *Fear and anxiety: The benefits of translational research*. American Psychiatric Publication.

Grant, B. F., Hasin, D. S., Stinson, F. S., et al. 2004 Prevalence, correlates, and disability of personality disorders in the united states: Results from the National Epidemiologic Survey on alcohol and related conditions. *Journal of Clinical Psychiatry*, 65, 948-958.

林 直樹 2007 パーソナリティ障害の治療.アディクションと家族,24, 108-116.

Kessler, R. C., Chiu, W. T., Demler, O., & Walters, E. E 2005 Prevalence, severity, and comorbidity of twelve-month DSM-IV disorders in the National Comorbidity Survey Replication (NCS-R). *Archives of General Psychiatry*, 62, 617-627.

Reich, J. 2003 The effect of Axis II disorders on the outcome of treatment of anxiety and unipolar depressive disorders: a review. *Journal of Personality Disorder*, 17, 387-405.

Sadock, J. B. & Sadock, A. V. 2002 *Kaplan & Sadock's Synopsis of Psychiatry: Behavioral Sciences/Clinical Psychiatry*, 9th ed. Lippincott Williams & Wilkins(井上令一・四宮滋子訳 2004 カプラン臨床精神医学テキスト:DSM-IV-TR診断基準の臨床への展開,第2版.メディカルサイエンスインターナショナル.)

Seivewright, H., Tyrer, P., & Johnson, T. 2002 Change in personality status in neurotic disorders. *Lancet*, 359 (9325), 2253-2254.

Shea, M. T., Stout, R., Gunderson, J., et al. 2002 Short-term diagnostic stability of schizotypal, borderline, avoidant, and obsessive-compulsive personality disorders. *American Journal of Psychiatry*, 159, 2036-2041.

WHO 1992 *The ICD-10 Classification of Mental and Behavioural Disorders: Clinical Descriptions and Diagnostic Guidelines.*（融　道男・小見山　実・大久保善朗・中根允文訳　2005　ICD-10 精神および行動の障害：臨床記述と診断ガイドライン．医学書院．）

Zanarini, M. C., Frankenburg, F. R., Hennen, J., & Silk, K. R.　2003　The longitudinal course of borderline psychopathology: 6-year prospective follow-up of the phenomenology of borderline personality disorder. *American Journal of Psychiatry*, 160, 274-283.

第6章 気分障害

松尾幸治・加藤忠史

はじめに

　世界保健機構が健康生活に支障をきたす原因（Years Lost by Diseases, YLDs）」として，うつ病は，1995年は第5位，2020年には虚血性心疾患に次いで第2位になるだろうと予測している。わが国の自殺者が毎年3万人を超えるが，健康問題で自殺した者のうち，うつ病が多くの割合を占める（2007年，警察庁資料）。このことは，うつ病は人類の生活を脅かし，対策をとるべき重要な疾患であることを示している。こうした背景から，最近，新聞，テレビ，雑誌などのメディアを通じてうつ病の特集が組まれたり，当事者による体験談が出版されたりなど，うつ病が社会に少しずつ受け入れられてきている。以前は，「うつ病はこころの風邪」と，罹患率が高いことおよび抵抗なく治療を受けられるよう，このような比喩を用いて表現されていた。しかしながら，風邪も悪化すると肺炎など重篤化するように，うつ病も重症化すると生活の破綻，自殺，身体的衰弱など生命を脅かす疾患であるため，クライエントに対して，わたしたちメンタルヘルスの専門家は，正確に抑うつ症状を評価し，それに基づく診断，治療，今後の方向性を伝えていかなければならない。

　一般に「うつ」というと，心理的側面が強調されてしまいがちになるが，本書の趣旨でもあるように，うつ病を含めた気分障害も生物－心理－社会モデル（生物的要因，心理的要因，社会的要因）に基づいて見立て，治療を組み立てる必要がある。たとえば，診断については，生物学的側面としては，脳器質的要因があるか（潜在性脳梗塞，認知症のはじまりとしての抑うつ），心理的側面では性格傾向，認知のしかた，対人関係など，社会的要因としては社会的機能水準，社会的役割の変化（昇進，退職，出産，引越し）といったものをバランスよく評価していく必要がある。治療についても，薬物療法・電気けいれん

療法といった身体的治療，精神療法，家族内調整，会社との復職のための調整などのケースワーキングと，多方面に目を配っていくことが重要である。

本章では，メンタルヘルス専門職という読者層を考え，メンタルヘルスの現場（心理臨床，メンタルクリニックなど）で，気分障害の見立てをする上で最低限知っておくべきこと，鑑別疾患などを，具体的な話を聞く流れに沿って提示できるよう心がけた。

本章は診断学が主たる目的であるため診断の見立てというプロセスを中心にまとめたが，精神科的診断面接には，情報を得るための面接の中に，すでに治療的側面が含まれており，治療の始まりとも位置づけられる。また，診断的評価を患者に伝えるときには，すでに大まかな治療的方向性を念頭におきながら話す必要があるため，本章でも若干治療についても触れた。薬物療法については他章で詳しく論じられているので，ここではそのほかのクライアントへのかかわりや接し方（広い意味で精神療法）および家族や職場へのかかわり（広い意味で家族療法・環境調整）といった，治療上の心理・社会的側面について若干言及した。

なお，抑うつ・うつ状態については，学派によってさまざまに定義されてきた歴史があり，「うつ状態」とは何か，という点ひとつをとっても十分論議できるテーマである。うつを巡る概念の混乱がメンタルヘルスの現場に混乱をもたらしてきた面もあるが，こうした概念の議論は本章の目指すところではない。本章では，臨床研究や臨床現場で標準となっているアメリカ精神医学会発行のDiagnostic and Statistical Manual of Mental Disorders IV-TR（DSM-IV-TR）の大うつ病エピソードおよび躁病エピソードの定義に基づいて話をすすめていく。

1. うつ状態・うつ病エピソードの見立て

医療の現場では，身体症状を訴える患者において，うつを見逃さないで正しく診断することが大きなポイントとなるが，メンタルヘルスの現場では，「うつ」を主訴とするクライアントに対して，どの様にアセスメントを行うかがポイントとなろう。「うつ」を主訴に来所された場合，どういった点が「うつ」

とクライアントは思っているのかを具体的に聴いていく必要がある。来所者は初めからこちらの聞きたいうつ症状について語ってくれるとは限らず，対人関係の悩みといった，本人なりに解釈したうつのストーリーを話すことが多い。本来の知りたい情報とは必ずしも一致しないことがあるが，まずはそのストーリーの流れに一緒にのり，タイミングをみて診断上必要な情報に聞いていくよう心がけることが，治療関係をもちつつ正確な情報を得るうえで重要と思われる。うつ病エピソードの診断はDSM-IV-TRでは表6-1のようになっているが，もちろん順番に「はい」「いいえ」と答えてもらうものではなく，気分や興味などの中核症状，睡眠・食欲などの身体症状，それに基づく生活の変化，と大きく3つのカテゴリーに分けてみていくと，比較的もれがなく聴けると思われる。

　大うつ病エピソードの診断においては，「抑うつ気分」または「興味・喜びの喪失」というふたつの中核症状のどちらかが存在することを見分けることが何よりも肝心である。クライアントに，気分について尋ねても，しばしば「やる気が出ない」と答えることがある。この訴えは，一見うつ病に直結しそうであるが，実際には意欲低下，気力の低下という，やや非特異的な症状を示しているため，症状の性質をよく吟味し，これら中核症状との差異を評価していく必要がある。

　中核症状のひとつである抑うつ気分は，うっとうしい，嫌な気分，落ち込んだ気分である。これは，やる気がなかなか出て来ない，という，「あるべきものがない」症状というよりも，嫌な気分に襲われる，という「あるはずのないものがある」症状と考えた方が見分けやすい。気分の落ち込みがある場合，その人の生活に抑うつ気分がどれだけ占めているかを確認する。一日のうちほとんどか，数時間程度か，一日のなかで特に抑うつが強い時間帯があるか（朝に強いあるいは夕方に強いなど），といった一日の中で抑うつ気分が占める割合，その強さを評価する。その持続期間についても評価する。毎日続いているか，週のうち半分くらいか，半分としたら1週間のうちいつごろに多いか，そういった状態が何日何週間くらい続いているのかといったように，クライアントがもっている抑うつ気分に何か一定のパターンが見られるかどうかを評価していく。たとえば，うつを訴える会社員が，日曜日の夕方あたりから抑うつが出は

表6-1　DSM-IV-TRによるうつ病エピソードの診断基準

A. 以下の症状のうち5つ（またはそれ以上）が同じ2週間の間に存在し，病前の機能からの変化を起こしている。これらの症状のうち少なくとも1つは，(1) 抑うつ気分，あるいは (2) 興味または喜びの喪失である。
　注：明らかに，一般身体疾患，または気分に一致しない妄想または幻覚による症状は含まない。

　(1) その人自身の言明（例：悲しみまたは空虚感を感じる）か，他者の観察（例：涙を流しているように見える）によって示される，ほとんど1日中，ほとんど毎日の抑うつ気分
　　注：小児や青年ではいらいらした気分もありうる。
　(2) ほとんど1日中，ほとんど毎日の，すべて，またはほとんどすべての活動における興味，喜びの著しい減退（その人の言明，または他者の観察によって示される）
　(3) 食事療法をしていないのに，著しい体重減少，あるいは体重増加（例：1ヵ月で体重の5％以上の変化），またはほとんど毎日の，食欲の減退または増加
　　注：小児の場合，期待される体重増加がみられないことも考慮せよ。
　(4) ほとんど毎日の不眠または睡眠過多
　(5) ほとんど毎日の精神運動性の焦燥または制止（他者によって観察可能で，ただ単に落ち着きがないとか，のろくなったという主観的感覚ではないもの）
　(6) ほとんど毎日の易疲労性，または気力の減退
　(7) ほとんど毎日の無価値感，または過剰であるか不適切な罪責感（妄想的であることもある。単に自分をとがめたり，病気になったことに対する罪の意識ではない）
　(8) 思考力や集中力の減退，または，決断困難がほとんど毎日認められる（その人自身の言明による，または他者によって観察される）。
　(9) 死についての反復思考（死の恐怖だけではない），特別な計画はないが反復的な自殺念慮，または自殺企図，または自殺するためのはっきりとした計画

B. 症状は混合性エピソードの基準を満たさない。
C. 症状は，臨床的に著しい苦痛，または社会的，職業的，または他の重要な領域における機能の障害を引き起こしている。
D. 症状は，物質（例：乱用薬物，投薬）の直接的な生理学的作用，または一般身体疾患（例：甲状腺機能低下症）によるものではない。
E. 症状は死別反応ではうまく説明されない。すなわち，愛する者を失った後，症状が2カ月を超えて続くか，または，著明な機能不全，無価値感への病的なとらわれ，自殺念慮，精神病性の症状，精神運動制止があることで特徴づけられる。

（APA, DSM-IV-TR／高橋三郎・大野裕・染矢俊幸の邦訳による。医学書院 2002, pp. 345-346）

じめ，平日はずっとうつで，週末に近くなるにつれて気分は晴れてきて，土曜日は明るく元気に余暇を楽しむといった場合は，うつ病というより職場への適応障害の鑑別も考慮する必要がある。こうしたケースの場合，本人は具合の悪い部分のみ自発的に語り，週末のうつ症状が消失するのは語られにくいため，時間軸に沿ってくまなく聞いていく必要がある。さらに，抑うつ気分が持続している場合，次第に悪化してきているのか，同じ程度に持続しているのかといった，抑うつ気分の重症度変化も評価する。最近自分の状態について，身近な者から何かいわれたことはないかといった他者からの評価も参考になる。たとえば，職場の同僚あるいは家族の者から「最近元気がない」とよく言われるようになったといった情報が参考になる。就労者の場合，家族をもっていても，生活の大半を職場で過ごすため，初めに職場で状態の変化に気づかれることがある。職場では会議で発言が極端に減ったり，接客態度に覇気を感じなかったりなど，いつもと異なる仕事ぶりが続いていることに気づかれるため，上司に連れられて来院するケースもある。

　もう一つの中核症状である興味・喜びの喪失について，興味の喪失とは，「普段興味をもっていたことを含めて，あらゆることに興味や関心が薄れてしまう」という症状である。喜びの喪失とは，「アンヘドニア（快感消失）」と呼ばれるもので，普段なら楽しいとか心地よいと感じることが，心地よく感じられないという症状である。仕事，勉強などの，やらなければいけない肝心のことには興味がもてないが，趣味に関しては興味があって楽しめる，という状態は，うつ病の中核症状とは異なり，むしろひきこもりなどでよく見られるものである。趣味や日頃の興味といった，個別の事柄について聞いていくと，クライアントは答えやすく，より正確な情報を得ることができる。たとえば，就労者なら，仕事に関する興味・関心が減退していないか，新聞やテレビはいつも通り興味をもって見ているか，など，主婦の場合なら，「以前は料理好きだったのに最近はちっともやりたいとは思わない」「いつもなら部屋をきれいにしているのにいまは散らかってしまっている」「以前のように子育てをしていても子どもがかわいいと思えない」といった訴えを具体的な日常行動を手がかりに聴いていくと，鋭敏にこの症状が評価できる。また，余暇の過ごし方について聞くことも有用である。たとえば，以前は週末ともなればゴルフやショッピ

ングに出かけたり，子どもと外で遊んだりすることが好きだったのに，最近は何をしてもつまらなく，家でごろごろしてテレビをボーッと見て過ごすことが増えたなど。ただし，挙げられる具体例には意欲低下，集中低下，疲れやすさ，体のだるさなどの非特異的症状が複数含まれて表現されることに注意が必要である。

　非特異的症状に関しては，作業効率が低下していないか，締め切りに間に合わないことが増えていないか，ミスが増えて上司から注意されることが増えていないか，などの質問を通して，注意力・集中力，制止（思考や動作がゆっくりになってしまうこと），あるいは意欲・気力，などを評価する。たとえば，主婦のうつ症状を訴えたときに，しばしば炊事がもっとも負担であると訴えられる。「掃除・洗濯は炊事に比べれば考えずに行えるのでいいが，炊事は毎回毎回メニューを考えそれにあわせた食材をそろえる，あるいは昨日作った料理の残りの食材で今日は違ったメニューを考えなければならない」ため負担感を感じるという。一方，うつ病の回復過程では，他の家事に比べ，炊事がもっとも遅く回復することが経験されることから，家事の支障もより具体的に聞いていくことが有用と思われる。

　焦燥（激越）うつ病という，いらいらし落ち着きのない症状が全面にあらわれるうつ病もある。じっとしていられず，どうしよう，どうしよう，とおろおろと動き回ってしまうのが「焦燥」であり，内的な落ち着きのなさのみであれば「焦燥感」と呼ばれる。こうしたケースの場合，一見行動が多くなるために，うつ状態が見逃されやすいが，その行動は，活動的なものではないので注意深く聞いていく必要がある。

　これらの質問を通して，3つめのカテゴリーである，症状による生活全般への悪影響も同時に評価可能である。こうした生活機能低下に対して，クライアント自身の評価を聞くと自責感，悲観的思考も自然な流れで評価できる。たとえば，自責感のあるクライアントであれば「会社に迷惑をかけている」「私，さぼり症になっちゃった」「自分が何もしていないせいで家族に迷惑かけている」といったことをしばしば訴える。自責的思考から，希死念慮，自殺念慮にしばしば発展することがあるため，これらの症状を正確に評価し，さらに過去に自殺をほのめかす行動をとったことがあるかどうかも確実に聞いておく必要

がある。うつ状態での自殺の危険性は一般人口の5倍から10倍といわれており，早期介入のために，自殺の危険について評価する（自殺については本書のコラム「自殺」（高橋祥友）参照）。希死念慮について臨床現場においてしばしば問題となるのが，境界性パーソナリティー障害に代表されるようなパーソナリティーの問題により持続的な希死念慮やリストカットといった行動をとったときにどのように判断するかということである。このような操作的な側面の強い自傷行為と，うつ病による希死念慮に伴う自殺未遂とは，他の症状（境界性パーソナリティー障害については後述）を比較しながら，ある程度分けて考えていく必要がある。

　ふたつめのカテゴリーである身体的症状についての評価も重要である。食欲低下がみられているか，食欲低下に伴って体重減少があるかを聞いていく。食欲についての質問で，「一応，食べています」と曖昧な返事をすることも少なくないため，より具体的に聞いていく。ふだんと異なり無理をして食べていないか，いつもと同じようにおいしく食べられているか，空腹を感じられているか，など聞くと，「あまり空腹感はないが，食事の時間になったから食べるという感じ」「食べても味がしない。砂をかむよう」といった食思の変化をとらえることができる。うつ状態の人の中には，過食傾向を示す人もいるため注意が必要である。不眠もよくみられる症状である。主には3つのタイプ，入眠困難，中途覚醒，早朝覚醒，の中で，その人の不眠はどのタイプか，あるいはどれとどれの組み合わせかを聞くとわかりやすい。さらに，熟眠感（ぐっすり眠れているか）も聞く。睡眠においても過眠傾向を示す人もいるので注意が必要である。勤務内容により，睡眠時間が不規則な場合もあるので，あくまでその人にとっての通常の睡眠の量や質との比較が必要である。

　うつ病が重症化した場合，幻覚や妄想を呈することがある。代表的なものに心気妄想（癌にかかっている，未知の病にかかっている，など），罪業妄想（大変な罪を犯した，など），貧困妄想（破産した，借金をしてもう返すことができない，など）の三大妄想がある。幻覚や妄想は統合失調症などの精神病性障害で見られるが，気分障害でも見られることがあることも知っておく必要がある。

　これらの症状があり，かつ身体的な病気，アルコールや薬物によらない場合，

または死別反応としては長すぎる（DSM-IV-TRでは2カ月がひとつの目安）場合，うつ病エピソードと判断する。亜型として反復性か単一エピソードか，メランコリーの特徴を伴うか，精神病性エピソードがあるかなど診断的にさまざまに分類されている。このうち，メランコリーの特徴の有無は特に重要である。

　この特徴は，何に対しても喜びが得られない，死に対する時とははっきり区別できるような抑うつ気分，朝に抑うつ気分が強い（日内変動），早朝覚醒，著しい精神運動制止や焦燥，食指不振・体重減少，過度あるいは不適切な罪責感，といった症状をもつものである。メランコリーの特徴を伴う場合は，プラセボに反応しにくい，生物学的な要素の強いタイプである可能性が高いと考えてよい。

　生物学的面を評価する上で脳画像検査（CTやMRI）は，特に初老期から老年期のうつ病で重要である。1990年代後半に血管性うつ病という概念が提唱され，脳梗塞あるいはMRI所見上白質あるいは灰白質に高信号が多くみられ，その所見とうつ症状が関連している場合診断されるとした概念である。この概念の信頼性についてはまだ結論は出ていないが，いずれにしても高齢者のうつ病では脳血管性因子が大きく関与していることは間違いない。そのため，50歳以上の高血圧，高脂血症，心房細動，狭心症といった脳血管障害の危険因子をもつ患者については，こうした脳画像検査は必要と思われる。もしこうした脳画像上の異常がみられた場合，薬物療法の効果が出にくい，副作用が出やすい，せん妄を起こしやすいなどの特徴があり，難治化する要因として考えられるからである。また血管性うつ病から認知症への移行も報告されていることから，これら器質因の正確な評価が治療・予後評価をする上で重要である（豊島，2005）。

　初老期・老年期のうつ病では，心理-社会的因子も無視できない。初老期は，身体的・体力的低下がはっきりと認められ，子どもが自立，就労者は退職の時期にさしかかるなど，「第二の人生」の分岐点でもある。社会的な負担が軽減するのをきっかけにうつ病を発症するのを「荷下ろしうつ病」などと形容されることもあるが，「楽にはなったが喪失した感もある」という心を理解する必要がある。さらに高齢になると，死への意識，残りの人生の意義や目的といっ

た人生の総仕上げを考えさせられる時期となり，これらの心理的状況により不安が増大することがしばしばある（市川・藤野，1990）。身体・精神の健康，経済的自立，家族・社会との関係など少しずつ失われていく過程の中で，不安が増大することは理解に難しくない。初老期うつ病患者で，なかなか第二の人生を受け入れられない，あるいはどう生きていくか見つけられないような場合は，病状が遷延してしまうことも臨床ではしばしば経験される。これら心理社会的背景を十分理解しつつなおかつ，脳器質的問題などの生物学的問題も理解した上で，評価，治療にあたっていく必要があろう。

2. 躁（軽躁）状態・躁病（軽躁病）エピソードの見立て

躁状態は医療の現場ではしばしば遭遇するが，心理臨床の現場ではそう多くはないかもしれない。医療現場では入院を必要とするような躁状態患者が来院する。躁状態はしばしばせん妄や精神運動興奮との鑑別が必要となる場合もある。たとえば激しい躁状態と統合失調症の精神運動興奮との鑑別は容易ではないが，このときに統合失調症と診断されてしまった場合，その後のうつ状態も精神病後うつ状態，あるいは統合失調症の陰性症状と評価されてしまうおそれがあるなど，治療戦略，予後など大きく変えてしまうため，躁状態を正確に評価することは臨床上重要である。心理臨床の現場では，むしろ軽躁状態を的確に評価できるかどうかが問題となるであろう。

躁状態・躁病エピソードのDSM-IV-TRの診断基準は表6-2の通りである。躁状態の患者は気分が良く，動き続けることができるため，「好調である」と自己評価してしまう一方で，周囲の者から見ると明らかに普段と比べて逸脱した状態であると観察されるため，本人より周囲から気づかれることが多い。そのため，患者の訴えを聞いているだけでは症状が聴取されないことが多いため，治療者から躁症状について直接症状を聞く必要がある。中核症状の爽快気分は，「気分がとても良い」「元気いっぱい」「とても開放的な気分」など非常に高揚した爽快な気分を指す。これも抑うつ気分の時と同様，一日のうちどれくらい続いているか，ほぼ毎日続いているか，何日くらい続いているか，徐々にその気分が上がってきているかなどを時間軸に沿って評価していく必要がある。爽

表6-2　躁状態・躁病エピソードの DSM-IV-TR の診断基準

A．気分が異常かつ持続的に高揚し，開放的または易怒的ないつもとは異なった期間が，少なくとも1週間持続する（入院治療が必要な場合はいかなる期間でもよい）。
B．気分の障害の期間中，以下の症状のうち3つ（またはそれ以上）が持続しており（気分が単に易怒的な場合は4つ），はっきりと認められる程度に存在している。

  (1) 自尊心の肥大，または誇大
  (2) 睡眠欲求の減少（例：3時間眠っただけでよく休めたと感じる）
  (3) 普段よりも多弁であるか，喋り続けようとする心迫
  (4) 観念奔逸，またはいくつもの考えが競い合っているという主観的な体験
  (5) 注意散漫（すなわち，注意があまりにも容易に，重要でないかまたは関係のない外的刺激によって他に転じる）
  (6) 目標志向性の活動（社会的，職業または学校内，性的のいずれか）の増加，または精神運動性の焦燥
  (7) まずい結果になる可能性が高い快楽的活動に熱中すること（例：制御のきかない買いあさり，性的無分別，またはばかげた商売への投資などに専念すること）

C．症状は混合性エピソードの基準を満たさない。
D．気分の障害は，職業的機能や日常の社会活動または他者との人間関係に著しい障害を起こすほど，または自己または他者を傷つけるのを防ぐため入院が必要であるほど重篤であるか，または精神病性の特徴が存在する。
E．症状は，物質（例：乱用薬物，投薬，あるいは他の治療）の直接的な生理学的作用，または一般身体疾患（例：甲状腺機能亢進症）によるものではない。
　注：身体的な抗うつ治療（例：投薬，電気けいれん療法，光療法）によって明らかに引き起こされた躁病様のエピソードは，双極I型障害の診断にあたるものとするべきではない。

（APA，DSM-IV-TR／高橋三郎・大野裕・染矢俊幸の邦訳による。医学書院，2002, p.351）

快気分とは反対に，「いつもいらいらしていて怒りっぽい」「すぐに議論をしかけるようになった」といった不機嫌な躁状態もある。「いらいら」の訴えは，うつ病の「焦燥」と似た面もある。通常はその他のうつ症状および躁症状の聴取により，容易に鑑別可能である。躁とうつとは相容れないようであるが，両者が混合した，「混合状態」もある。多弁さは，症状が強ければ，面接場面で観察できるが，「いつもと比べておしゃべりになっているか」，「友人など周囲の人が話をやめるようにいっても止まらないか」「いっていることがよく理解できない」といわれることがあるかなど周囲の評価を受けているかを確認する必要がある。その多弁さから，「頭の中では，いろんなことが次々に思い浮かんでくる」「すごく頭が良くなったような感じがする」といった訴えがあると，観念奔逸や誇大的自己評価といった症状が評価できる。さらに「まわりが馬鹿に見える」「自分は天才，何でもできる」といった自尊心，誇大性が著しく大きくなり，誇大妄想まで発展してしまうこともある。こうしたことは質問してみて初めて述べられることもあるため，注意が必要である。活動性が亢進していることもしばしば見られる症状であるが，「いろんなことに手をつけるが，中途で次々に他のことをしはじめてしまうため，何も完了していない」，反対の表現として「結局ひとつのことに集中できない」ことがあるかどうかを聞くことで，転導性の亢進あるいは注意散漫症状の評価もできる。周囲から「動きすぎ」「落ち着きがない」と注意されていないか，心配されていないか，を尋ねるのも，周囲の客観的評価を知る上で有用である。それらの過活動のため，睡眠欲求が減少しているかを尋ねる。具体的には，いつもより睡眠時間が少ないか，何時間少ないか，少なくても熟眠感を感じているかどうか，眠らないでも平気になっているかどうかを尋ねることも重要である。躁状態のときにはいわゆる心的エネルギーが亢進しているため，「休息しなくてもいくらでも活動できる」ので睡眠の必要性を感じない，寝たとしても少しの睡眠で十分と考えている患者が多い。また，過活動に関連して，自分や家族にとってトラブルになるようなことを起こしていないかも聞く。たとえば，普段なら不必要と思える物を次々に買いこんでいないか，通常ならしないような大きな株式投資をしていないか（浪費傾向），通常と比べて不特定多数の人と性的関係をもっていないか，飲酒運転など危険な運転を平気でしていないかなどを聞いていく。こ

れらの躁症状が生活にどれだけ悪影響を及ぼしているか評価することも重要である。会社員であれば，話ばかりしていて仕事が全然進まず顧客に迷惑をかけていたり，受け持ちの仕事とは無関係の新しいアイデアを次々に出して上司に進言したりし，ひどい場合は社長に直談判し困らせたり，クビになったりすることもある。私生活では，買い物をしすぎて借金をつくったり，自動車事故を起こしたり，主婦が無断で外泊をし，家事を放り出して遊んでいたりと，社会生活に大きな悪影響を与えている場合は躁状態・躁病エピソードとして良い。むろん，うつ状態の時と同様，身体疾患，薬物などによって躁症状を呈しているかを評価する必要はある。

　軽躁状態の症状は躁状態とほぼ同様であるが，躁状態との主たる違いは，軽躁状態では社会的機能が著しく低下（例：入院など）するほど重篤ではないことである。また，診断に必要とされる期間も短く，DSM-IV-TR では，躁病エピソードが7日以上であるのに対し，軽躁病エピソードは4日以上とされている。

　しかしながら，軽躁状態を正確に評価するのは容易ではない。初回に躁・軽躁エピソードを経験した後にうつ状態で専門機関を受診した患者のうち，37%は単極性うつ病と診断されていたという報告もある。うつ状態からの回復後の軽躁状態は「元気になってよかった」くらいのとらえ方を患者自身，家族がしてしまい，治療者も注意して観察しないと見落としてしまう危険性がある。うつ病として抗うつ薬のみを投与され，薬剤により急速交代化させてしまったり，躁状態を惹起してしまったりなど，難治化させてしまうおそれがあり，見逃しによる患者への不利益も少なくない。

　軽躁状態を正確に診断するためのひとつの手がかりとして，双極性障害のうつ状態（双極性うつ病）の特徴を把握しておくことも，うつ病との鑑別の上で参考にはなると思われる（Goodwin & Jamison, 2007）。双極I型障害（躁状態を呈したことがある）のうつ状態患者では，精神病像を伴う，精神運動抑制がある，薬物やアルコール依存傾向がある，といったことは繰り返し示されている。そのほか，双極性うつ病では，発症年齢が若い，病相は短いが反復性が強い，過食・過眠が多い，家族歴の存在などがしばしば指摘されている。一方，うつ病のうつ状態では，双極性障害のうつ状態に比べ，不安，焦燥，不眠，身体的

愁訴，食思不振，体重減少が多いといわれている（松下，1998）。

3. 身体疾患によるうつ症状

　身体疾患によりうつ病を呈することはしばしばある。心理臨床においては，うつ病に関係する身体疾患すべてを頭に入れておく必要はないだろう。精神症状だけでなく，身体合併症，既往症などを聴取し，必要があれば医師に紹介する等の対応をとればよいと思われる。

　身体疾患とうつ病との関係は複雑である。身体疾患による直接の脳への侵襲によって生じたうつ状態，身体疾患が非特異的なストレス要因として発症したうつ状態，うつ病が身体疾患の発症の誘因や悪化要因となっている場合，うつ病の治療薬によって生じた身体疾患，身体疾患の治療薬により発症したうつ病（薬剤性気分障害）など，さまざまな可能性があり，臨床上，これらを明確に区別することが困難な場合も少なくない。例えば，身体疾患とうつ病との因果関係がはっきりしているものは，内分泌疾患と脳器質性疾患である（表6-3）。これらの疾患ではうつ病の合併が多く見られることに加え，脳病変であれば直接うつ病を引き起こすと考えられること，ホルモンは脳にも作用することから，こうした身体疾患は直接うつ病の原因になっていると考えられる。全身疾患でも，全身性エリテマトーデスのような場合は，脳へ直接疾患の侵襲が関与している可能性が考えられるため，脳器質性に含まれるといえよう。上記の意味で，どのように関係しているかはともかくとしても，うつ病と合併することがある身体疾患を表6-3にまとめた。

　DSM-IV-TR では，大うつ病と一般身体疾患によるうつ病を明確に分けている。前述の内分泌疾患と脳器質性疾患については，たとえば「甲状腺機能低下症によるうつ病」とするのが一般的である。しかし，それ以外の疾患との合併については，どのような関係ととらえるか医師によりまちまちであるという問題がある。そのため，たとえばうつ病と糖尿病があった場合，「糖尿病によるうつ病」と因果関係を示唆する表現は控え，現段階では単に併記しておくにとどめるのがよいと思われる。このように，診断面ではやや混乱が生じているものの，現実的には，うつ病の合併の有無が心筋梗塞や糖尿病の予後に影響を与

表6-3 うつを合併することがある身体疾患

疾患の大分類	代表的疾患	想定されるメカニズム
内分泌疾患	甲状腺機能低下症または亢進症 副甲状腺機能亢進症または低下症 副腎皮質機能亢進症（クッシング病）または低下症（アジソン病）	ホルモンの脳への影響
脳器質性疾患	アルツハイマー病 パーキンソン病 ハンチントン病 多発性硬化症 脳腫瘍 脳卒中 頭部外傷 てんかん	脳への直接の侵襲
ビタミン欠乏症	ビタミンB12欠乏症 ビタミンB1欠乏症（脚気）	ビタミンの脳への影響
	ペラグラ（ナイアシン欠乏症）	ビタミンの脳への影響／トリプトファン欠乏が両者に影響？
自己免疫疾患	全身性エリテマトーデス	脳への直接の侵襲？
感染症	肝炎 単球増加症 インフルエンザ マラリア	免疫系の脳への影響？
	ヒト免疫不全ウイルス脳症	脳への直接の侵襲
ある種のがん	膵がん	膵がんの前駆症状としての「警告うつ病」 メカニズムは不明
いわゆる生活習慣病	心筋梗塞，糖尿病	危険因子を共有？
その他	腎不全，肝不全	電解質不均衡等による直接の脳への影響？

える（Penninx, et al., 2001; Carnethon et al., 2007）ことなどから，身体疾患とうつ病の関係は臨床的には大変重要なポイントである。

また最近，睡眠障害に起因するうつ症状について，2003年に発生した新幹線運転士の居眠り事故以来，特に睡眠時無呼吸症候群に伴う眠気や抑うつについて産業保健の分野で注目されている（精神科治療学，21: 573-624, 1989）。閉塞

性睡眠時無呼吸症候群は，その2割近くにうつ病が合併し，うつ病のなかにも同様の割合で閉塞性無呼吸症候群がみられたという報告がある。この症候群は，抑うつ気分，疲労感，思考抑制，日中の過眠傾向などうつ病症状に似ているところがあるため，見落としも多い。そのため，睡眠中の様子を詳しく聴取する（睡眠中に窒息感があるか，頻回に覚醒するか，いびきがあるかなど）および肥満傾向あるいは顎が小さいといった体型を観察することで疑いの目をもって見ることが大切であろう。特に，血液検査で赤血球増加（多血症）があった場合は，睡眠時無呼吸症を疑って，専門機関（耳鼻科，呼吸器科あるいは精神科で「いびき・無呼吸外来」と専門外来を開いている病院・クリニックもある）へ紹介する。

4. 性格・パーソナリティーと気分障害

性格と気分障害との関係は古くから研究されてきた。下田による執着性格（熱中性，凝り性，執着性，徹底性など），テレンバッハによるメランコリー性格（過度の良心性，小心さ，消極性，保守性など），木村，笠原による精神病理学的研究などがうつ病の性格論として有名である。その後の実証的な研究でも，さまざまな性格特徴がうつ病の危険因子となることが報告されている。一方，双極性障害については，クレッチマーが提唱した循環気質（社交的，善良，親切，温厚など）がよく知られているが，20歳代で性格検査を行い，長期予後を観察した研究では，双極性障害に関係した性格特徴として見いだされたのは神経症傾向のみであり，循環気質が双極性障害の病前性格であるとの確証は得られていない。クレッチマーの研究では発症後に性格を調べており，発症後の症状が病前性格の判定に与えた影響が大きかったのではないか思われる。

性格傾向とは，言い換えればストレス対処法のパターンでもあり，そこにうつ病を引き起こす特徴があれば，寛解期において再発予防のために行われる精神療法的アプローチの手がかりとなる。しかし，発症後に病前性格を判断することは容易でなく，しばしば病中性格を病前性格と誤って判断してしまうおそれがあるため，注意が必要である。性格と気分障害との関係は複雑であり，性格は気分障害の予測因子であるという考え方，性格傾向は閾値下の気分障害の

現れであるとする考え方，性格は気分障害の症状を修飾する因子であるという考え方，さらには性格そのものが気分障害によって変化しうるという考え方までさまざまである。

　パーソナリティー障害でも気分障害の合併が多い。特に，境界性パーソナリティー障害と気分障害の併存は臨床的にもしばしば見受けられる。気分障害における境界性パーソナリティー障害の併存率はおよそ10〜30％，境界性パーソナリティー障害における気分障害の併存率は13％から80％と報告によりさまざまである。一方，安易な併存診断にも注意を要する。たとえば，病相（うつ状態，躁状態）中に境界性パーソナリティー障害と誤診されることはしばしばある。躁状態，うつ状態がおさまってみると境界性パーソナリティー障害の診断を満たさなくなってしまったという場合は，そもそもパーソナリティー障害という診断が誤っていたということになる（Goodwin & Jamison, 2007）。したがって，寛解期にパーソナリティー障害の評価をすることが必要であるが，現実には病相期に初診をすることが多いわけであるから，その鑑別は容易ではない。境界性パーソナリティー障害と併存するうつ病の特徴は，メランコリー型の特徴をもつことは少なく，抑うつ気分が状況依存性であり，対人過敏性をもつような，「非定型の特徴」をもつことが多い。境界性パーソナリティー障害の気分不安定性は時に双極性障害の気分の波と間違えられることがある。境界性パーソナリティー障害の気分不安定性は，環境に反応して生じる気分の変化であるため，環境が本人にとって整うと気分も落ち着く傾向がある。また，境界性パーソナリティー障害の気分高揚はごく一過性であり，躁状態とみたすほど長続きしないことが多い。観念奔逸や睡眠欲求の低下などは境界性パーソナリティー障害の気分高揚中では観察されないことが一般的である。反対にこうした症状が持続している場合には双極性障害と境界性パーソナリティー障害の併存，あるいは双極性障害のために境界性パーソナリティー障害のような状態像を示している可能性を考える必要がある。いずれにしても，気分の不安定性のみで気分障害あるいは境界性パーソナリティー障害と判断していくのは危険であり，他の症状を十分吟味して，各々の診断基準を満たしているかどうかを厳密に評価すると共に，それらの特徴が長期的に安定しているのか，病期に限るのかを判断していくことが肝要である。

5. 気分障害の初診時における心理療法的配慮

　気分障害のうち，躁状態中では通常の意味での精神療法が状態の軽快に有効とは思われない。双極性障害では，寛解期の心理教育が，その予後を大きく左右する。しかし，躁状態のときは何もしなくてよいかというとそうではなく，躁状態のときにも病気であることを説明し必ず軽快することを保証する態度は，その後の寛解期での心理教育時に影響を与える。

　うつ病においては，軽症の場合，精神療法と薬物療法はほぼ同程度の有効性があると報告されている。中等症以上であれば，精神療法単独よりも，抗うつ薬がまさる。しかしながら，中等症以上のうつ病でも，抗うつ薬に精神療法を追加した方が有効との報告もある。この場合，うつ病に有効な精神療法として報告されているのは，認知療法，対人関係療法，行動療法であり，精神療法の種類による有効性に大きな違いはないと考えられている。

　本章は，診断のための「見立て方」を述べるもので，治療全体を総説することはしない。しかし，初診時の診断面接は，治療のはじまりでもあることから，初診時における心理療法的配慮については簡単に述べておきたい。うつ病患者に対する精神療法として，笠原の小精神療法がよく知られている（笠原，1989）。これは，急性期のうつ状態における心理教育のエッセンスを示したものといえる。

1. うつ病は病気である
2. できるだけ早く休養した方が，治りやすい
3. 必ず治る病気である
4. 自殺しないことを誓約する
5. 治療終了まで人生に関わる大問題についてはその決定を延期する
6. 治療中一進一退がある
7. 薬の服用を欠かさぬように
8. 患者は元来尊敬されてしかるべき長所の持ち主である

　8について少し補足すると，遷延化したうつ病患者に接することは，治療者に無力感を感じさせる場合がある。荒井らはうつ病における治療者側の問題点を考察している。うつ病患者が「治らない」といった陳述を続けるという陰性

の攻撃性を示すことがあるが，それによって治療者は無力さを感じ，患者への関心を減少させ，これが患者の「治らない」という訴えにつながる，という悪循環に陥る可能性を指摘している。こうならないために，治療者のとるべき姿勢として，患者の本来もっている存在価値が再建され，エネルギーの枯渇が必ず解消されるという希望を患者に指し示し続けることであるという。

6. 家族への対応

患者家族に働きかけを行うことも治療者として重要な役割である（坂元, 2000）。良い家族機能がうつ病の早い回復と関係していること，家族内葛藤の存在や家族のEE（expressed emotion 感情表出）がうつ病の予後を悪化させるなど，家族機能および患者に接する家族の態度が，患者の病状の回復および再発に影響していることが報告されている。治療初期から家族に治療に参加してもらうことは，病気の改善に良い影響を与えるため，可能であれば治療導入時から治療参加を呼びかけるとともに，家族への励ましを行う。

また，うつ病を抱えた家族のメンタルヘルスにも留意する必要がある。家族の中には，たとえばうつ病を抱えた患者を置いて外出することに罪悪感を感じる者もいる。しかし，患者の看護にとらわれすぎて自分の時間を失うよりも，患者から離れる時間と空間を確保し，仕事や趣味を捨てないで続ける方がよいと説明したほうがよい。また，患者にとっては毎日「大丈夫？」と言われ続けることが心理的負担になる面もあるので，患者への過度の配慮を避け，「温かい無関心」とも言うべき態度を取ることは患者にとっても有益である。

また，特にEEの高い家族を対象とした心理教育の場面では，家族療法一般の原則に従って，家族と患者の意見を十分に表出してもらうと共に，どこにも「犯人」はおらず，システムがうまく回っていないために生じている事態だと位置づけ，家族を批判したり犯人扱いするような態度をとってはならない。

7. 復職への関与

回復後，就労者にとっては会社復帰が大きな問題となり，いつを復職可能と

診断するか，復職のプロセスをどのように進めていくか，難しい判断を迫られる。最近は，産業医として精神科医をおいていたり，独自の復帰プログラムをもつ企業も増えてきているが，こうした対策が遅れている企業も多い。産業医が復職について相談にのってくれるような職場であれば，治療者はあくまでも医学的判断を産業医に伝え，復職など職場調整については産業医に任せることができる。しかし精神科産業医がいない職場では，患者と会社に任せたままにしておくと本人にとって不利な状況に調整されてしまうことがあり，可能な範囲で治療者が職場調整に関与していくことが望ましい。具体的には，退院直前あるいは復職直前には，患者と十分協議した上で，患者を交えて職場上司あるいは人事担当者と合同面接を行い，復職に向けてのトレーニング，復職のタイミング，復職に際して気をつけるべきこと，復職後の職場での配慮などを話しあう。復職直前には患者はしばしば現実に直面することから不安を訴えることがある。そういった不安はむしろ自然なものであり，治療者は時には「後ろから後押しする」くらいの促す態度が必要なこともある。「うつ病患者に励ましてはいけない」という標語のようなものが長年存在していたが，これは，急性期のうつ状態に対する態度を単純化したものであり，うつ病患者のリハビリテーションを進める上では，この従来の標語にとらわれず，必要があれば，励ましも必要であることは再認識されるべきであろう。励ましにより患者が前向きの姿勢になると，その結果会社側の復職への不安も軽減させることになるのである。なお，病状により一旦は復職を延期したほうがいい場合もあるため，個々の病状にそったかかわりが重要である。また，本章で述べた心理教育的配慮やリハビリテーションの道筋は，主としてメランコリー型のうつ病（内因性うつ病）を念頭に置いたものであり，パーソナリティー障害を伴ったうつ病のような場合には，異なった工夫が必要な場合もある。

おわりに

これまで，うつ病，双極性障害の診断の見立てについて，生物－心理－社会モデルを軸に述べてきた。治療者ひとりで3つの面すべてにわたって精通するのはたやすいことではなく，患者のケアをひとつの職種ですべてまかなうのは不可能である。心理士，看護師，医師，ケースワーカーなどがそれぞれの得意

分野を生かし、それぞれの専門的知識と技能を有機的に結びつけた治療を提供することがもっとも望ましく、バランスのよい治療が行えると思われる。そのためには、互いのコミュニケーションを密にしていくことが重要であるが、異職種同士で要領よく患者の情報を伝えあうのは、多忙な臨床の中では容易ではないかもしれない。本章で述べたうつ病あるいは躁病エピソードの見立て方が、最低限の知識の共有のひとつの指南となり、少しでも患者にとって有益な医療サービスが提供できる下地になれば幸いである。

謝　辞

この章を書くにあたり、東京女子医科大学附属病院精神科坂元薫先生には家族の関わり方などで多くのアドバイスをいただきました。また、錦糸町クボタクリニック東健太郎心理士、日本女子大大西生田校カウンセリングセンター尾崎かほる、小林美登、桜井育子、須永比呂美心理士には、日ごろの臨床での疑問などいろいろ教えていただき、本章を書く上で大変参考になりました。この場を借りて厚くお礼申し上げます。

文　献

Carnethon, M. R., Biggs, M. L., Barzilay, J. I., Smith, N. L., Vaccarino, V., Bertoni, A. G., Arnold, A., & Siscovick, D.　2007　Longitudinal association between depressive symptoms and incident type 2 diabetes mellitus in older adults: The cardiovascular health study. *Archives Internal Medicine* 167: 802-807.

Goodwin, F. L. & Jamison, K. R. (Eds.)　2007　*Manic depressive illnesses: Bipolar disorders and recurrent depression*, 2nd ed. Oxford University Press.

市川隆一郎, 藤野信行編著　1990　老年心理学. 診断と治療社.

笠原　嘉　1989　うつ病の精神療法. 成田善弘編著. 精神療法の実際. 新興医学出版社, pp. 149-172.

松下正明総編集　1998　気分障害. 臨床精神医学講座. 中山書店.

Penninx, B. W., Beekman, A. T., Honig, A., Deeg, D. J., Schoevers, R. A., van Eijk, J. T., & van Tilburg, W.　2001　Depression and cardiac mortality: Results from a community-based longitudinal study. *Archives General Psychiatry* 58: 221-227.

坂元　薫　2000　うつ病の再発・再燃防止における家族療法の役割. 精神科治療学 15, 29-36.

精神科医に必要な睡眠時無呼吸症候群の基礎知識 I. 精神科治療学, 21, 573-624, 2006.

豊島良一編　2005　「うつ状態」の精神医学．臨床精神医学，特大号，34．

連続コラム・リエゾンの視点から・2

コンサルテーション・リエゾンの実際（1）：身体疾患に伴ううつ病

事例
食道再建術後，食事を再開しつつあるところだが，食欲が出ない，内科的な原因はなさそうだ（消化器外科から）。

身体疾患に伴ううつ病とは
身体疾患に伴ううつ病の割合は多く，入院患者の3割程度に抑うつがみられる（一般人口は5～10％程度）。身体疾患に伴ううつ病の場合，うつ病の身体症状と身体疾患そのものに由来するものとの区別がつきにくいことがあることを踏まえて，HADS (The Hospital Anxiety and Depression Scale; Zigmond & Snaith, 1983) が評価のために用いられることが多い。

器質性の場合，典型的なうつ病の場合よりも身体化症状が目立つ，焦燥が強い，内的苦悶などの抑うつ心性が目立たないなどの特徴がある。

治療
抑うつによって入院期間は延長する。身体疾患に伴ううつ病の治療は不十分になりやすい。その理由としては，主治療の優先（副作用や薬物相互作用への警戒）や治療に十分な期間を確保できない，疾病に対する反応として了解されやすく，治療が遅れることが多いことがあげられる。高齢，脳血管障害などの脆弱性がある場合，副作用が出現しやすく抑うつ状態は遷延しやすい。

治療の継続性が保証されるのであれば，身体疾患のない場合と同様，副作用に注意しながら薬物療法（SSRIが第一選択）・心理療法を開始するのがよい。

（中嶋義文）

Zigmond, A. S., & Snaith, R. P. 1983 The hospital anxiety and depression scale. *Acta Psychiatr. Scand.*, 67, 361-370.

第7章・統合失調症

安西信雄

　この章では，統合失調症とはどのような病気か，どのように診断されるかを解説する。

　統合失調症はおよそ100人に1人がかかる病気で，思春期から青年から成人期に発病することが多く，いったん発病すると慢性化したり再発を繰り返す傾向がある。幻覚や妄想などの精神病性症状とともに，会話や行動のまとまりのなさ（不統合症状），意欲や自発性の低下などの症状を呈する。多くの場合，社会生活への影響が大きく，仕事や学業が続かなくなったり，期待される社会的役割を果たせず，社会的孤立・引きこもりの生活に陥ることが多い。統合失調症は精神科入院患者の約60％を占める重要な疾患である。

　幻覚や妄想などの精神病性症状は統合失調症診断の手がかりにはなるが，それだけで診断ができるわけではない。臺（うてな）（1999）が述べているように，私たちは「変だとかおかしいと感ずる点についてはまことに敏感なセンスを持っている」ので，幻覚や妄想の話を聞くと違和感を感じるが，果たしてそれが幻覚や妄想の定義を満たす病的な症状なのか，生活状況への反応かと考えると判断が難しいことに気づかされる。臺は「ここに学問の必要が生まれる」とする。精神医学は常識から生まれた学問であるが，根拠を持って的確に診断し，治療を組み立て，実践していくためには学問としてのしっかりした基礎が必要というわけである。

　幻覚や妄想は，統合失調症以外のアルコール精神病や脳器質性障害のほか，うつ病に伴って生じることもある。そこで，これらの症状だけで統合失調症と診断するわけにはいかない。統合失調症に疾患特異的な症状，つまりこの症状があれば統合失調症と診断してよいような症状は認められていない。そこで，統合失調症の診断は特定の症状を見つけだすというやり方ではなく，症状と生

活行動や経過等を含めて総合的に判断することになる。このように統合失調症の診断には多元的で総合的な判断が求められるが，国際的診断基準が作成されて普及するようになって，統合失調症の診断の要件や根拠が明確化されてきた。もちろん，的確に診断できるようになるには相当の臨床経験が必要であるが，医師が何を根拠に判断しているかについて，心理士や看護師，保健師，作業療法士や精神保健福祉士等の専門職が理解しやすい状況が作られてきている。今後は多職種協働がいっそう推進されるようになると思われるので，こうした理解が各職種に共通のものとなることが期待される。以下，統合失調症の概念と診断のポイントを述べる。

1. 統合失調症とは

上記のように統合失調症は特定の症状の有無だけで診断することはできない。また，高血圧症における血圧や，糖尿病における血糖値やHbA1cのような特定の検査値で診断したり経過を評価することはできない。統合失調症の診断は精神症状と経過の慎重な検討に基づいて行われる。

次に統合失調症の概念の誕生，発症機序，病型，頻度と予後について基本的な事項を述べる。

1.1. 概念

WHOの国際的診断基準であるICD-10 (WHO, 1993) では，統合失調症の障害を「一般的には，思考と知覚の根本的で独特な歪曲，および不適切なあるいは鈍麻した感情によって特徴づけられる。ある程度の認知障害が経過中に進行することはあるが，意識の清明さと知的能力は通常保たれる。この障害には，正常な人間には個性・独自性・自己方向性といった感覚を与える最も根本的な諸機能の障害が含まれる」と述べている。発病の経過については，「急性で，重篤な行動障害を伴っていたり，潜行性で，奇妙な考えやふるまいが徐々に進行したりする」とされ，障害の経過も「きわめて多様であり，決して慢性化や荒廃がさけられないわけではない」としている。

ICD-10の統合失調症の診断基準は今日の統合失調症についての考え方を代

表するもののひとつであるが，診断において多元的な考え方に立っていることが特徴である。つまり，思考と知覚および感情の障害があげられ，自己と他者との関係の変化や経過が診断に必要な条件にされている。ただし，経過は多様で，すべての例が慢性化したり荒廃するわけではないことが述べられている。

1.2. 概念の誕生

疾患の経過に注目して統合失調症と躁うつ病を区別する手がかりを与えたのはクレペリンである。彼は思春期に発病して次第に進行し末期状態に至る精神病を早発痴呆とし，周期性に経過して病相期以外は正常に戻って予後の良いものを躁うつ病として区別した。この早発痴呆は幻聴や妄想などの症状があり，次第に進行する経過を共通に持つことが特徴で，これは統合失調症のうち最も重症の中核群に着目したものと考えられる。

これに対してブロイラー（1974）の概念では，荒廃に至る過程は必須のものとはされていない。ブロイラーは患者の横断面の特徴から統合失調症の概念を整理し，幻覚や妄想のように他の病気でも見られる症状を手がかりとするのではなく，統合失調症の患者に共通して認められ，この病気を特徴づけると考えられる基本症状，すなわち，①連想機能（association），②情動性（affective disturbance），③両価性（ambivalence）（以上単純な機能），④自閉（autism）（複合機能）の特徴を抽出した。これらをまとめて4つのAと呼ぶことがある。

ブロイラーの概念は今日の統合失調症概念の基礎となっているが，一方で，抽象的で診断に曖昧さが残るという問題があった。そこでシュナイダーが診断基準の明確化を試みた。彼は病気の原因はとりあげずに実際の病気の症状を精密に検討しようという現象学の立場から検討を行い，一級症状（first rank symptoms；FRS）を抽出した。一級症状は，これらの症状があれば，統合失調症を疑っていいのではないかという症状で，次の8つがある。

①思考化声：考えていることが声になって聞こえること
②思考伝播：自分が考えていることが人に伝わること
③思考吹入：自分の中にある考えが吹き込まれてくること
④思考奪取：自分の考えが抜き取られること
⑤対話性幻聴：これには2つの種類があり，たとえば，AさんとBさんが

自分の事を常に話しているという形と，自分と誰かが会話するというのがある。
⑥体感異常：実際には身体に異常はないのに，たとえば「手足に電気が走る」とか「頭に石ころが入っていてごろごろしている」というような身体的な妄想
⑦妄想知覚：周りの雰囲気がいつもと違って不気味で何かとてつもない大事件が起きそうに感じられることで，ひどいときには世界が滅亡すると思ったりする（世界没落体験）。
⑧作為体験：自分の意志で行動できなくなり人にあやつられているという感覚で「させられ体験」と呼ばれることもある。

シュナイダーは一級症状があればそれだけで統合失調症だといっているのではない。こうした特徴的な症状があって，なおかつ，脳の器質的疾患などの身体疾患がないということが証明された場合に，われわれは控えめに統合失調症と呼ぼうではないかという提案である。シュナイダーの一級症状が認められる場合は統合失調症である確率が高くなるので，これが国際診断基準の発展につながった。

1.3. 疾病モデル

統合失調症は主として思春期から青年期に発病し，多くは再発を繰り返しながら慢性に経過する疾患であるが，かつて病勢推進（シューブ）と呼ばれていたように闇の力で再発が繰り返されるのはなく，今日では環境から受けるストレスと本人の脆弱性が影響し合って再発が生ずると考えられるようになっている。ストレスへの反応のしかたに特徴があり，一般の人より着実で辛抱強くみえる場合もあるが，逆に通常なら反応しない些細なことがらに強く反応するため背後に特有の価値観や考え方が推定されることもある。以前に再発に至った状況を避けるなどの体験からの学習が積み重ねられず，再発を繰り返すことによってさらに再発しやすくなり（履歴現象），能力障害（生活障害）が強まることが知られているので，再発防止が重要な課題となる（臺，1979）。

本人を取り巻く環境との関わりをツービンら（Zubin & Spring, 1977）は「脆弱性－ストレス」モデルとしてまとめた。これは病気への罹りやすさである脆

弱性を持つ個人が環境からのストレスにさらされたとき，ストレスが対処力量を凌駕して対処が破綻したとき，統合失調症などの発病や再発が生ずるという考え方である。リバーマン（1993）は脆弱性とストレス，個人の対処力量を緩和する要因として本人の対処技能や周囲からの支援等の保護的要因を考え，「脆弱性－ストレス－対処技能」モデルを提唱している。

　統合失調症をはじめとする慢性の精神病は「疾病と障害が共存」（蜂矢，1981）していることが特徴とされる。かつては治療者の側に「症状がとれるまで入院治療を行う」という傾向があり，それが日本における長期在院の弊害を生む一因となったが，今日ではある程度症状がおさまり医療を継続すれば地域生活が可能な状態になれば，地域で生活し可能な社会参加を目指すことが目標となる。

　かつては病気の自覚（病識）がないことが統合失調症の特徴とされたが，特に初期には主観的苦痛（病感）を伴うことが多く，本人と家族を含めた心理教育によって，疾病と障害を認めて，適切な対処方法を講ずることのできる支援が必要である（西園，2003）。

1.4. 発症機序

　近年，神経心理学や生化学，画像診断等の生物学的研究が発展し，発症機序についてもいくつかの手がかりが得られつつある。遺伝や胎生期の軽度の脳機能の障害が，幼年期から思春期，青年期の言語や社会性の発達の遅れを生み，青年期の社会的役割に伴うストレスを受けて発病に至るという「神経発達論的成因仮説」（南光，2004）が注目されているが，まだ定説にはなっていない。第1度親族の発病率の4～5％に対して，一卵性双生児の一致率が40～50％であることから遺伝的素因が関与していることは明らかであるが，発病には遺伝だけでなく心理的ストレスなどの多種の要因が関与していると考えられている。病態生理としては，脳内ドーパミンの過活動が幻覚や妄想を引き起こすと推定されており，興奮性アミノ酸ニューロンとの関係も研究されている。また，大脳の前頭前野の血流低下が認められ，これが認知・思考障害と関連していると推定されている。

1.5. 分類（病型）

クレペリン以来，破瓜型，緊張型，妄想型，単純型の病型（亜型）分類が用いられてきた。破瓜型は思春期に徐々に発病し，思考のまとまりのなさと感情面の変化（陰性症状）が慢性的に進行するもっとも重症の一群である。妄想型は幻覚妄想が目立ち，時に体系的な妄想を持つが，陰性症状は目立たず，薬物療法などにより症状が改善できれば社会生活の能力は比較的保たれる。緊張型は緊張病性昏迷（周囲の刺激に反応せず緘黙）と緊張病性興奮（刺激とは無関係な目的のない強い興奮）が交替して生ずることが特徴であるが，予後は比較的よいとされる。単純型は幻覚妄想などの陽性症状が目立たず，破瓜型に類似した陰性症状が徐々に進行することが特徴である。

このように病型と予後は一定の関連をもつが，経過中に異なる病型に移行するものもあり，最近では病型は以前ほど重視されない傾向にある。

1.6. 頻度・予後など

統計的には発病は男性が女性よりやや早いがほぼ20歳代前半にピークがあり，罹病率は人口の約0.7%で男女差はない。国際比較で大きな地域差は認められておらず，どの国でもほぼ同数の罹病率である。

日本の精神科入院患者は約33万人であるが，そのうち統合失調症患者は約61%（20万人）をしめ，器質性精神障害17%，気分障害7%，物質障害5%などと比べて格段に多い。一方，通院患者の中では統合失調症は約26%で，神経症22%，気分障害22%とほぼ同程度の割合である（平成14年厚生労働省調査）。

躁うつ病（気分障害）は症状がおさまると多くの場合は通常の生活が可能であり，神経症は不安や緊張が強くてもそれなりに生活が出来る場合が多いことと比べて，統合失調症は再発を繰り返して慢性に経過し，症状が改善した後も対人関係や仕事の遂行上の問題（活動制限）を呈することが多いので，継続的な治療と生活支援が必要となる。

長期的予後の研究では，1952年以降の抗精神病薬の導入によって，急速に悪化して荒廃に至る群は減少したが，治療を終了できる程度に回復する経過良好群の比率は35〜40%で変わらず，活動制限のため社会適応に困難を持つか

再発を繰り返す中間的な群の増加が明らかにされている。20～30年をみた際の統合失調症の長期的な予後はそれほど悲観的なものではないが、治療継続と生活上の支援を要する患者が多いのが特徴である。

2. 診断へのアプローチ

　統合失調症では主観的な体験症状、客観的に観察される行動症状、本人や家族などから得られる病状と生活の経過についての情報に基づいて診断が行われる。ブロイラーが幻覚や妄想など統合失調症でしばしば認められる症状自体を診断の根拠とせず、その基礎に想定される認知や思考・感情の障害などに診断の根拠を求めたのは、こうした幻覚や妄想はアルコール精神病や脳器質性精神障害等の他の疾患でも認められるからである。躁うつ病と比べても、統合失調症の症状は知覚・思考・感情や意欲などの多岐にわたり、個人差も大きいので、診断にあたっては経過を含めて総合的に判断することが必要となる。従来、診断する人の主観によるばらつきが大きかったので、診断の一致率を高めるためにDSM-IV-TRやICD-10などの国際診断分類が用いられるようになっている。

2.1. 臨床症状

（1）**知覚の障害**　実在しないものを知覚するのは幻覚であるが、統合失調症でもっとも高頻度に見られるのは幻聴である。その場には存在しない声や物音が聞こえるわけであるが、多くの場合、本人に対して特別な意味をもつように感じられる。本人を批判する内容が多いが、「○○を食べろ」とか「○○へ行け」等の行動を命令する声が聞こえ、その通りに行動することも多い。これを命令自動という。また「○○が△△をしているぞ」「だめなやつだ」など第三者同士が会話している幻聴（対話性幻聴）や、自分の考えが声になって聞こえてくる思考化声もある。「胃から声が聞こえる」というように、身体の一部から聞こえてきたり、「空から聞こえてくる」という場合もある。

　幻聴と比べれば頻度は低いが、「人の顔が見える」などの幻視や、「奇妙な味がする」という幻味、「身体を触られる」という幻触などがある。

（2）**思考の障害**　思考の障害は形式と内容により区別される。

思考の形式面の障害は，ブロイラーが基本障害にあげた連合弛緩（思考のまとまりのなさ）が代表である。これは思考が目的表象から逸れていくもので，高度になると滅裂思考となる。何かを話しはじめるが途中で考えが消えてしまう思考途絶や，何者かによって抜き取られると体験される思考奪取がある。思考が著しく乏しくなるのは思考貧困で，独特の言語を作る言語新作，言葉のつながりが認められなくなる「言葉のサラダ」も時にみられる。

思考の内容面が障害され，現実にはありえないことに強い確信を持ち訂正不能のものを妄想という。偶然の出来事を自分と関係づける関係妄想や，周囲の出来事を被害的に意味づける被害妄想が多い。被害妄想には，食べ物に毒を入れられる被毒妄想，いつも見張られている注察妄想，後をつけられている追跡妄想，妻が浮気をしているというような嫉妬妄想がある。何者かが自分に乗り移って悪さをするという憑依妄想もある。妄想には特に理由がないのに突然確信に至る一次妄想と，異常体験や気分変調，性格，状況などから心理学的に了解可能な二次妄想がある。一次妄想には，周囲が不気味に変化してしまっていると感じる妄想気分や，突然ある考えが湧いて確信される妄想着想，単なる着想でなく知覚を伴いそれに特別な意味づけが与えられる妄想知覚がある。妄想知覚の特殊なものに替え玉妄想がある。二次妄想には，幻聴が聞こえている時に盗聴器がしかけられたと確信する被害妄想や，躁状態の誇大妄想，抑うつ状態でみられる貧困妄想などがある。妄想は躁うつ病などの気分障害の一部で，またアルコール精神病などでもみられるが，一次妄想は統合失調症診断のうえで価値が高いとされる。

(3) 意欲・行動の障害　生活のリズムが乱れて昼夜逆転となり，生活がだらしなくなって閉じこもりの生活になることで家族などの周囲の人が異常に気づくことがある。破瓜型ではこうした傾向が強いが，他の病型でも，言動がまとまらず社会的役割が果たせないなどにより周囲に気づかれる場合が多い。急性期には不安が強く，焦燥感，緊張，感情易変などがみられるが，急性症状がおさまるにつれて感情の鈍麻や平板化が目立ってくる。それまでの人生における目標や日常的な楽しみ（人づきあいや趣味など）への興味が薄れて自分に閉じこもり，独語や空笑が見られるときもある。

(4) 陽性症状と陰性症状　これらの症状は，陽性症状と陰性症状にわけられる。

陽性症状は正常では認められないもので，各種の妄想や顕著な思考障害（滅裂思考など），緊張病症状，奇異な行動が含まれる。それに対して，陰性症状は正常な精神機能の減弱と考えられるもので，感情の鈍麻と平板化，無感情，意欲・自発性欠如，快感消失，会話の貧困，社会的引きこもりなどである。陽性症状は急性期に活発に認められ，抗精神病薬療法が効果的な場合が多いので，背景にドーパミン機能異常が推定されている。陰性症状は再発を繰り返し慢性化が進行するとともに顕著になってくるもので，陰性症状を主とする症例に脳室拡大がより高率に認められ，抗精神病薬療法の効果が乏しい場合が多いことから，脳の慢性の病的過程，特に器質性の変化によって生ずるものと考えられている。最近は，陽性症状と陰性症状に解体症状を加えた三分法が提唱されている。

2.2. 検査所見

統合失調症と遺伝子との関連についての報告はあるが，現在のところ確認されていない。精神生理学的な検査（誘発電位など）や脳の形態学的検査（CTやMRI），脳血流量の変化などが報告されているが，まだ研究の段階にあり，日常の診断に用いられるまでには至っていない。

2.3. 診断基準

診断については，従来ブロイラーの基本症状や，シュナイダーの一級症状（思考化声，話しかけと応答の形の幻聴，自己の行為に口出しをする幻聴，身体への被影響体験，思考奪取やその他の思考の被影響体験，思考伝播，妄想知覚，させられ体験）などが基準として用いられてきたが，診断の一致度が低いことが問題とされた。そこで，国際的な診断基準が設けられた。その代表がWHOが作成したICD-10とAPAのDSM-IV-TRである。

（1）WHOによるICD-10の「統合失調症」（F20）の診断基準　ICD-10はWHOが作成した国際疾病分類（International Classification of Diseases）の第10版である。そのうちアルファベットの"F"ではじまるコードが精神障害の分類になっている。日本の精神科の教科書は多くはICDに準拠して作成されており，厚労省の統計もこれにもとづいて分類されている。表7-1は統合失調症の診

表7-1 ICD-10の「統合失調症 schizophrenia」（F20）の診断基準

- 定義：統合失調症性の障害は，一般的には，思考と知覚の根本的で独特な歪曲，および不適切なあるいは鈍麻した感情によって特徴づけられる。（中略）
- 症状項目（要約）：
  (a) 考想化声，考想吹入，考想奪取や考想伝播
  (b) 身体や思考に関係づけられた被支配・被影響体験および妄想知覚
  (c) 患者の行動に注釈したり患者のことを話しあう，あるいは身体から発せられるなどの幻声
  (d) まったく不可能なことができる（たとえば宇宙人との交信）という妄想
  (e) 持続的な幻覚が妄想を伴ったり数週間以上持続
  (f) 思考の流れに途絶や挿入がありまとまらない
  (g) 興奮，常同姿勢やろう屈症などの緊張病性行動
  (h) 著しい無気力，会話の貧困，情動的反応の鈍麻あるいは不適切さなどの「陰性症状」
  (i) 関心喪失，目的欠如，無為，自分のことだけに没頭した態度などの著明で一貫した変化。
- 持続期間：症状項目の（a）から（d）が少なくとも1つ，あるいは（e）から（i）が2つ以上，1カ月以上の期間，ほとんどいつも明らかに存在。
- 除外診断（省略）

(WHO, 1993)

断基準の抜粋である。

　概念の項で紹介したように，はじめに統合失調症の短い定義があり，「統合失調症性の障害は一般的には，思考と知覚の根本的で独特な歪曲，および不適切なあるいは鈍麻した感情によって特徴づけられる」とされている。これはブロイラーの定義と共通点が多い。基本的な考え方はブロイラーを踏襲しているといえる。

　ブロイラーとの違いは，具体的な診断基準を設けていることである。症状項目を見ると，考想化声（自分の考えが声となって聴こえる），考想吹入（考えが吹き込まれる），考想奪取（考えが抜き取られる）や考想伝播（考えが人に伝わってしまう）があげられている。さらに，身体や思考に関係づけられた被支配・被影響体験がある。たとえば，首都圏に在住のある男性患者が，「大阪から電気が送られてきて体がビリビリ痺れるんです」と訴えている。これが身体に関係づけられた被影響体験（b）の例である。患者の行動に注釈したり患者のことを話しあう対話性の幻聴（c）もある。

　こうしてみると，シュナイダーの一級症状が基準に取り入れられていること

表7-2　DSM-IVの「統合失調症」(295)の診断基準

A. 特徴的症状：以下のうち2つ（またはそれ以上），おのおのは，1ヵ月の期間（治療が成功した場合はより短い）ほとんどいつも存在。
　(1)妄想，(2)幻覚，(3)まとまりのない会話（例：頻繁な脱線または滅裂），(4)ひどくまとまりのないまたは緊張病性の行動，(5)陰性症状，すなわち感情の平板化，思考の貧困，または意欲の欠如
　注：妄想が奇異なものであったり，幻聴がその者の行動や思考を逐一説明するか，または2つ以上の声が互いに会話しているものであるときは，基準Aの症状を1つ満たすだけでよい。
B. 社会的または職業的機能の低下：障害のはじまり以降の期間の大部分で，仕事，対人関係，自己管理等の面で1つ以上の機能が病前に獲得していた水準より著しく低下している（または，小児期や青年期の発症の場合，期待される対人的，学業的，職業的水準にまで達しない）。
C. 期間：障害の持続的な徴候が少なくとも6ヵ月間存在する。この6ヵ月の機関には，基準Aを満たす各症状（すなわち，活動期の症状）は少なくとも1ヵ月（または治療が成功した場合はより短い）存在しなければならないが，前駆期または残遺期の症状の存在する期間を含んでもよい。これらの前駆期または残遺期の期間では，障害の徴候は陰性症状のみか，もしくは基準Aにあげられた症状の2つまたはそれ以上が弱められた形（例：風変わりな信念，異常な知覚体験）で表されることがある。
D～F. 除外診断：(以下，省略)

(APA, 2002)

が分かる。

　さらに，(h) 著しい無気力，会話の貧困，情動的反応の鈍麻あるいは不適切さなどの「陰性症状」や，(i) 関心喪失，目的欠如，無為，自分のことだけに没頭した態度などの著明で一貫した変化，というように陰性症状も取り入れている。これらの症状項目の1つ，または2つ以上が1ヵ月以上持続している場合に統合失調症と診断できることになる。

　(2) APA, DSM-IV-TRの「統合失調症」(295)の診断基準　この診断基準はICD-10との共通点もあるが若干の違いもある。A項の「特徴的症状」については，リストにあげられた5つの症状の2つ（またはそれ以上），各々は，1ヵ月の期間（治療が成功した場合はより短い）ほとんどいつも存在とされている。症状の中身は，「妄想，幻覚，解体した会話，ひどく解体したまたは緊張病性の行動」があげられ，5番目に「感情の平板化，思考の貧困，または意欲の欠如」などの陰性症状がある。シュナイダーの一級症状に陰性症状を加えた形になっている。

表7-3 国際診断基準の特徴

- 操作的（operational）診断基準を明確にしている
- 多軸診断の導入（DSM-III 以降）
- 持続期間の定義（いずれも1カ月以上。DSM では「治療が成功した場合はより短い」とし，前駆・残遺症状を含んだ障害の持続期間を6カ月以上必要とする）
- 陰性症状への着目

B項は「社会的または職業的機能の低下」である。これはICD-10では明確にされていないもので，DSM-IV の特徴といえるものである。社会的機能が低下することが統合失調症の本質的な特徴とみているわけである。社会的機能の低下の基準として，仕事，対人関係，自己管理等の面で1つ以上の機能が病前のレベルよりも落ちてしまうということがあげられている。

C項の期間の規定としては，A項の症状が少なくとも1カ月以上ということと，前駆症状や残遺症状を含む障害の持続的な徴候が少なくとも6カ月間存在することとなっている。したがって統合失調症的な症状が短期間ですぐおさまり持続期間が足りない場合は統合失調症様障害に分類され，統合失調症には含まれない。

2.4. 国際診断基準の特徴とその評価

2つの国際診断基準を紹介した。その主な3点の特徴を述べる。

第1に診断に際して操作的な基準が明確なことである。操作的というのは「操作主義（operationism）」という哲学の流れをくんだ考え方で，物事を認識する手順を誰にも分かる明確な形で決めることを強調し，手順が具体化できない曖昧なものは科学的検討の対象にならないという考え方である。この考え方がとくにDSM-IV-TRではかなり具体化されている。

第2に多軸診断を導入していることが特徴である。第1軸は精神科治療のターゲットになる精神症状，第2軸は人格の障害，第3軸は体の障害，第4軸は周囲からのストレス，第5軸は社会的な適応水準である。多軸診断はめんどうではないかといわれるかもしれないが，生物-心理-社会モデルに沿って診断するためには，こういう方法のほうが洩らさずにすむメリットがある。

第3に持続期間の定義を設けて短期でおさまる反応状態は除外するようになっている。持続期間の定義に前駆症状や残遺症状を含んだ障害の持続期間を含

めているのは実際的と思われる。陰性症状に着目しているのも特徴である。

おわりに

　国際診断基準が登場する前は、学派（出身大学等）によって、あるいは人によって診断基準はばらばらで、症例検討会が開かれると「私は○○病と思う」という意見が行き交って一致することは少なかった。こうした事態は国内外で共同して臨床研究を進める上で不都合であったが、患者の立場からすれば医師によって診断が異なることは、受ける治療が適切かどうかの判断も難しくしていた。したがって、ばらばらだった診断基準をまとめあげて、ある程度の精度に至っていることは統合失調症の診断・治療に前進をもたらした。その一方で、「そもそも診断とは何か」を考える際には、臺（1975）があげている診断の3つの水準が重要と思われる。症状のレベルでまとめあげる「症状論的診断」、経過や治療への反応を含んだ「疾患論的診断」、病気の原因がはっきり分かればその原因に沿った「病因論的診断」が可能となる。精神科では症状論的診断が中心になっていて、疾患論的診断から病因論的診断に進めていくことが目標とされている。国際診断基準は、とりあえず疾患論、つまり病気の原因が何かはさておいて、症状と経過のレベルで手順を明確化して診断の一致度を高めようとするものである。一口で統合失調症と言っても、多様な原因よるものが含まれていると推測されているが、統合失調症の本態の研究が進んで、さらに精密な診断ができるようになることが期待される。

　今回は主に国際的診断基準を紹介したが、実際の診察場面では、こうした国際的診断基準を参考にしつつ、対人的反応やコミュニケーションのあり方も重要な手がかりとなる。たとえば診察場面で視線が合わない、声が小さい、下を向いて話す、身体のジェスチャーが乏しいなどの対人的関わりの乏しさは注意を要する点である。さらに、本人がかかえる困難について、言葉で語られる内容と、それを語る表情・態度との間に乖離があったり、困難事態を合理的に解決しようとする態度が乏しいことも統合失調症患者ではしばしば認められる。

　診察時は、本人のきもちに共感し、ともに困難を克服するため努力する支持的・援助的な関係を保ちつつ、もう一方でこうした対人的コミュニケーションの特徴や、本人と周囲の人びと・社会との関係の微妙な変化をとらえる感度や

客観的な態度も必要となるのである．

文　献

APA（高橋三郎・大野　裕・染矢俊幸，訳）　2002　DSM-IV-TR：精神疾患の分類と診断の手引．医学書院．

ブロイラー，E.（飯田　真・安永浩，訳）　1974　早発性痴呆または精神分裂病群．医学書院．

蜂矢英彦　1981　精神障害論試論：精神科リハビリテーションの現場からの提言．臨床精神医学，10, 1653-1661．

リバーマン，R. P.（編）（安西信雄，池淵恵美，監訳）　1993　リバーマン：実践的精神科リハビリテーション．創造出版．

南光進一郎　2004　神経発達障害仮説．精神神経学雑誌，106（3），372-373．

西園昌久　2003　精神医学の現在．中山書店．

臺　弘　1975　精神医学と疾病概念．東京大学出版会．

臺　弘　1979　履歴現象と機能的切断症状群：精神分裂病の生物学的理解．精神医学，21（5），453-463．

臺　弘　1999　精神医学の思想　第2版．創造出版．

WHO（融　道男・中根允文ら，監訳）　1993　ICD-10 精神および行動の障害：臨床記述と診断ガイドライン．医学書院．

Zubin, J. & Spring, B.　1977　Vulnerability: A new view of schizophrenia. *Journal of Abnormal Psychology*, 86, 103.

コラム ●───自　殺

高橋祥友

　私は自殺予防について1冊の本を書いても，まだ十分に意を尽したとはとても思えなかった（高橋，2006）。ところが，今回は4000字以内で自殺についてコラムを書くようにとの依頼である。この中にどのメッセージをこめるべきだろうか。

　世界では毎年約100万人が自殺で命を絶っている。残念ながら，日本は世界の中でも自殺率が高い国になってしまっている。1998年以来，年間自殺者数3万人台という緊急事態が続き，この数は交通事故死者数の約6倍にも上る。そして，自殺未遂者は少なく見積もっても，既遂者の10倍は存在すると推定されている（40倍という推計すらある）。当然，自殺は遺された人々にも多くの影響を及ぼす。したがって，自殺とは，死にゆく人3万人だけの問題に留まらずに，日本だけでも年間百数十万人のメンタルヘルスを脅かす深刻な問題になっているのである。

　世界保健機関（WHO）は地域で生じた自殺について大規模な調査を実施した。専門家を派遣し，調査の意図を説明し同意を得たうえで，故人をよく知る人々を面接し，1万5629件の自殺の背景について調べた（WHO，2004）。これは心理学的剖検という調査方法であるのだが，その結果を図にまとめた。なんと96％の人が最期の行動に及ぶ前に何らかの精神障害の診断に該当する状態にあったという。ところが，適切な治療を受けていた人はきわめて少なかった。したがって，自殺の背景に存在する精神障害を早期に診断して，適切な治療に導入することによって，自殺を予防する余地は十分に残されているとWHOは繰り返し強調している。

　自殺というと覚悟の死といったイメージを一般の人は抱いていることが多い。しかし，自殺とはけっして自由意志に基づく選択された死などではなく，さまざまな理由から強制された死である。自殺の危険の高い人とは，最後の最後まで，「死にたい，楽になりたい」という気持ちと「助けてほしい，もう一度生きたい」という気持ちの間で激しく揺れ動いている。私が精神科医になって四半世紀経つが，死の意図が100％固まっている人にこれまでに一度として出会ったことはない。

　さて，うつ病であれ，統合失調症であれ，アルコール依存症であれ，自殺の危機に瀕している人には次のような共通する心理が認められる。

　① 極度の孤立感──この孤立感は，最近発病した精神障害の影響で生じているという場合もあるのだが，幼いころから永年にわたって抱き続けてきた感情であることも少

図 自殺と精神疾患

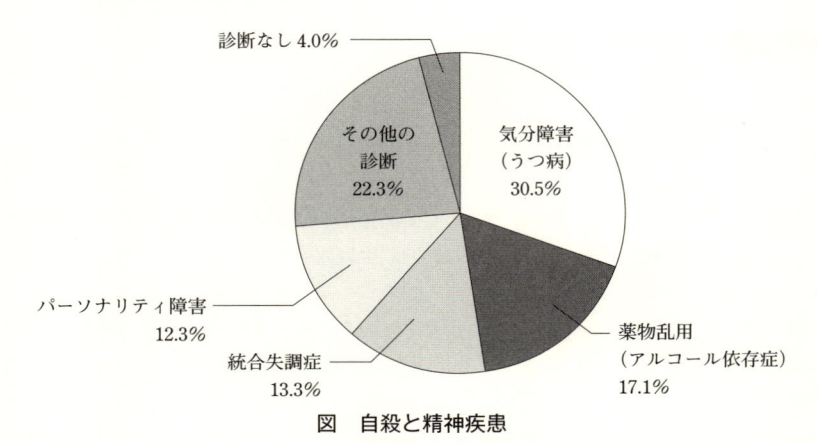

- 診断なし 4.0%
- 気分障害（うつ病）30.5%
- 薬物乱用（アルコール依存症）17.1%
- 統合失調症 13.3%
- パーソナリティ障害 12.3%
- その他の診断 22.3%

なくない。家族もいるし，友人や知人も大勢いる。しかし，その中で絶望感を伴う深い孤立感を抱き続けてきた。現実には，周りから多くの救いの手を差し伸べられていても，この世の中で自分はひとりきりであり，誰も助けてくれるはずはないという，深い孤立感を抱き，それにいよいよ耐えられなくなっている。

② 無価値感──「私は生きるに値しない」「生きていてもしかたがない」「生きていることすら許されない」「私などいないほうが皆が幸せだ」といった感情も，うつ病をはじめとする精神障害のために，最近になって生じている場合もあれば，幼少期から強い絆のある人からのメッセージとして永年にわたって抱き続けている場合がある。もっとも不幸な例は幼少期に心理的・身体的・性的虐待を経験してきた人である。「生きるだけの意味がない」「生きていることさえ許されない」「生きる意味をまったく失った」という絶望感に圧倒されてしまっている。そして，本人も無意識的に周囲の人々をあえて刺激し，挑発することによって，自分を見捨てるように振る舞うことさえ稀ではない。

③ 極度の怒り──自殺の危険の高い人は，絶望感とともに強烈な怒りを覚えている。これは強い絆のある人に向けられている場合もあれば，また，他者に対するそのような怒りを感じている自分を意識することで，かえって自分自身を責める結果になっている場合もある。窮状をもたらした他者や社会に対して強い怒りを感じていたのが，何らかのきっかけで，それが自己に向けられると，急激に自殺の危険が高まりかねない。他者に対する強烈な怒りはしばしば自分自身に対して向けられた怒りでもある。

④ 窮状が永遠に続くという確信──現在の自分が置かれている絶望的な状況に対して何の解決策もないし，どんなに努力をしたところで，それは報われず，この窮状が永遠に続いていくという確信を抱いている。他者から与えられた助言や解決策は，窮状から脱するには何の役にも立たないとして，拒絶されてしまう。

⑤ 心理的視野狭窄 —— 自殺の危険が迫っている人の思考法をトンネルの中にいる状態にたとえた心理療法家がいる。トンネルの中にいて周囲は真っ暗である。遠くから一条の光が差し込んでいて，それがこの闇から出る唯一の方法である。そしてそれが自殺であって，他には解決策はまったく見当たらないという独特の心理的視野狭窄の状態に陥っている。

⑥ 諦め —— 自殺の危険の高い人は，同時にさまざまな感情に圧倒されているのだが，次第に，ありとあらゆる必死の闘いを試みた後に独特の諦めが生じはじめる。穏やかな諦めというよりは，「嵐の前の静けさ」「台風の目」といった不気味な感じを伴う諦めと言ってもよい。「すっかり疲れ果てた」「もう何も残されていない」「どうでもいい」「何が起きてもかまわない」といった感覚である。この段階に至ると，怒りも，抑うつや不安も，孤独さえも薄れていく。もはや闘いは終わり，それに敗北したという感覚である。このような諦めに圧倒されてしまうと，周囲からはこれまでの不安焦燥感が薄れて，かえって穏やかになったととらえられかねない。あまり敏感でない人の目には，これまでの不安や焦燥感が薄らいで，落ち着きを取り戻したかのようにさえ映るかもしれない。

⑦ 全能の幻想 —— どんなに環境や能力に恵まれた人であっても，自分の置かれた状況をただちに変化させることなど不可能である。変化をもたらすには時間も努力も必要であり，他者からの助けも要るだろう。しかし，自殺の危険の高い人というのは，ある時点を超えると，唯一，今の自分の力でもただちに変えられるものがあると思いはじめる。そして，「自殺だけは今の自分にもできる」「自殺は自分が今できる唯一残された行為だ」といった全能の幻想を抱くようになる。この幻想は，絶望感，孤立感，無価値感，怒り，諦めといったさまざまな苦痛を伴う感情に圧倒され続けてきた人にとって，甘い囁きとなって迫ってくる。この全能の幻想を感じるとき，自殺の危険はもはや直前にまで迫っていることを実感し，ただちに本人を保護するために必要な対策を取らなければならない。

　自殺を引き起こしかねない問題が何であれ，自殺の危機が直前にまで迫った人はこのような複雑な感情に圧倒されている。
　自殺の危険の高い人を治療していくのは非常に複雑で，時間もエネルギーも必要である。自殺が生じかねない危機的な状態は一度だけで終わらず，繰り返し襲ってくることのほうがむしろ多い。治療者としての万能感を侵されるような経験もしばしばする。しかし，このような患者に向き合っていく第一歩として，患者の呈するこのような心理について，まず理解してほしい。

文　献

高橋祥友　2006　新訂増補・自殺の危険：臨床的評価と危機介入．金剛出版．
World Health Organization　2004　Suicide Rates (per 100,000), by country, year, and gender. http://www.who.int/mental_health/prevention/suicide/suiciderates/en/

コラム・――精神障害リハビリテーション

池淵恵美

　読者は,「精神医学」の中でリハビリテーションときくと不可解に思うかもしれない。一般的に知られているリハビリテーションは,脳梗塞のあとや骨折のあとに,運動機能を回復するために行うというイメージだからである。ここでいうリハビリテーションは,こころと脳の機能とを対象としたものである。こころと脳というのは,希望や意欲を取り戻すことや望ましい対処ができるようになることと,注意や記憶やさまざまな能力を取り戻すことと,両方を目的としているからである。そして目標は,豊かな人生に戻っていけること,よしんば何らかの精神障害に伴う変化があるにしても,それとしてその人らしい生きがいをもって歩めるようになること,である。それでは,実際に,精神障害リハビリテーションについて概説してみたい。

1. 精神障害リハビリテーションとは何か

　躁うつ病,統合失調症などに罹患した結果,患者の中では幻聴などの体験症状とともに,「前にできたことができない」「すぐ疲れる」「自信がなくやる気が起きない」などのさまざまな変化がおこり,その結果職場や学校を辞めざるを得なくなったり,家族との関係がうまくいかなくなったりする。日常生活上のさまざまな不利な状態が「障害」である。症状と障害が共存することが,精神障害の特徴であり,両者への治療及び援助が必要になってくる。さらには,このような障害は,環境からの大きな影響を受ける。障害と環境との間にはさまざまな相互作用があるので,環境への働きかけも重要である。車いすで外出することを想像していただければ,このことはイメージしやすい。スムーズに目的地につけるかどうかは,道路や建物の構造やまわりの人の支援に大きく依存する。ここで言う環境は,生活している場,周囲の人間関係などから,より広く文化や社会制度まで含んでいる。精神障害リハビリテーションは障害と環境とに介入して,回復を援助する技術体系である。

　精神障害リハビリテーションの源流は19世紀の環境療法にさかのぼる。1950年代にまずイギリスで,ついでアメリカで始まった積極的な退院促進の結果,諸制度の整備やリハビリテーション体系の発展が促された。同じ1950年代からソーシャルクラブなど,心理社会的リハビリテーションが発展したが,その特徴は,個別性の重視,環境と個人の能力との相互作用の重視,健康な部分への働きかけ,当事者による自己ケアの重視,職業・社会・余暇の重視などにある。この流れが今に続いているが,現在では生物学的

な知見や，さまざまな臨床研究をとり入れて発展している。

2. 地域ケア

　精神障害の中でも障害が重い統合失調症では，対人機能，課題遂行能力，集中力・持続力，意欲・発動性，生活課題への安定性（ストレスへの脆弱性），障害についての内省可能性など，さまざまな領域に障害がある。「障害をもちながら生活していく人」を支援するには，地域ケアのシステムとノーマライゼーションの理念が必要である。日本の精神障害をもつ患者数は入院が約33万人，外来が約183万人で，合計216万人と推計され，人口万対の精神科入院患者数は約29人で，諸外国の6〜10人と比して著しく多く，入院偏重の状況にある（精神保健福祉研究会，2001）。入院ではなくて地域で当たり前に生活するためには，目標を「人生の質（QOL）」におき，セルフケア能力を高めるとともに地域の環境づくりにも働きかける視点が重要となる。つまり狭義の医学モデルから医学・保健・福祉モデルへの転換である。

3. 精神障害リハビリテーションの基本

　①基本技術——多職種によるチームアプローチ，集団の活用，障害をもつ人自身（ユーザー）の意志を重視しリハビリテーションのプロセスに最大限の参加を求めること，アセスメントと評価の重視などがある。専門家として求められる基本技術としては，(1)援助を受ける人と，あたたかく支持的で適切な関わりをもつ姿勢・技術，(2)対象者の状態やおかれている状況を把握し，援助のためのプランを作成し，援助の効果を評価するための技術，(3)必要な援助を実行するための技術，(4)ほかの専門家や社会資源と連携し，そのネットワークを形成・維持していく技術が必要である。

　②障害からの回復を援助するアプローチ——狭く精神障害リハビリテーションをとらえると，身体的な活動を用い，社会生活を模した集団で行うものが一般的であるが，回復の目的に添った活動であれば広くリハビリテーションと考えられる。スポーツ，料理などの身体活動，音楽などの芸術活動，ゲームなどのレクリエーション，作業などの課題遂行など，使用する活動内容により多くの種類がある。また1対1，数名の小集団，中・大集団など，集団の規模によっても異なる。さらに用いる技術も，デイケア，認知行動療法，心理教育，作業療法などさまざまある。また学習中心のものから，精神療法に近いもの，遊び体験に近いものまでさまざまである。どれが適切であるかは，疾患からの回復の時期により異なり，また個々人の興味も考慮する。意欲をなくしている人が生き生き楽しんで取り組めるメニューが大切だからである。

　③適切な環境を調整するアプローチ——「病院の中でやれること」と，「ふだんの自宅での生活でやっていること」に乖離があるのは身体障害と同じである。精神障害の場

合も，生活する場での再適応や環境調整をサポートするプログラム，具体的には職業リハビリテーション，グループホームや援護寮での居住訓練，訪問看護などにつないでいくことが要請される。

日本においては，入院医療から地域ケアへと転換していく上で，「住む場所」をどうするかが大きな課題となっている。住まいは基本的な生活の基盤であり，生活障害は多くの人に持続するものであるから，地域ケアにおいては住居サービスは期限の限定を設けず続けていくことが必要となってくる。障害者の自立生活の能力に応じた住居が望まれるため，24時間スタッフが常駐して服薬や食事の援助を行うタイプの集団住居から，通常のアパートに生活してケアマネジャーなどが訪問するタイプ（援助付き住居）まで，選択肢の幅が大きく，自立生活能力，服薬や症状自己管理能力，逸脱行動の有無によって適切な生活が選べることが必要である。

地域での生活を支える技術としては，ケアマネジメントが重要である。ケアマネジメントは，利用者の立場に立ってサービスの計画と調整を行う業務であるが，事例のアセスメント，サービスの調整とモニター，訪問指導，入院部門との連携などが共通項である。もっとも包括的なケアマネジメントとしては，包括的地域生活支援（Assertive Community Treatment）が知られている。障害者自身の満足度が高く，入院率の減少が期待できる。ことに過去に繰り返し入院している対象の場合にその効果が明らかであることが分かっている。

家族は本人にとってもっとも直接的な影響を与える「環境」である。そのために家族がどういう関わりをもつかは，精神障害の経過にさまざまな影響を与えることが知られている。それと同時に，家族自身が精神障害に伴う変化にとまどったり，苦しんでいることが多い。たとえば本人がいらいらとおこりっぽくなって，家庭で軋轢が絶えなかったり，幻聴に基づく奇妙な行動や確認行為など，どう対応していいか分からないで家族も混乱したり，精神障害への偏見から家族も惨めなきもちになっていたりする。特に母親は，「自分の育て方が悪かった」と自分を責めることが多い。さらには，慢性障害であるところから，経済的負担も計り知れない。やむを得ず強制的な入院をしなければならないことへの苦悩など，つらい体験も多いであろう。家族支援の方法として，家族心理教育が，再発防止と家族の負担感の軽減に有用であることが分かっている。心理教育の基本的な枠組みは，(1) 統合失調症は生物学的疾患であり，家族関係が病因とは考えない。しかし，家族の患者への対応の仕方は再発の可能性と関連している。(2) したがって，再発の予防を目的に，統合失調症についての知識の心理教育と，患者の脆弱性に対してストレスフルとなる可能性のある対応を改める援助をする。(3) 家族を治療協力者として位置づけるとともに，援助を通して家族の負担の軽減をはかる，という3点である。

4. 具体例

　24歳女性，診断は統合失調症。幼少時より，大人しく自分から話すことのない子であった。小，中，高等学校を通じてほとんど友人がいなかった。「輪に入れずつらいことがあった」という。専門学校で簿記やワープロなどの資格を取って卒業。しかし就職試験は受けたが就労せず。初診の数年前から，噂されているように感じ，人の目が気になっていた。

　X年9月（24歳）発熱が5日間続き，そのころから「親から違う薬を飲まされている」「自分の噂をしているのが聞こえる」など訴えるようになり，夜眠れなくなった。心配した親に伴われて精神科を受診した。初診時，本人が気にかけている噂話などについてよく聞いた後，「脳内の一種のホルモンのバランスが崩れて，周りに過敏になっている状態で，薬で改善する」ことを説明し，服薬の合意ができた。精神病症状は約1カ月間で改善した。

　X+1年4月，すすめられてデイケアを開始。本人「いずれ仕事できるようになりたい」，母親「人づきあいになれ，もっと笑顔が増えて欲しい」という希望であった。週1回1時間の個人作業療法から開始したが，黙々と手芸をするのみであった。その後1年あまりかけて週2回の参加となったが，話しかければやっと返事する程度で友人はできなかった。X+2年5月，勧められてはじめて料理に参加，皆の輪には入れないがこつこつ調理し，笑顔が見られるようになった。

　X+3年1月よりコミュニケーションの練習を目指して，社会生活技能訓練（social skills training）に参加できるようになった。料理係として周囲に声かけする練習などにチャレンジした。X+4年3月より，スタッフの手助けを受けながら調理の責任者になり，発動性や表情に改善が見られ，自信がついたようだった。年単位で診察でも少しずつ言葉数が増えていたが，このころよりはっきりと自分の気持ちもいえるようになった。同年12月就労準備プログラムに参加した。X+5年，スタッフが奔走した甲斐があり（日本ではまだ，精神障害者の一般就労は狭き門である），職業カウンセラーなどの援助を受け，障害者であることを開示して雇ってもらうことができた。今後は再発防止のため，通院を続け，職場での困難に対して援助を続けていくことが必要である。

第Ⅲ部・ライフサイクルの視点から

第8章 乳幼児精神医学

本城秀次

1. 乳幼児精神医学とは

　乳幼児精神医学とは，文字どおり乳幼児期の精神医学的問題を主として取り扱う学問領域であり，児童精神医学のサブスペシャリティーとして近年関心を向けられるようになってきた。乳幼児精神医学といった用語が用いられるようになったのはそれほど古いことではなく，乳幼児精神医学という言葉が初めて使われたのは，Rexford らによって 1976 年に編集された *Infant Psychiatry: A New Synthesis* ではないかと思われる。この本は，*Journal of the American Academy of Child Psychiatry* 紙に掲載された乳幼児に関する優れた論文といくつかの書き下ろしの論文からなるものであった。もちろん乳幼児の精神的問題については，アメリカでは，1930 年代から，*Everyday Problems of Everyday Children* の著者，Douglas A. Thom やボストンで児童相談所を設立した Spock 博士など多くの人達が乳幼児の精神的問題を巡って活動してきた（Rexford et al., 1976）。これらの動きにひとつの方向性を与えようとしたのが，乳幼児精神医学の提唱であったと思われる。

　それとともに，1980 年には第 1 回世界乳幼児精神医学会がポルトガルのカスカイスで開催され，ひとつの学問領域としてまとまった活動をしていくことになった。その後この学会は 3 年に 1 回開催されており，最近では 2 年に 1 回世界各地で開催されている。第 1 回，第 2 回大会の成果が，それぞれ *Frontiers of Infant Psychiatry* の Vol. 1, 2 として出版されている。

　この間また，世界乳幼児精神医学会は，他学会と合併し世界乳幼児精神保健学会と改称し，より多領域の専門家の参加する学会として発展している。機関誌として *Infant Mental Health Journal* を発行している。

ところでイギリスでは，妊産婦のメンタルヘルスに対する関心が強く，産後精神病の母親などが子どもと一緒に入院できる母子ユニットの設置が1950年ごろより進められてきた（吉田，2001）。このように，イギリスでは乳児を扱うにしてもその重点は母親に置かれており，周産期精神医学という名称が好んで用いられる。

一方，日本でも1990年ごろより乳幼児精神医学に対する関心が次第に高まり，1991年に第1回日本乳幼児医学・心理学研究会が開催された。その後，研究会は日本乳幼児医学・心理学会となり，学会組織として活発に活動している。年1回総会を開催し機関誌として『乳幼児医学・心理学研究』を年1回発行している。

2. 乳幼児精神医学の特徴

乳幼児を対象とした精神医学では，子どもの発達や子どもと母親の問題，子どもと家族をめぐる問題，また，家族をめぐる社会関係の問題など，様々な領域の問題が関わってくる。そのため，乳幼児精神医学では，単に精神科医だけでなく多彩な職種が相互に関わり合うようになり，それらが融合し合うことによって，活動が進められることになる。

このような乳幼児精神医学の特徴をLebovici（1980）は学際的（interdisciplinary）というよりも超専門的（transdisplinary）であると述べており，Emde（1990）は乳幼児精神医学を①多領域的，②多世代的（必然的に関係および家族指向的），③発達指向的，予防指向的であると述べている。これらの指摘は乳幼児精神医学の活動の特徴を言い得て妙であり，これ以上，特に付け加えることもない。

しかし敢えていえば，乳幼児のこころの問題に対応するためには，まだ，子どもが問題を呈する以前に予防的介入を多領域の専門家が専門領域を越えて実行し，母子あるいは家族の発達を支援していく学問領域であると考えられる。

3. 乳幼児精神医学の診断分類

　乳幼児精神医学が精神医学の一分野である以上，当然固有の診断分類が存在しなければならない。乳幼児期に比較的固有な病態としてこれまでも，Kannerの早期幼児自閉症（early infantile autism），Spitzの依存抑うつ（anaclitic depression），Bowlbyの母性剥奪症候群（maternal deprevation syndrome），Mahlerの幼児共生精神病（symbiotic infantile psychosis）など種々な病態が報告されてきた。しかし，乳幼児期に固有の診断分類体系を作ろうとする試みはこれまでそれほど多くはなかった。ここではその2,3の試みを呈示することにする。

　表8-1にKreisler et al. (1983)によって発表された乳幼児期の診断分類を掲載しておく。表8-1を一読してみれば分かるように，その分類体系はわれわれにあまりなじみがないものであり，Kreislerらは乳幼児の分類を①精神身体病理，②発達障害，③運動表現，④心的表現という4軸で表現している。Kreislerらの診断分類は乳幼児精神医学発展初期における診断分類体系作成の試みと考えられるが，成人の診断分類と異なりすぎており，われわれにとって異質な感じを禁じ得ない。

　次に，Call (1983)によって提案された乳幼児期の診断分類体系の試案を呈示する（表8-2）。一瞥すれば分かるように，愛着障害および母子関係の問題に力点が置かれた分類となっている。細部にわたった分類であるが必ずしも臨床の実態と合致したものではなく，使い勝手がよいとはいえない。

　成人のみならず，子どもにおいても最もまとまった形で分類体系が作られ，世界で広く使われているのはDSM分類であると思われる。それでここでもDSM分類をみてみることにする。

　DSM-IV (American Psychiatric Association, 1994)において子どもの診断基準は「通常幼児期，小児期または青年期に初めて診断される障害」に含まれる。この診断基準を見ていえることは発達障害圏の病態は比較的まとまっているが，それ以外の診断分類は子どもの多様な病態を診断するには必ずしも十分ではない。ましてや，乳幼児期の診断分類についてはほとんど考慮が払われていないように思える。このようなDSM-IVの診断基準の問題点を補完することをも

表8-1 乳幼児期の臨床的分類

I. 身体的表現
  1. 精神身体的病理
    1) 神経学的障害
    2) 睡眠障害：不眠，過眠，夜驚症
    3) 栄養障害：食欲不振，気まぐれな食事
      a) 運動障害：咀嚼の欠如，一次的嚥下の持続
      b) 栄養摂取の偏奇：食糞症，土食症，食毛症，異食症，過食症，飲水狂
    4) 消化障害：嘔吐，反すう，周期性嘔吐症，新生児疝痛，腹痛，大腸炎，直腸結腸炎，胃十二指腸潰瘍
    5) 排泄障害：便秘，心因性大腸，下痢
    6) 呼吸器障害：喘息，息止め発作
    7) 皮膚障害：湿疹，じんま疹，脱毛症，乾癬
    8) 一般的症候：成長障害（心因性小人症），栄養不良，肥満，アレルギー状態，感染の反覆
  2. 転換症状
  3. 異常行動の身体的結果

II. 発達障害
  1. 全汎性障害：遅滞，不均一，早熟
  2. 選択的あるいは部分的障害：
    1) 精神運動性：身体軸，移動，把握
    2) 言語
    3) 適応（無生物体に対する関係）：興味の欠如，過剰な愛着，異常な性質の移行的活動と遊び
    4) 社会的発達（人に対する関係）

意図したものとして，乳幼児の診断基準である「精神保健と発達障害の診断基準（Zero to Three）」が注目されている（Zero-to-Three, 1997）。

　Zero-to-Three の診断は5軸から構成されている。第1軸は一次診断，第2軸は関係性の障害の診断と状態，第3軸は医学的，発達的障害と状態，第4軸は心理社会的ストレス因子，第5軸は機能的情緒発達水準，からなっている。ここでは，診断の主要な側面である第1軸と第2軸について述べる。

　第1軸は一次診断であり，診断基準の最も重要な部分をなしている。以下のような診断からなっている。

表 8-1 つづき

Ⅲ. 運動表現
 1. 全汎性障害：過活動，興奮，焦燥，無関心，不活発
 2. 複雑な活動（神経性習癖）：
  1) 自体愛的及び自己攻撃的行動：強迫的，指しゃぶり，マスターベーション，自傷，歯ぎしり
  2) 律動的活動：ロッキング，頭部運動，点頭痙縮
 3. 常同運動
 4. けいれん

Ⅳ. 心的表現
 1. 欠陥症候
   精神遅滞
 2. 感情障害
   抑うつ
   興奮あるいは無関心
   不安定な気分，感情反応の欠如
 3. 恐怖症
   物体に対する恐怖，人に対する恐怖
   食物恐怖，排泄恐怖
 4. 精神病

(Kreisler, et al., 1983 より作成)

100. 心的外傷ストレス障害
200. 感情の障害
　201. 乳幼児期と小児期早期の不安障害，202. 気分障害：長期化した死別／悲哀反応，203. 気分障害：乳幼児期と小児期早期のうつ，204. 感情表出の混合性障害，205. 小児期の性的同一性障害，206. 乳幼児期の反応性愛着剥奪／不適切な養育障害
300. 適応障害
400. 統制障害
　401. タイプ1：過敏，402. タイプ2：過小反応性，403. タイプ3：運動の不調和，衝動性，404. タイプ4：その他
500. 睡眠行動障害
600. 摂食行動障害
700. かかわりとコミュニケーションの障害
　　マルチシステム発達障害
　701. パターンA，702. パターンB，703. パターンC

第1軸はこのような診断分類からなっているが，第2軸は親子の関係性の障

表8-2 乳幼児精神障害の診断分類体系試案

Ⅰ. 健康な反応
　A. 発達的危機：乳幼児の健康な反応の一部としてみられ，通常一過性。8カ月不安，分離不安，正常な再接近危機など
　B. 状況的危機：正常な発達過程で，不安過剰の両親とのかかわりや，平均的に予期される環境的ストレスに対する乳幼児の反応の中で生じる

Ⅱ. 反応性障害
　ストレスとなる出来事に対するより重篤で遷延化した反応
　養育者からの外傷的な分離，犬の咬傷，親の死，病気，入院，外傷的な診断手技など

Ⅲ. 発達の偏奇
　A. 成熟パターンの偏奇：脳や身体的機能に証明しうる欠陥のない発達障害。緩除な運動および言語発達，自閉症，環境による遅滞，言語の遅れ，幼児期発症の広汎性発達障害など
　B. 脳の構造や機能の障害を伴った発達障害。ダウン症候群，けいれん性障害など
　C. 中枢神経系の構造や機能に欠陥のない，身体疾患や身体的ハンディキャップを伴った発達障害。盲，聾，関節彎曲症，先天性心疾患，腎疾患に伴う発達障害など

Ⅳ. 精神生理的障害
　気管支喘息，湿疹，消化性潰瘍，反すう，神経性嘔吐，肥厚性幽門狭窄など

Ⅴ. 愛着障害
　A. 早期乳幼児期の一次性愛着障害
　　1. 器質的原因のない発育不全を伴うもの
　　2. 適切な身体発育を伴うもの
　　3. 母乳栄養の乳児における誤った哺乳技術，乳首の問題，そして／あるいは不適切な母乳供給による器質的原因のない愛着障害と発育不全
　B. 愛着障害，慢性型
　　1. 中期乳幼児期（6カ月〜18カ月）に及ぶ，認め難い，あるいは，わずかな症状を伴うもの
　　2. 中〜後期乳幼児期に，母親代理あるいは重要な補助的母親役割人物を失うことによるもの——愛着障害，依存型と重複しうる
　C. 愛着障害，依存型——6カ月以降の発症
　　1. 古典的，純粋型
　　2. 母親の抑うつ，精神病，身体疾患，引っ越し，生活環境の変化，離婚，死，家族の重病などにより母親と実際に別離した後，母親的人物の心理的不在によるもの
　　3. 母親代理あるいは補助的な養育者の喪失によるもの
　D. 食物の拒否を伴う愛着障害——8カ月以降の発症
　E. 愛着障害，共生型
　　1. 一次性——母親の病理により，早期の母子の共生状態が後期乳幼児期（18カ月を超えて）まで持続するもの
　　2. 二次性——ある程度の分離が確立された後に，乳幼児期の共生状態が再び生じるもの
　　3. 部分的共生——ある身体器官や部分，ある機能に限定された母子の共生状態

表8-2 つづき

Ⅵ. 親子関係の障害
  A. 乳幼児期における相互関係の不調和
  B. サド・マゾヒスティックな関係
  C. 権力闘争
  D. 親による無視
  E. 親の剥奪
  F. 親による搾取
  G. 親による虐待
Ⅶ. 乳幼児期の行動障害
  乳幼児易刺激性症候群，乳幼児期の注意障害，睡眠問題など
Ⅷ. 環境障害（健康な乳幼児の適応能力を超えた）
  A. 胎児期の環境障害
    胎児アルコール症候群，RH あるいは ABO 感作，風疹など
  B. 周産期の環境障害
    麻酔効果，バルビツレイト中毒，外傷的出産による急性脳症候群
  C. 出生後の養育における一次的欠陥
    施設児，遺棄児など
  D. 医原性障害
    1. 不適切な，あるいは誤解された医学的ケアや両親に対するアドバイスによる二次性のもの
    2. 不適切な，あるいは誤解された心理的ケアや両親に対するアドバイスによる二次性のもの
    3. 両親に対する不十分な，あるいは不適切な教育的アドバイスによる二次性のもの
Ⅸ. 遺伝的障害
  A. 表現型の表れを伴うもの
  B. 表現型の表れを伴わないもの
  C. 子どもへの遺伝を伴わない家族におけるもの
Ⅹ. コミュニケーション障害
  A. 言語発達遅滞
  B. 言語発達の退行
  C. 正常言語と交互する言語退行の時期
  D. 行動上の困難さと関連した言語問題
  E. 自閉症児にみられるような慣習的でない統語法
  F. 双生児言語あるいはその他の特有な言語パターン
  G. 言葉の制止
  H. 言葉の代わりに身振りを用いること
  I. 言語の使用にみられるような象徴機能の不全あるいは遅滞

（Call, 1983 より作成）

表8-3 通常，幼児期，小児期または青年期に初めて診断される障害

精神遅滞
注）これらは第2軸にコードされる
317　　［F70.9］　　　軽度精神遅滞
318.0　［F71.9］　　　中等度精神遅滞
318.1　［F72.9］　　　重度精神遅滞
318.2　［F73.9］　　　最重度精神遅滞
319　　［F79.9］　　　精神遅滞，重症度は特定不能
320
321　学習障害
322　315.00　［F81.0］　読字障害
323　315.1　　［F81.2］　算数障害
324　315.2　　［F81.8］　書字表出障害
325　315.9　　［F81.9］　特定不能の学習障害
運動能力障害
　　　315.4　　［F82］　　発達性協調運動障害
コミュニケーション障害
　　　315.31　［F80.1］　表出性言語障害
　　　315.31　［F80.2］　受容―表出混合性言語障害
　　　315.39　［F80.0］　音韻障害
　　　307.0　　［98.5］　　吃音症
　　　307.9　　［F80.9］　特定不能のコミュニケーション障害
広汎性発達障害
　　　299.00　［F84.0］　自閉性障害
　　　299.80　［F84.2］　レット障害
　　　299.10　［F84.3］　小児期崩壊性障害
　　　299.80　［F84.5］　アスペルガー障害
　　　299.80　［F84.9］　特定不能の広汎性発達障害
注意欠陥および破壊的行動障害
　　　314.xx　［___.__］　注意欠陥／多動性障害
　　　　　.01　［F90.0］　混合型
　　　　　.00　［F98.8］　不注意優勢型
　　　　　.01　［F90.0］　多動性-衝動性優勢型
　　　314.9　　［F90.9］　特定不能の注意欠陥／多動性障害
　　　312.8　　［F91.8］　行為障害
　　　　　　▲病型を特定せよ：小児期発症型，青年期発症型
　　　313.81　［F91.3］　反抗挑戦性障害
　　　312.9　　［F91.9］　特定不能の破壊的行動障害
幼児期または小児期早期の哺育，摂食障害
　　　307.52　［F98.3］　異食症
　　　307.53　［F98.2］　反芻性障害
　　　307.59　［F98.2］　幼児期または小児期早期の哺育障害

表8-3 つづき

幼児期，小児期または青年期の他の障害
　309.21　[F93.0]　　　分離不安障害
　　　　　▲該当すれば特定せよ：早発性
　313.23　[F94.0]　　　選択性緘黙
　313.89　[F94.x]　　　幼児期または小児期早期の反応性愛着障害
　　　　　▲病型を特性せよ：[F94.1] 抑制型，[F94.2] 脱抑制型
　307.3　　[F98.4]　　　常同運動障害
　　　　　▲該当すれば特性せよ：自傷行動を伴うもの
　313.0　　[F98.9]　　　特定不能の幼児期，小児期または青年期の障害

チック障害
　307.23　[F95.2]　　　トゥレット障害
　307.22　[F95.1]　　　慢性運動性または音声チック障害
　307.21　[F95.0]　　　一過性チック障害
　　　　　▲該当すれば特定せよ：単一エピソード，または反復性
　307.20　[F95.9]　　　特定不能のチック障害

排泄障害
　___.__　[___.__]　　　遺糞症
　787.6　　[R15]　　　　便秘と溢流性失禁を伴うもの
　　　（第3軸にも [K59.0] 便秘とコード番号をつけて記録しておくこと）
　307.7　　[F98.1]　　　便秘と溢流性失禁を伴わないもの
　307.6　　[F98.0]　　　遺尿症（一般身体疾患によらない）
　　　　　▲病型を特定せよ：夜間のみ，昼間のみ，夜間および昼間

(APA, 1994)

害に関するもので次のような分類からなっている．
　　901. 過剰な関係性
　　902. 過小な関係性
　　903. 不安／緊張
　　904. 怒り／敵意
　　905. 混合性の対人関係障害
　　906. 虐待的
　　　906a. 言語による虐待
　　　906b. 身体的な虐待
　　　906c. 性的な虐待

　ここに Zero-to-Three の第1軸と2軸のみを示したが，ここではこれらの特徴について触れてみよう．まず，DSM と Zero-to-Three は相互に排除的では

なく，Zero-to-Three は DSM-IV など既存の診断基準を補完することを目的としており，DSM-IV などに適切な診断基準があれば，それを用いても良いことになっている。

Zero-to-Three に特徴的な診断基準として，統制障害やマルチシステム発達障害という診断名が存在している。統制障害は，乳幼児期と小児期早期に明確になる障害で，行動と生理，感覚，注意，運動，情緒のプロセスを統制することや，落ち着いた，注意深い，情緒的に好ましい状態を組織化することが困難な状態に対して名付けられたものである。このような統制能力の障害は，睡眠あるいは摂食の問題，行動制御の困難，恐怖や不安，会話と言語発達の問題，そして一人であるいは他児と遊ぶ能力の障害などの形で乳幼児期と小児期早期の子どもに現れる。

次に，マルチ発達障害という概念も Zero-to-Three に特徴的なものである。DSM-III-R（American Psychiatric Association, 1987）や DSM-IV において，自閉性障害の概念が拡張され，自閉性障害のすべての基準を満たしてはいない子どものために特定不能の広汎性発達障害（PDD-NOS）という診断項目を含むようになっている。広汎性発達障害という概念は，関係性の障害を一次的で，比較的永続的な障害と捉えている。それに対しマルチシステム発達障害という概念は，幼い子どもに様々な程度のかかわりに関する問題が見られるかもしれないが，それらはかかわりの一次的欠陥とは必ずしも連続線上にあるわけではないという考え方に基づいている。幼い子どもに焦点を当てている Zero-to-Three では，DSM-IV の広汎性発達障害に加えてマルチシステム発達障害という概念を提唱することによって，コミュニケーションと運動，感覚処理に顕著な障害を示すが，かかわりにおいて，親しさや近しさのある程度の能力や潜在力を示す子どもにこの診断を付けることによって，広汎性発達障害かどうかという判断を延期することとしている。

4. 乳幼児の治療

乳幼児精神医学においては，乳幼児あるいは妊婦に対して，早期の治療的介入を行うことが重要な課題となっている。その場合，乳幼児精神医学ではどの

ような治療的介入を行うのであろうか。

　乳幼児期の子どもに対する治療的介入については，Fraiberg et al.（1983）による研究以来多くの研究がなされてきている。主としてそれらは，精神分析的に基礎づけられたものであるが，以下のように分類されている。

　①短期危機介入——問題が限局的な外的出来事に対する急性，反応性のもので，しかも，短期の焦点づけられた介入に反応して，それを利用する心理的能力を親が有していると評価される場合にこの介入法が用いられる。通常は数回の面接でその目的が達成されるものである。

　②発達ガイダンス－支持的精神療法——発達ガイダンス－支持的精神療法は以下のような場合に用いられるもので，親子の関係について深い心理的介入を行うことは避け，子どもの養育等に関して具体的な指示を与えて，ガイダンスを行っていくものである。

　この治療法が適応になるのは以下の2つの場合が考えられる。

　　(1)　両親は十分な養育能力を有しているが，赤ん坊の有する障害が両親の養育能力を耐え難いまでに緊張させ，その結果，両親が機能失調に陥っている場合（障害児をもつ精神的に大きな問題のない両親など）。
　　(2)　赤ん坊に情緒障害があり，しかも，親が重篤な精神的問題を有しており，自己の内的葛藤を取り扱う能力を十分に有していない場合（発育障害の子どもをもつ10代の抑うつ的な母親など）。

　これらの症例では，親子の関係について深層介入的な精神療法を行うことは適応とならず，親に情緒的支持を与えることによって親の養育能力を高めるとともに，赤ん坊の有する欲求について情報を提供したり，話し合ったりすることによって，子どもの発達についてガイダンスを行う。

　(3)　乳幼児－親精神療法
　　両親間，あるいは両親と赤ん坊の間に重大な葛藤が存在し，しかも両親が深層介入的な精神療法に耐えられる場合に適応となる。この場合，赤ん坊は，親の過去の人物像を表象していたり，親の否定さるべき自己の一側面を代表していたりする。両親は

過去と現在を結びつけ，洞察へと至ることを目的とされる。その際に治療場面に赤ん坊が存在することによって，親の原初的なイメージが活性化されやすくなり，親が自分の過去と現在を結びつけることが容易となるのである。このような症例の記述はFraibergら（1975）による"育児室に侵入した過去の「幽霊」"などに記述されている。Lebovici（1988）は母親が子どもに抱く幻想には現実の乳児（real baby），空想的乳児（imaginary baby），幻想的乳児（fantasmatic baby）の3つの水準があり，それらのイメージが重なり合って，母親の子どもに対する表象が形成されるのである。中でも，ふだんはほとんど意識していないような母親の古い記憶である幻想的乳児の表象が赤ん坊との関係に影響を与えることになる。

5. 乳幼児精神医学のめぐるいくつかの視点

5.1. 愛着研究

愛着概念はBowlby（1969）によって形成され，母子関係を研究する際に重要な概念となっている。愛着とは，出生後1年以内という早期に，赤ん坊が特定の母性的人物と強い結びつきを形成し，その人物に対し特有の行動（その人物とより近接した行動を取ろうとする）を示すようになることをいう。

愛着行動は定位行動，信号行動，接近行動の大きく3つからなっている。

① 定位行動とは，愛着対象を他の人物と区別して，その人物に常に視線を向け，凝視するような行動である。
② 信号行動とは，泣き声，発声あるいは微笑反応などで，愛着対象を自分の方に引き寄せようとする行動である。
③ 接近行動とは，愛着対象に対する後追い行動やしがみつきなど子どもの方から愛着対象に接近しようとする行動である。

このような愛着行動は，子どもが養育者とそれ以外の見知らぬ人を区別するようになる生後5，6カ月ごろからはっきりしてくる。

Ainsworth et al.（1978）は，母子が分離再会場面を体験するstrange situationという手法を用いて，子どもの母親に対して示す愛着の質を区別した。

strange situation は，表 8-4 に示されているように実験室状況で 2 回の母親との分離，再会場面を含む 8 つのエピソードからなる検査方法である。通常は 12 カ月から 18 カ月の子どもを対象に実施される。この検査で重視されるのは母親との分離後の再会場面であり，母親との再会時に子どもがどのような反応を示すかによって，子どもの母親に対する反応がタイプ分けされている。

子どもの母親に対する愛着は現在のところ以下のように分類されている。
① 安定的愛着（secure attachment）タイプ（B 型）
② 不安 - 回避的愛着（anxious-avoidant attachment）タイプ（A 型）
③ 不安 - 抵抗的愛着（anxious-resistant attachment）タイプ（C 型）
④ 不安定 - 不統合（insecure-disorganized）タイプ（D 型）

①安定的愛着タイプ（B 型）は，母親との分離再会後に，母親との接近，接触，交流を積極的に求め，回避的な反応や両価的な反応をほとんど示さない安定した愛着を有する子どもである。

それに対し，②不安定愛着タイプと考えられる A 型，③ C 型は母親との分離再会場面において，次のような反応を示す。不安 - 回避的愛着タイプ（A 型）は，母親と再会したときに，母親との接触を回避したり，母親の方を振り向かないで，自分のしている遊びを続けたりする。不安 - 抵抗的愛着タイプ（C 型）の子どもは，母親と再会した後，母親に対し接近や接触を求めたりする一方，それに対して抵抗的な態度も示し，両価的な様子を示す子どもたちである。

当初は愛着のタイプはこの A, B, C 型の 3 型に分類されていたがその後，Main et al.（1981）は strange situation で観察された子どもの 12.5% はこれらの型に分類不能であることを見出し，しかもそれらの子どもたちは誤って安定的愛着タイプに分類されることが多いと指摘している。その後，Main らはこのようなタイプの子どもたちを④不安定 - 不統合型（D 型）として，新たな愛着タイプとして提案した（Stevenson-Hinde, 1990）。D 型については，被虐待児の 80% が D 型に属していたという報告にみられるように，このタイプの母親は子どもに対して適切な愛着対象として機能していないと考えられる。このタイプの子どもは，愛着対象に再会したときに一貫した行動を取ることができず，突然にすくんでしまったり，顔を背けた状態で愛着対象に近づいたり，ス

表8-4　Ainsworth の strange situation（三宅, 1989）

エピソード	登場人物	時間	状況の概要
1	母・子・実験者	30秒	実験者が母子を実験室へ導入し退出する。
2	母・子	3分	母は子に関与しない。子は探索的に活動する。
3	見知らぬ女性・母・子	3分	見知らぬ女性が入室し，最初の1分は黙っている。次の1分は母と話す。残りの1分は子に働きかける。最後に母にそっと退出してもらう。
4	見知らぬ女性・子	3分あるいはそれ以下*	最初の母との分離場面。見しらぬ女性は子に合わせて行動する。
5	母・子	3分あるいはそれ以上**	最初の母との再会場面。母は子に働きかけなぐさめる。それから再び遊ばせようとする。バイバイと言って母は退出する。
6	子	3分あるいはそれ以下*	2回目の母との分離場面。
7	見知らぬ女性・子	3分あるいはそれ以下*	見知らぬ女性が入室し，子に合わせて働きかける。
8	母・子	3分	2回目の母との再会場面。母が入室し，子に働きかけ抱き上げる。見知らぬ女性はそっと退出する。

＊　子どもがひどく泣いたりした場合には短くする
＊＊子どもが再び遊び始めるのに時間がかかる場合には延長する

トレンジャー（見知らぬ人）におびえたときに愛着対象から離れ壁にすり寄るような行動を示したり，再会場面で，愛着対象を迎えるためにしがみついたかと思うと，すぐに床に倒れ込むなど，極端に矛盾し，混乱した行動を示す子どもたちである。

　子どもの愛着行動のタイプと子どものメンタルヘルス，母親の有する愛着表象との関連などについて研究が行われている。

5.2. 気質研究

　子どもの行動の特性を判定するひとつの概念として，子どもの気質というものを挙げることができる。気質とは，早期に出現する体質に根ざした行動傾向であり，行動が遂行される一貫したパターンを言う。すなわち，気質は何をやるかではなく，どのようにやるかを問うものである。気質研究としては，Thomas et al.（1968）によるニューヨーク縦断研究が有名である。

　Thomas らの気質研究では，気質は以下の9次元から構成されている。

① 活動性（activity level）——子どもの活動に現れる運動のレベル，テンポ，頻度，および活動している時間とじっとしている時間の割合。活発さの程度
② 周期性（rhythmicity）——食事，排泄，睡眠・覚醒などの生理的機能の周期の規則性の程度。
③ 接近・回避（approach or withdrawal）——初めて出会った食物，玩具，人，場所に対する最初の反応の性質。積極的に受け入れるか，それともしりごみするか。
④ 順応性（adaptability）——環境が変化したときに，行動を望ましい方向へ修正しやすいかどうか，慣れやすさの程度。
⑤ 反応の閾値（threshold of responsiveness）——はっきりと見分けられる反応を引き起こすのに必要な刺激の強さ，感受性の程度。
⑥ 反応の強さ（intensity of reaction）——反応をはっきりと表すか，穏やかに表すか。
⑦ 気分の質（quality of mood）——うれしそうな，楽しそうな，友好的な行動と，泣きやつまらなそうな行動の割合。
⑧ 散漫性（distractibility）——していることを妨げる環境刺激の効果。外的な刺激によって，していることが妨害されやすいかどうか。
⑨ 固執性（attention span と persistence）——この２つのカテゴリー（attention span と persistence）は相互に関連している。注意の範囲は，ある特定の活動にたずさわる時間の長さ，持続性は，妨害が入ったときに，それまでしていたことに戻るか，別の活動に移るか。

さらに，これらの気質の９次元の組み合わせによって，子どもはいくつかの気質類型に分けられている。

① 扱いにくい子ども（difficult child）10%——（ⅰ）周期が不規則，（ⅱ）新しい場面では回避的，（ⅲ）順応の仕方は遅い，（ⅳ）反応の表し方は強い，（ⅴ）気分は不機嫌。
② 時間のかかる子ども（slow-to-warm-up child）15%——（ⅰ）活動性が低い，（ⅱ）回避的，（ⅲ）順応が遅い，（ⅳ）反応は穏やか，（ⅴ）気分は不機嫌。
③ 扱いやすい子ども（easy child）40%——「扱いにくい子ども」の特徴が２項目以内。
④ 平均的だが扱いにくい子ども（intermediate-high child）。
⑤ 平均的だが扱いやすい子ども（intermediate-low child）。

このような気質概念を形成するのに Thomas et al. (1968) は子どもの行動を観察したが，気質を測定するための尺度も開発されている。

ここで問題となるのは扱いにくい子どもである。扱いにくい子どもは生活のリズムが不規則で，新しい状況に回避的で，順応性が低く，反応が強烈で，否定的な気分を示しがちな子どもである。これらの子どもは母子関係に問題を生じやすく，後に行動障害を呈する可能性が高いと言われている。

6. 臨床的実践

6.1. ハイリスク児に対する心理的介入

ハイリスク要因としては様々なものが存在している。その代表的なもののひとつに低出生体重児（未熟児）の存在がある。低出生体重児では児童虐待の頻度が高いといわれている。

低出生体重児（未熟児）がハイリスクである要因については，早期の母子の接触が妨げられることなど様々なことがいわれているが，ここでは低出生体重児の母親が達成すべき課題を挙げておこう（Kaplan et al., 1960）。

①子どもの死を予期すること。
②熟産児を出産できなかったという失敗を認めること。
③子どもが生存可能となったとき，それまで中断していた子どもとの積極的なかかわりを再開すること。
④未熟児が正常児と異なり，特殊な養育上の欲求や成長パターンを有していることを認めること。

低出生体重児の母親はこのような心理的課題を達成しなければならないが，母子の適切な相互作用を促進するために，(1)赤ん坊をより活動的，反応的にするために赤ん坊に付加的な刺激を与える方法，(2)母親が赤ん坊の発するサインに敏感になり，より適切な介入ができるように，母親を教育，指導，指示していく方法，等が試みられている。しかし，最近では，低出生体重児は NICU において過剰刺激にさらされているのであり，むしろ刺激を少なくして，子宮

内に近い環境を保つのがよいという考え方もなされている。

具体的には Als (1986) らによって提唱されたディベロップメンタルケアといわれるものがある。この治療的介入では，低出生体重児を子宮内の環境により近い形でケアしようとするものである。具体的には，(1)騒音と視覚刺激を減らすことで，環境の調整を行うこと，(2)子宮内の体勢に近づける目的で，ポジショニングの固定を行うこと，(3)休息の時間を確保するために，ケアを凝集させること，(4)おしゃぶりを使用すること，(5)カンガルーケアを行うこと，(6)多胎児の場合，同胞とひとつのベットを共有すること，(7)乳児の自己統制を促進すること，(8)両親と協同し，親と子のきずなを促進すること，といったことが重視されている (Byers, 2003)。

6.2. 母親の抑うつと母子相互作用の問題

乳幼児期の精神医学的問題を考える場合，母親の抑うつと母子の相互作用の問題が重要な関心を集めている。従来母親のうつ病というと，産褥うつ病が注目されていたが，最近では，妊娠期の母親の抑うつにも関心が向けられるようになってきた。

従来，妊娠期は母親にとって精神的に比較的安定した時期であり，精神障害の発生は比較的少ないと考えられていた。しかし，近年妊娠期にも抑うつがかなりの頻度で見られることが明らかにされてきており，Kumar et al. (1984) によると，112名の妊婦について調査を行ったところ，約10%の妊婦にうつ病が認められたと報告されている。そして，産褥期よりも妊娠期の方がむしろ抑うつが多いのではないかといったことを述べるものもいる。

一方，産褥期に高頻度で出現するうつ病類似の病態として，マタニティーブルーズがある。マタニティーブルーズは産後数日から1，2週間の間に出現し，数時間から数日で消失する抑うつ症状である。母親の50〜60%に出現するといわれており，多くは特に治療をすることなく，自然に軽快する。しかし，一部のものは産褥うつ病に移行するといわれている。

一方，産褥うつ病は，産後数週間から数カ月して発症してくるもので，症状論的には通常の抑うつと変わりはない。発症頻度は10〜20%といわれている。以前は日本では，産褥期のうつ病は欧米に比べて少ないといわれていたが，最

近では日本でも産褥うつ病の発症頻度は欧米と差はないと考えられている。

抑うつ状態の母親と乳児の母子相互作用の問題については多くのことがいわれている。産後3～5カ月の抑うつ的な母親は抑うつ的でない母親に比べて，憂うつで不安そうな表情や，平板で緊張した表情をしていることが多く，活動性に乏しかった。また，これらの母親では，模倣行動があまりみられず，子どもの信号に対する反応性に乏しく，ゲーム遊びをすることが少なかった。そして，これらの母親は制御的で懲罰的な養育態度を示すことが多かった。一方，子どもの方は抑うつ的でない母親の子どもに比べて，覚醒水準が低く，リラックスした活動や，満足した表情に乏しく，騒々しかった（Field et al., 1985）。

抑うつ的な母親と子どもの間の相互作用には特徴的なものがあることはこのように明らかにされているが，このような母子相互作用が子どもの長期的な発達にどのような影響を与えるかを検討していくことが重要である。すでにこのような点についても多くのデータが報告されている。

6.3. 胎児虐待

今日日本でも児童虐待の問題が大きな社会的関心を集めており，その対策が論じられている。しかし，母子の相互作用も妊娠中から始まっているように，子どもに対する虐待も妊娠期からすでに認められる。

この様な状態をCondon（1987）は胎児虐待として記述している。彼らによると，胎児虐待は妊娠後半に認められるもので，①胎児への（腹壁，あるいは膣を通しての）直接的な物理的攻撃，②アルコール，ニコチン，あるいは薬物による"化学的"攻撃から胎児を守ることができない，といった2つのタイプの虐待があるという。2番目の虐待は要するに妊娠中に胎児を守るために有害な物質の服用を止めることができないことである。

胎児虐待という現象は，日本ではこれまでのところほとんど注目されていなかったが，今後薬物乱用の増加などが予想される中で，大きな社会問題になる可能性が存在すると考えられる。

文　献

Ainsworth, M. D., Blehar, M., Walters, E et al.　1978　*Patterns of Attachment: A*

Psychological Study of the Strange Sittuation, Laurence Erlbaum Associates.
Als, H. 1986 A synactive model of neonatal behavior organization: Framework for the assessment of neurobehavioral development in the premature infant and for support of infants and parents in the neonatal intensive care environment. *Physical and Occupational Therapy in Pediatrics*, 6, 3-53.
American Psychiatric Association 1987 *Diagnostic and Statistical Manual of Mental Disorders, Third Edition-Revised* (DSM-III-R). APA.
American Psychiatric Association 1994 *Diagnostic and Statistical Manual of Mental Disorders, Fourth Edition* (DSM-IV). APA.
Bowlby, J. 1969 *Attachment and Loss, Vol. 1: Attachment.* Hogarth Press.（黒田実郎・大羽 蓁・岡田洋子（訳） 1976 母子関係の理論1：愛着行動．岩崎学術出版社）
Byers, J. F. 2003 Components of developmental care and the evidence for their use in the NICU. *MCN American Journal of Maternity and Child Nursery*, 28, 174-180.
Call, J. D. 1983 Toward a nosology of psychiatric disorders in infancy. In, Call, J. D., Galenson, E., & Tyson, R. L. (Eds.), *Frontiers of Infant Psychiatry* (pp. 117-128). Basic Books.
Condon, J. T. 1987 The battered fetus syndrome: Preliminary data on the incidence of the urge to physically abuse the unborn child. *Journal of Nervous and Mental Disease*, 175, 722-725.
Emde, R. N. 1990 New directions from infant psychiatry: Individuality in relationships and disorders. 第12回国際児童青年精神医学会での発表原稿．
Field, T., Sandberg, D., Garcia, R. et al. 1985 Pregnancy problem, postpartum depression, and early mother-infant interactions. *Developmental Psychology*, 21, 1152-1156.
Fraiberg, S., Adelson, E., & Shapiro, V. 1975 Ghosts in the nursery: A psychoanalytic approach to the problems of impaired infant-mother relationships. *Journal of American Academy of Child Psychiatry*, 14, 387-421.
Fraiberg, S., Shapiro, V., & Cherniss, D. 1983 Treatment Modalities. In, Call, J. D., Galenson, E., & Tyson, R. L. (Eds.), *Frontiers of Infant Psychiatry* (pp. 56-73). Basic Books.
Kaplan, D. M., & Mason, E. A. 1960 Maternal reactions to premature birth viewed as an acute emotional disorder. *Journal of Orthopsychiatry*, 30, 539-552.

Kreisler, L., & Cramer, B. 1983 Infant psychopathology: Guidelines for examination, clinical groupings, nosological propositions. In, Call, J. D., Galenson, E., & Tyson, R. L. (Eds.), *Frontiers of Infant Psychiatry* (pp. 129-135). Basic Books.

Kumar, R., & Robson, K. M. 1984 A prospective study of emotional disorders in childbearing women. *British Journal of Psychiatry*, 144, 35-47.

Levovici, S. 1980 第1回世界乳幼児精神医学会での発表. Cascais, Portugal.

Levovici, S. 1988 Fantasmatic interaction and intergenerational transmission. *Infant Mental Health Journal*, 9, 10-19.

Main, M., & Weston, D. R. 1981 The quality of the toddler's relationship to mother and to father: Related to conflict behavior and the readiness to establish new relationships. *Child Development*, 52, 932-940.

三宅和夫 1989 乳幼児の情動的発達と母子関係——日米比較の観点から. 小此木啓吾, 渡辺久子 (編), 別冊発達9:乳幼児精神医学への招待 (pp. 60-66). ミネルヴァ書房.

Rexford, E. N., Sander, L. W., & Shapiro, T. (Eds.) 1976 *Infant Psychiatry: A New Synthesis*. Yale University Press.

Stevenson-Hinde, J. 1990 Attachment within family systems: An overview. *Infant Mental Health Journal*, 11, 218-227.

Thomas, A., Chess, S., & Birch, H. 1968 *Temperament and Behavior Disorders in Children*. New York University Press.

吉田敬子 2001 周産期障害と精神科母子入院ユニット. 渡辺久子・橋本洋子 (編), 別冊発達24:乳幼児精神保健の新しい風 (pp. 49-61.) ミネルヴァ書房.

Zero-to-Three/National Center for Infants Toddlers and Families 1997 *Diagnostic Classification :0-3, Diagnostic Classification of Mental Health and Developmental Disorders of Infancy and Early Childhood*. Zero to Three/National Center for Infants Toddlers and Families, Washington, D. C. (本城秀次・奥野 光 (訳) 2000 精神保健と発達障害の診断基準:0歳から3歳まで. ミネルヴァ書房)

第9章 発達障害

金生由紀子

はじめに

　発達障害への関心が最近になって高まっている。その基盤には，子どもの時期に固有な障害があるというライフサイクル的な考え方が浸透してきたことがあろう。また，発達障害が従来考えられていたよりも幅広くかつ頻度が高いものであると認識されるようになったことも関連していよう。さらに，発達障害に焦点を当てた法律や行政面の整備も後押ししていると思われる。

　このような流れの中で，発達障害という言葉が一人歩きして安易なレッテル貼りになっているのではないかと危惧されることもある。本来は，発達水準を踏まえて，また発達の経過を考慮して，一人ひとりをよりよく理解してよりよい治療や支援を目指すことにつなげるためのものであろう。そのような立場で，発達障害の定義と特徴を述べてから，その治療と支援について概説する。

1. 発達障害の定義と範囲

　発達障害という言葉の意味するところはそれを使う個々人によっていくらか異なっていることがある。

　ここでは，ICD-10における「F8 心理的発達の障害」の特徴としてあげられている3項目を用いる。すなわち，(a) 発症は常に乳幼児期あるいは小児期であること，(b) 中枢神経系の生物学的成熟に深く関係した機能発達の障害あるいは遅滞であること，(c) 精神障害の多くを特徴づけている，寛解や再発がみられない安定した経過であること，である。

　「F8 心理的発達の障害」は，主としてF80～F83の各種の特異的発達障害およびF84の広汎性発達障害からなるが，上記の3つの特徴を有するものを広

く発達障害としてよいと思われる。したがって，ICD-10 の F7 である精神遅滞，F9 に含まれる注意欠陥／多動性障害（注意欠如・多動性障害 Attention-Deficit/Hyperactivity Disorder: AD/HD）なども発達障害となる。

　発達障害に関する法律として，発達障害者支援法が2005（平成17）年4月に施行され，「発達障害者の心理機能の適正な発達及び円滑な社会生活の促進」を目指し，「発達障害者の自立及び社会参加に資するようその生活全般にわたる支援を図り，もってその福祉の増進に寄与する」とされる。この法律における発達障害は「自閉症，アスペルガー症候群その他の広汎性発達障害，学習障害，注意欠陥多動性障害その他これに類する脳機能の障害であってその症状が通常低年齢において発現するもの」と定義されている。政令および厚生労働省令では，脳機能の障害であってその症状が通常低年齢で発現して ICD-10 の F8 および F9 に含まれる障害であればよいとされるので，先に述べた発達障害のうちで以前から知的障害者福祉法で対応されていた精神遅滞を除いたものとほぼ同じといえよう。ただし，F9 のどこまでを脳機能の障害とするかは人によって異なる余地があると思われる。

　また，発達障害への支援として，特別支援教育が2007（平成19）年4月から全国で実施されるようになった。特別支援教育とは，「これまでの特殊教育の対象の障害だけでなく，その対象でなかった障害のある児童生徒に対してその一人一人の教育的ニーズを把握し，当該児童生徒の持てる力を高め，生活や学習上の困難を改善又は克服するために，適切な教育や指導を通じて必要な支援を行うもの」とされる。当初はその対象に「学習障害，注意欠陥／多動性障害，高機能自閉症」を含むと強調されていたが，2007（平成19）年3月15日付の通達では，対象は「発達障害者支援法の定義による」発達障害であり「高機能のみならず自閉症全般を含むなどより広い」とすると共に，「学術的な発達障害と行政政策上の発達障害とは一致しない」と明記されている。

2. 主な発達障害

2.1. 診断分類

　認知，行動，情緒，運動の4つの領域で考えると，発達障害をもつ人では実

際には複数の領域で問題を抱えているが，診断名はそのうちのひとつの領域に着目してつけられる。

認知の領域では，全般的な低さがある精神遅滞，不均衡で特徴づけられる学習障害などがある。行動の領域では，対人的相互反応の質的障害などの3つの行動症状で定義される自閉症，不注意をはじめとする3つの行動症状が特徴的であるAD/HDなどがある。さらに，運動の領域では，不器用さを中心とする発達性協調運動障害（DSM-IV-TRの診断名である），チックが長期間持続するトゥレット症候群などが含まれる。なお，不安やうつなどの情緒の領域については，これまで発達障害では十分に関心がもたれてこなかったが，実際にはしばしば大きな問題となる。

2.2. 自閉症

（1）自閉症の定義と特徴 —— 自閉症は，対人的相互反応の質的障害，言語を含めたコミュニケーションの質的障害，興味と活動の偏りの3つの行動症状があり，3歳以前に発症する症候群である（表9-1）。この3つの主症状は年齢や発達水準で表れ方が異なる。たとえば，対人的相互反応の質的障害についてみると，年齢や発達水準が低ければ，目が合わないとか呼んでも振り向かないなどの行動が顕著であるが，発達が進むに連れてそれらは軽快する。しかし，相手のきもちに合わせてやりとりをしていくことの困難は持続する。

診断基準には含まれないが，3つの主症状以外でしばしば問題になる症状として，感覚過敏・異常，不器用を含めた運動症状，睡眠障害がある。感覚過敏・異常には，特定の音を嫌がって興奮したり耳ふさぎをしたりする，痛みに鈍感で外傷があっても平気であるなどが含まれる。感覚の問題については，知的に高い自閉症者がその苦痛を詳しく報告するようになったことなどもあり，その重要性が再認識された。運動症状については，自発的に体を動かす点では著しい遅れがないため見すごされがちであったが，模倣も含めた意図的な運動の苦手さが実際にはしばしば問題になる。

また，多動もしばしば問題になるが，年齢が上がるにつれて頻度が減少する。一方，自傷，他害，器物破損などの攻撃行動や過去の嫌なできごとがありありと思い浮かぶフラッシュバックは，年齢が上がると共に増加する。

表9-1 DSM-IV-TRによる自閉性障害の診断基準

A. (1), (2), (3)から合計6つ（またはそれ以上），うち少なくとも (1)から2つ，(2)と (3)から1つずつの項目を含む．
  (1) 対人的相互反応における質的な障害で以下の少なくとも2つによって明らかになる．
    (a) 目と目で見つめ合う，顔の表情，体の姿勢，身振りなど，対人的相互反応を調節する多彩な非言語性行動の使用の著明な障害
    (b) 発達の水準に相応した仲間関係を作ることの失敗
    (c) 楽しみ，興味，達成感を他人と分かち合うことを自発的に求めることの欠如（例：興味のある物を見せる，持って来る，指差すことの欠如）
    (d) 対人的または情緒的相互性の欠如
  (2) 以下のうち少なくとも1つによって示されるコミュニケーションの質的な障害：
    (a) 話し言葉の発達の遅れまたは完全な欠如（身振りや物まねのような代わりのコミュニケーションの仕方により補おうという努力を伴わない）
    (b) 十分会話のある者では，他人と会話を開始し継続する能力の著明な障害
    (c) 常同的で反復的な言語の使用または独特な言語
    (d) 発達水準に相応した，変化に富んだ自発的なごっこ遊びや社会性を持った物まね遊びの欠如
  (3) 行動，興味および活動の限定された反復的で常同的な様式で，以下の少なくとも1つによって明らかになる．
    (a) 強度または対象において異常なほど，常同的で限定された型の1つまたはいくつかの興味だけに熱中すること
    (b) 特定の機能的でない習慣や儀式にかたくなにこだわるのが明らかである
    (c) 常同的で反復的な衒奇的運動（例：手や指をぱたぱたさせたりねじ曲げる，または複雑な全身の動き）
    (d) 物体の一部に持続的に熱中する
B. 3歳以前に始まる，以下の領域の少なくとも1つにおける機能の遅れまたは異常：(1) 対人的相互作用，(2) 対人的コミュニケーションに用いられる言語，または (3) 象徴的または想像的遊び
C. この障害はレット障害または小児期崩壊性障害ではうまく説明されない

（APA, DSM-IV-TR より）

(2) 自閉症スペクトラム障害と広汎性発達障害──自閉症とその基本的特徴をいくらか共有する障害をまとめて，ICD-10 や DSM-IV-TR では広汎性発達障害（pervasive developmental disorders: PDD）と呼んでいるが，最近ではこれとほぼ同じ範囲に対して自閉症スペクトラム障害（autism spectrum disorders: ASD）という言葉を使うことが多くなっている．

DSM-IV-TR では，PDD として，自閉性障害（一般には自閉症）の他に，レット障害（一般にはレット症候群），小児期崩壊性障害，アスペルガー障害（一般にはアスペルガー症候群），特定不能の広汎性発達障害（pervasive developmental disorder not otherwise specified: PDDNOS) を設定している。PDD とは，これらの診断カテゴリーのいずれかに分類することを前提とした総称である。それに対して，ASD とは，自閉症およびその近縁の障害が共通する傾向を有してひとつのスペクトラムを形成するという考え方に立っている。PDD が分類を明確にして研究や統計調査を行いやすくしているのに対して，ASD は自閉症に準じた治療や支援が望ましい人たちを把握しやすくしているともいえよう。

　(3) **ASD の多様性** —— 一口に ASD といっても実に多様であり，多側面からの検討を要する。

　まず，PDD の診断カテゴリーのいずれにあてはまるかを確認する。レット症候群および小児期崩壊性障害は経過中に退行が見られ，特にレット症候群では運動機能をはじめとして退行は進行し続ける。アスペルガー症候群は言語発達に著しい遅れはなく，自閉症の3つの主症状の中で対人的相互反応の質的障害および興味と活動の偏りが明確な場合に診断される。PDDNOS は自閉症の3つの主症状をいくらかは伴っているが，PDD の特定の診断カテゴリーの基準を満たさない。

　知的な遅れのない場合に高機能との言葉が使われることがあり，高機能自閉症とアスペルガー症候群との異同について議論が重ねられてきた。典型的な自閉症では言語よりも視知覚を用いた作業に優れていて，人とのかかわりを求めないのに対して，アスペルガー症候群では言語発達が良好であるが不器用であり，人とのかかわりを求めるがその方法が不適切であるとの指摘もある。しかし，実際にはそれほど明瞭な線引きができるとは限らないことが明らかになってきた。

　PDDNOS については，発症年齢が3歳以上であるとか症状の程度が自閉症の基準以下であるなどの ICD-10 の非定型自閉症を含むとされ，異質性が高い。たとえば，知的な遅れが重すぎて自閉症と確診しがたい場合，幼少時に言語発達の遅れが認められたが成長して典型的なアスペルガー症候群の状態を示すようになった場合，自閉症の3つの主症状を有するがいずれもかなり軽症な場合なども含まれてしまう。

　次に，対人関係については，イギリスの児童精神科医のウィングが提唱した

タイプ分けが有用である。孤立型（自分からかかわりを求めないし，人からの働きかけも避ける），受動型（自分からかかわりを求めないが，人からの働きかけには従う），積極‐奇異型（自分からかかわりを求めるが，その方法が奇異である）の3つに大別され，その他に尊大型といえる場合も少数あるという。このタイプ分けは年齢や発達によって移行することがあり，たとえば，低年齢では孤立型であったが，年齢や発達水準が上がるにつれて受動型や積極‐奇異型に変わる人もいる。

　また，併発症の有無やその程度も重要な情報である。自閉症に高率な併発症には，てんかんがある。従来，てんかんは自閉症の4分の1以上に発症し，知的な遅れが重いほど発症率が高いとされた。自閉症の中で以前に考えられていたよりも高機能の者が多いとするとてんかんの頻度はいくらか下がるだろうが，それにしても一般よりもかなり高いはずである。思春期以降に初発する場合がしばしばあるのも自閉症におけるてんかんの特徴である。トゥレット症候群も数％以上と一般より高率に出現する。自閉症ではしばしば反復行動を示すが，典型的な強迫症状のようにやりたくないのにやってしまうという自我違和性や，ばかばかしいのにやってしまうという不合理性の認識が確認できない場合，さらに，没頭しており楽しんでいると思われる場合，などがある。自閉症では知的な遅れの有無にかかわらずきもちを適切に表現するのが困難なので，典型的な強迫症状と確認できなくても行動面から本人の苦痛がうかがわれたら"強迫性障害様"状態とした方が治療的と思われる。気分障害，不安障害，適応障害なども比較的多く認められる。知的な遅れがあっても睡眠や食欲を含めた行動面から気分の変動が推察できることがある。特に高機能の場合には，相手のきもちや周囲の状況や自分の状態が適切に認識できず，被害的になり時に興奮したりして精神病様になることもあれば，不安が高まって心気的になることもある。思春期以降に，奇異な姿勢のままであったり奇異な運動を繰り返したり，動かそうとしても硬直して動かないなどが持続することがあり，カタトニアと診断されることもある。併発症について，二次障害という表現が使われることがあるが，非特異的な反応なのか，あるいはそもそも障害の特性として併発しやすくむしろ一次障害とした方がよいものなのかを実際には決めがたい。少なくとも環境の変化や周囲の対応などに反応して精神・行動症状が生じたと思わ

表9-2 発達の節目と太田 Stage 分け（シンボル表象機能の段階分け）

Stage I	シンボル機能が認められない段階	
Stage I$_{-1}$	手段と目的の分化ができていない段階	
Stage I$_{-2}$	手段と目的の分化の芽生えの段階	←①手段と目的の分化の節目
Stage I$_{-3}$	手段と目的がはっきりと認められる段階	
Stage II	シンボル機能の芽生えの段階	←②名前の発見の節目
Stage III$_{-1}$	シンボル機能がはっきりと認められる段階	
Stage III$_{-2}$	概念形成の芽生えの段階	←③概念形成の節目
Stage IV	基本的な関係の概念が形成された段階	
Stage V	ピアジェの具体的操作期以降に該当	

れる場合が多いとはいえよう。

　さらに，発達水準によって状態が大きく異なる。言語理解の水準が8歳以下の場合には，太田ステージ評価が，自閉症の認知，情緒，行動を理解する上で有用である（表9-2）。この評価は，定型発達の子どもで認められる認知発達の節目の中でも特に自閉症でしばしば簡単には乗り越えられないものに着目して作成されている。ものの名前や用途が分かりシンボル機能が認められても比較の概念が理解できず概念形成の節目の前に留まっていると（Stage III$_{-1}$），こだわりが目立ち自閉症的な色彩が色濃くなる。また，空間関係や数量の保存が理解できても包含関係が分からない段階に留まっている場合には（Stage IV），自閉症では単純な記憶や作業の能力が高くて知能指数（IQ）では著しい遅れはなくても思考の硬さが目立ち状況判断が適切にできない。

　(4) 疫学——自閉症の頻度は，従来は1万人に4，5人くらいと稀であるとされていたが，最近では，少なくとも500人に1人ぐらいとされている。また，ASD 全体としては，従来は1万人に6，7人かそれを少し越えるくらいとされていたが，最近では，100人に1人以上とされている。したがって，自閉症以外の ASD の比率が高まっていることになる。さらに，精神遅滞を伴う割合が，従来は8割くらいとされたが，最近では半分以下とされている。なお，女児よりも男児に多い傾向は一貫して認められる。

2.3. AD/HD

(1) AD/HD の定義と特徴——AD/HD とは，不注意，多動性，衝動性の3つ

の行動症状があり，7歳未満に発症する症候群である（表9-3）。3つの行動症状が明確であり，しかも生活に支障をきたしている場合に診断される。AD/HDはDSM-IV-TRによる診断であり，ICD-10では多動性障害の中の活動性および注意の障害にほぼ相当するが，AD/HDの方がやや幅広い。すなわち，活動性および注意の障害では，3症状共に十分であることが必要とされる一方，AD/HDでは，3症状を有するものの，不注意の症状数のみが診断基準を満たす場合（不注意優勢型）や，多動性と衝動性をあわせた症状数のみが診断基準を満たす場合（多動性-衝動性優勢型）も含まれる。

定義にあるようにAD/HDの行動症状は就学前から出現しているが，しばしば学校生活が始まってから顕在化する。典型的なAD/HDでは自閉症と異なり他者のきもちや場面の雰囲気を読み取ることはできるが，自分がやりたいと思いつくとすぐに行動し，思ったとおりでないと気がすまないところがあり，しばしば対人関係の問題を生じる。わざとわがままをしていると誤解されて叱責を受けやすく，しかも叱られても全く感じないように見えたり時には感情表現がいっそう不適切でかえって笑ってしまったりするので，誤解されがちである。しかし，実際には，傷つきやすく自己評価が低い。自分はどうせだめなのだと思って進んで道化役をしたりすることもある。反応性のものも含めると抑うつ症状を示すことがしばしばあり，それが不機嫌として表われることもある。

（2）**注意欠陥および破壊的行動障害の中での位置づけ**——DSM-IV-TRでは，AD/HDは，反抗挑戦性障害，行為障害などと共に，注意欠陥および破壊的行動障害の中に含まれる。

反抗挑戦性障害は，明確に拒絶的，反抗的，挑戦的な行動様式が少なくとも6カ月以上持続して，生活に支障をきたしている場合に診断される。行為障害は，人や動物に対する攻撃性，所有物の破壊，嘘をつくことや窃盗，重大な規則違反という他者の基本的人権や社会的規範・規則の侵害を繰り返して，生活に支障をきたしている場合に診断される。いわゆる非行を精神医学の中に取り込んだといえよう。

精神科を受診するAD/HD児は反抗挑戦性障害や行為障害を伴っている場合が多いとされ，日本でもその頻度がそれぞれ約50%，約10%との報告もある。しかし，反抗挑戦性障害や行為障害がすべてAD/HDに伴って生じるわ

表9-3　DSM-IV-TR による AD/HD の診断基準

A.　(1) か (2) のどちらか：
　(1) 以下の不注意の症状のうち6つ（またはそれ以上）が少なくとも6ヵ月間持続したことがあり，その程度は不適応的で，発達の水準に相応しないもの：
　　(a) 学業，仕事，またはその他の活動において，しばしば綿密に注意することができない，または不注意な過ちをおかす。
　　(b) 課題または遊びの活動に注意を持続することがしばしば困難である。
　　(c) 直接話しかけられた時にしばしば聞いていないように見える。
　　(d) しばしば指示に従えず，学業，用事，または職場での義務をやり遂げることができない（反抗的な行動または指示を理解できないためではなく）。
　　(e) 課題や活動を順序立てることがしばしば困難である。
　　(f) （学業や宿題のような）精神的努力の持続を要する課題に従事することをしばしば避ける，嫌う，またはいやいや行う。
　　(g) 課題や活動に必要なもの（例：おもちゃ，学校の宿題，鉛筆，本，または道具）をしばしばなくす。
　　(h) しばしば外からの刺激によって容易に注意をそらされる。
　　(i) しばしば毎日の活動を忘れてしまう。
　(2) 以下の多動性 - 衝動性の症状のうち6つ（またはそれ以上）が少なくとも6ヵ月間持続したことがあり，その程度は不適応的で，発達水準に相応しない：
　〈多動性〉
　　(a) しばしば手足をそわそわと動かし，またはいすの上でもじもじする。
　　(b) しばしば教室や，その他，座っていることを要求される状況で席を離れる。
　　(c) しばしば，不適切な状況で，余計に走り回ったり高い所へ上ったりする（青年または成人では落ち着かない感じの自覚のみに限られるかもしれない）。
　　(d) しばしば静かに遊んだり余暇活動につくことができない。
　　(e) しばしば"じっとしていない"またはまるで"エンジンで動かされるように"行動する。
　　(f) しばしばしゃべりすぎる。
　〈衝動性〉
　　(g) しばしば質問を終わる前にだし抜けに答えてしまう。
　　(h) しばしば順番を待つことが困難である。
　　(i) しばしば他人を妨害し，邪魔する（例：会話やゲームに干渉する）。
B.　多動性 - 衝動性または不注意の症状のいくつかが7歳未満に存在し，障害を引き起こしている。
C.　これらの症状による障害が2つ以上の状況〔例：学校（または職場）と家庭〕において存在する。
D.　社会的，学業的，または職業的機能において，臨床的に著しい障害が存在するという明確な証拠が存在しなければならない。
E.　その症状は広汎性発達障害，統合失調症，または他の精神病性障害の経過中にのみ起こるものではなく，他の精神疾患（例：気分障害，不安障害，解離性障害，またはパーソナリティ障害）ではうまく説明されない。

（APA, DSM-IV-TR より）

けではない。小児期発症の行為障害には反抗挑戦性障害がしばしば先立つものの，青年期発症の行為障害では必ずしもそうではないとされる。とはいえ，AD/HD の一部には反抗挑戦性障害を経て行為障害になり，さらに反社会性人格障害に発展する場合があり，そのような経過を DBD（Disruptive behavior disorders）マーチと呼ぶことがある。DBD マーチには，その可能性を念頭に置いて早期から対応することにより進行を食い止めよう，特に反抗挑戦性障害から行為障害への発展を阻止しようとの考えがあると思われる。

なお，注意欠陥および破壊的行動障害の下位分類が ICD-10 では DSM-IV-TR と異なり，多動性障害と行為障害とに二分した上で，多動性障害の中に AD/HD とほぼ同義の活動性および注意の障害と並んで多動性行為障害を設定している。すなわち，AD/HD を伴う行為障害をそうではない行為障害とは明確に区別しようとの考えであろう。

(3) 他の疾患との関連── 注意の散りやすさや落ち着きのなさは，不安であったり，いらいらしたり，どう行動してよいか分からなかったりなどいろいろな場合に起こりうるので，それが本来のものか否かを注意深く検討する必要がある。

発達水準から大きく外れた働きかけをされると，AD/HD でなくても類似の行動症状を認めることがある。精神遅滞の子どもが難度の高い課題を与えられたり，一方，知的に高い子どもが退屈な課題を強いられたりした場合などであり，AD/HD と区別する必要がある。

DSM-IV-TR でも ICD-10 でも ASD であれば AD/HD とは診断されないと取り決められている。従来から多動な自閉症は多数存在していたが，最近になり ASD の中で知的な遅れがなかったり自閉症状が非定型であったりする者が少なくないとされるにつれて，両者が併発していると考えて対応したほうが適切なことがあるとの認識が高まっている。現行の診断基準を厳密に運用すると併発とはいえないので，"AD/HD 症状を持つ ASD" ということになろうか。また，ASD と AD/HD を区別しようとしても，実際に高機能 ASD では難しいことがしばしばある。幼児期早期に対人的相互反応の質的障害があっても家庭内では気づかれないことがある。集団参加に伴って気づかれる場合もあれば，「ユニーク」な子として対人関係はあまり問題にならない場合もある。大人と

の間ではむしろ問題にならず，小学校高学年以降に同年齢集団での交流の困難からASDと明らかとなることもある。このようにASDの診断がつきにくい一方で，不注意，多動性，衝動性が目立つと，AD/HDが強く疑われてしまうのである。

　AD/HDとの異同がしばしば問題になるものとして，高機能ASDと並んで虐待に伴う多動がある。虐待を受けた子どもでは，AD/HD症状を認める場合がしばしばあり，大半は多動性－衝動性優勢型に相当して，行為障害の併発が高率との特徴があるという。典型的なAD/HDと比べると，解離症状をしばしば認めて過覚醒が示唆されること，AD/HDの約3分の2で有効とされるメチルフェニデートが無効な場合が多いことが異なるとされる。同時に，典型的なAD/HDと同様に生物学的要因の関与も示唆されるとして，反復する虐待に伴う脳障害の可能性すら取り沙汰されているが，それで大多数を説明できるとも思われない。もともと落ち着きが無くて育てにくい子は虐待を受けやすく，その結果さらに落ち着きがなくなって，悪循環をきたす可能性があるとはいえよう。AD/HDでは自閉症ほど濃厚ではないものの遺伝的要因の関与が示唆されているので，親の側も衝動性のコントロールが悪く，子どもに挑発されて虐待を起こしやすいことがあるのかもしれない。いずれにしても虐待に伴う多動について，素質か環境要因かの一方に決めつけずに検討することが大切と思われる。

　AD/HDに伴いやすい疾患としては学習障害がよく知られている。併発するといっそう学業困難となり，生活の支障や自己評価の低下が強まる恐れがある。

　不安やいらいら，気分の落ち込みなどがそもそもあって落ち着きがなくなっている場合にはAD/HDとはいわないが，同時に，AD/HD児ではこれらの精神・行動症状を伴いやすい面もある。AD/HDの情緒面の特性としては，衝動性のコントロールの困難に加えて，人なつこさとマイペースをあわせもつこと，こだわりやすさや怖がりやすさなどがあげられる。AD/HDに不安障害や気分障害が併発することが少なからずあるが，ASDの項で述べたように，AD/HDと共通の基盤を有する（一次障害）か，周囲の無理解や不適切な対応を含めた環境要因の関与が大きい（二次障害）かは，実際には明確にしがたいことがある。少なくともAD/HDの特性を踏まえた情緒面への配慮の必要性が強調さ

(4) **疫学**——AD/HDの頻度は，アメリカでは100人に3〜7人くらいとされている。日本では医師の診断ではなくて担任教師の評価に基づく調査だが，知的な遅れがないのに不注意または多動性−衝動性の問題を著しく示す児童生徒の割合が2.5%との結果が得られている。かつては日本ではAD/HDはさほど多くないと考えられていたが，今ではアメリカと大差ないと考えられるようになってきた。ASDと同様に女児よりも男児に多い。不注意優勢型ではその差がやや縮まるとされる。

2.4. その他

(1) **精神遅滞**——精神遅滞は，一般的な知的機能が明らかに平均よりも低いことに加えて，適応行動の障害を2つ以上の領域で有することおよび18歳までに発症することで定義される。知的機能の低さが軽度であれば，生活に支障をきたさず，したがって精神遅滞とは診断されない場合もある一方で，知的機能の低さが中度以上であれば，必然的に生活に支障をきたして精神遅滞の診断基準を満たすことになる。

精神遅滞では知的機能の低さが強調されがちだが，実際には，情緒，生活スキル以外の行動の諸側面に問題を生じることも多い。全般的に低いといっても，多少の不均衡はあり，それに配慮することも大切である。また，精神遅滞と正常知能との境界域（IQが70〜85）でも軽度精神遅滞と同様に情緒，行動上の問題を生じやすく，特に低い自己評価への対応が必要となることが多い。

(2) **学習障害**——学習障害は，全体的認知能力に比較して学習にかかわる能力が，特異的に極端に低いことで表わされる障害である。その基盤に特定の脳機能の障害の存在が推定されている。

DSM-IV-TRの学習障害（Learning disorders）では，読む，書く，計算する能力が，年齢，知能，教育から期待されるより十分に低いことで定義されている。これに対して，教育における学習障害では，推論する，聞く，話す能力が低い場合も含んでおり，DSM-IV-TRの表出性言語障害，受容−表出性言語障害，音韻障害が含まれることになる。

学習障害は認知で定義される症候群であるが，精神医療の対象となるのは，

主に情緒，行動上の問題を伴う場合である。

(3) **発達性協調運動障害（Developmental Coordination Disorder: DCD）**——DCD は協調運動が年齢，知能から期待されるより十分に低くて生活に支障をきたすことで定義される。DCD は DSM-IV-TR の診断名であり，ICD-10 の F82 運動機能の特異的発達障害（Specific developmental disorder of motor function）にほぼ相当する。

DCD のみで受診に至ることは少ないだろうが，AD/HD や学習障害などに DCD を伴っていることが少なからずあり，ひも結びなどの身辺処理やスポーツなどが苦手なためにからかわれたりけなされたりして自信を失いやすく，治療や支援の上で配慮が必要となる。

現行の診断基準では，AD/HD と同様に DCD は ASD との併発は認めない取り決めになっているが，AD/HD と学習障害と DCD の三者が重複するとアスペルガー症候群に近い状態になるとの指摘がある。

(4) **トゥレット症候群**——トゥレット症候群は多彩な運動チックおよび1つ以上の音声チックが1年以上持続する慢性チック障害である。運動チックには，瞬き，口を歪める，鼻をヒクヒクさせるなどの顔面のチックをはじめとして，首振り，肩すくめ，さらに全身で飛び跳ねるなどがある。音声チックには，咳払い，鼻鳴らし，奇声を上げる，状況に合わない単語や句を繰り返し言うなどが含まれる。かつては，社会的に不適切な言葉を言ってしまう汚言症（コプロラリア）が特徴的とされたが，現行の診断基準では必須ではなく，その頻度は約10%とされる。チックは変動しつつ長期間にわたって続くが，多くの場合には思春期頃をピークに軽快の方向に向う。

様々な併発症をしばしば伴うこともトゥレット症候群の特徴のひとつであり，特に強迫性障害，AD/HD は高率に認められ，その頻度は各々約30%，約50%とされる。

トゥレット症候群の中でも，チックの頻度や種類や強さなどによる重症度，チックが直接的に生活に及ぼす悪影響の程度，併発症の有無およびその重症度によって，状態は大きく異なる。

3. 発達障害の治療や支援

3.1. 治療や支援の基本

(1) **発達障害の病因と病態の理解**―― 発達障害の治療や支援の前提として，発達障害は本人の生物学的要因に基づくものであり，親の育て方は一次的な原因ではないとの認識がきわめて重要である。子どもの行動に対して一般的に親の育て方が問題にされがちなだけでなく，自閉症は親の性格や育て方が原因との誤った考えのために多くの親が苦しんだ過去があるので，いっそう注意が必要である。

自閉症や AD/HD を含めた多くの発達障害では，遺伝的要因の関与が示唆されていると同時に，生物学的な環境要因の関与も示唆されており，素因にかかわる複数の遺伝子と環境要因が絡み合う多因子遺伝が想定されている。その際に，行動などで表れる症状と病因との間をつなぐであろう生物学的な指標（中間表現型）を明らかにすることで病態の解明が進むことが期待されている。中間表現型が明確になればその推移を経過に沿って見ていくことによって治療や支援の効果をより客観的に示せるかもしれない。

また，行動などで表れる症状を統一的に説明する心理メカニズムが求められるが，実際にはなかなか難しいことにも留意したい。たとえば，自閉症において，他者の意図や信念を把握する能力である「心の理論」が注目されたが，課題の通過が認知発達に依存することに加えて必ずしも自閉症状をすべて説明できるわけではないとの限界が明らかになった。

実際の治療や支援のためには，本人の要因と環境要因との相互作用で症状が形成され，しかも発達に伴ってそれらが変化すると考えて，整理することが有用であろう（図9-1）。

(2) **治療や支援のための評価**―― 今では ASD はもとより自閉症ですらひとつの病因によるとは限らず，異質性があると考えられている。治療や支援のためには，自閉症や AD/HD という診断名を活用しつつ，多側面からの評価を組み合わせて一人ひとりを理解することが必須なのである。

評価にあたっては発達的観点が重要である。発達水準の把握には，自閉症の項で紹介した太田ステージが簡便に概略を知ることができ，行動の意味を理解

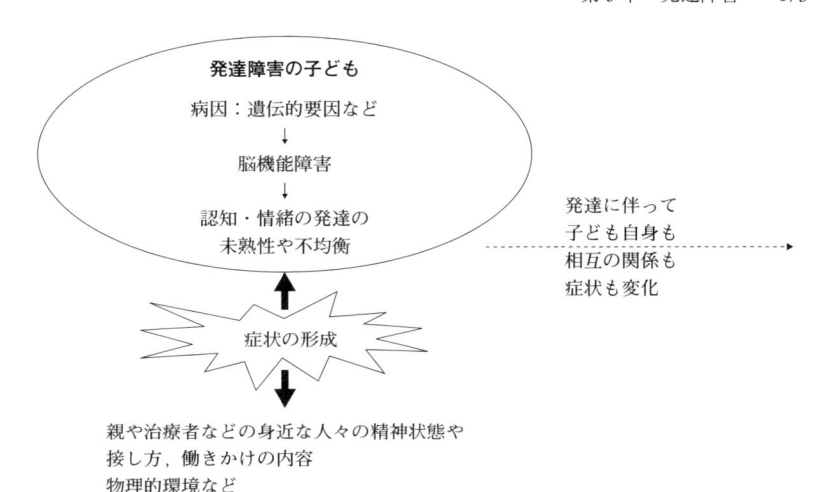

```
           発達障害の子ども
          病因：遺伝的要因など
                 ↓
             脳機能障害              発達に伴って
                 ↓                子ども自身も
         認知・情緒の発達の     ------→  相互の関係も
          未熟性や不均衡             症状も変化
                ↑↓
             症状の形成
                ↕
  親や治療者などの身近な人々の精神状態や
  接し方，働きかけの内容
  物理的環境など
```

図9-1　治療のための要因の整理

する助けとなる。多職種間で共通の視点を得る上でも有用である。どのような発達の経過をたどって現在の状態に到達したかも重要であり，その間の周囲との関係も含めて情報を収集する。

　発達と年齢とを組み合わせると状態の理解を深めることができる。たとえば，太田ステージでStage IVのASDの場合に，5歳であれば知的にとても高くて少なくとも知的な発達は今後もかなり期待できるが，10歳であれば抽象的思考力に遅れがあり，知的に著しい飛躍は期待できない。さらに，同じ10歳であっても，幼児期にStage IVになったにもかかわらず停滞しているのか，最近になってようやくStage IVに達したのかでも異なり，後者では遅滞が明確であると同時に自閉症状がより目立つ可能性がある。

　このように概略を把握すると共に，言語理解，言語表出，遊び，描画，対人関係，身辺処理スキルなど諸側面の発達をとらえる。標準的な知能検査をはじめとする認知面の精密な評価もねらいを考えながら行う。本人を不安にしたり生活を困難にしたりするかもしれない要素として，感覚，運動などの特徴も把握しておく。不安やうつなどの情緒面の問題にも留意し，特に知的に高い場合には既存の評価尺度なども活用する。

　治療や支援を組み立てるにあたって，本人の状態とそれに対する認識や対処

表9-4　AD/HDに伴う生活上の困難に関連する要因の把握

1. AD/HDの重症度
   1) AD/HD症状の重症度：AD/HD症状（不注意，多動性，衝動性）が直接的に生活に支障をきたす度合い
   2) AD/HD症状による悪影響の重症度：自己評価や社会適応に対するAD/HD症状の悪影響の度合いであり，本人の性格および周囲の理解や対応も関連する
   3) 併発症状の重症度
2. 本人および周囲の認識や対処能力
   1) AD/HDに対する認識
   2) 全般的な対処能力：本人の性格や長所，家庭や学校のゆとりなどが含まれる

能力とを総合的に評価しておくと，どこに重点を置いて働きかけたらよいかが分かりやすいだろう（表9-4）。

(3) 包括的な治療や支援——発達障害の治療や支援は，本人の要因への働きかけと環境の要因への働きかけに大別される。この2つの働きかけの有機的統合が必要であるが，機関や職種によって働きかけの重点が異なる。

本人に対する働きかけには，治療教育，認知行動療法，支持的精神療法，薬物療法などがある。治療教育とは，教育的な方法で発達を促す，医学に基礎を置いた働きかけをさす。治療教育のねらいは3つの次元に分けることができ，第1次元は認知・情緒の発達の促進，第2次元は社会適応能力の向上，第3次元は行動の異常と偏倚の減弱と予防，となる。低年齢では第1次元に重点が置かれるが，年齢があがるにつれて第2次元に重点が移っていく。

治療教育には様々な技法があり，以下の条件を満たすように留意しながら，一人ひとりに合わせて取捨選択する。すなわち，①発達的観点が必要である。②積極的な働きかけと，適切な教材の系統化とほどよい物理的環境の構造化が大切である。③異常行動の減弱だけを主要な目的にせず，必ず適応行動の獲得のプログラムを用意する。④行動の変容は，原則的には普通の子どもで適応できる範囲から逸脱しないようにして，非嫌悪的接近を行う。同時に，これを前提として適切な叱り方を工夫する。

環境要因への働きかけには，家族関係を整える，教育環境を整える，社会環境を整えるなどが含まれる。家族，特に親の対応は発達障害児に大きく影響す

るが，同時に，子どもの育てにくさなどによって親も大きな影響を受けるので，その両方を考慮して関係の調整を図る．

包括的な働きかけの中で精神医療の果たす役割としては，医学的な検査を含めた適切な評価と診断をすること，治療や支援の大枠を親をはじめとする関係者，場合によっては本人と相談しつつ構成すること，必要に応じて薬物療法を行うことが中心であろう．治療教育を行うとしても家庭，学校，地域との連携に重点が置かれることになろう．これらのためには，精神医療の枠内でも医師と心理をはじめとするコメディカルとの適切な役割分担が必須である．

薬物療法は対症療法的であるが，包括的な働きかけが全体としてよりよく機能することを助けることができる．メンタルヘルス関係者はその活動の場が精神医療の枠内でも枠外でも薬物療法に過度の期待や過度の不安を抱かないことが大切であろう．

3.2. 治療や支援の実際

詳細は別書を参考にしていただくことにして，ここではいくつかのポイントのみ述べる．

治療や支援にあたっては，本人の年齢，発達，診断を考慮する．

年齢については，たとえば，思春期は知的な遅れの有無にかかわらずに個の確立に向う時期であるが，遅れが重いと親子が密着したままで，やがて親子間で緊張が高まり攻撃行動に発展することもある．本人の発達水準に合わせてどのようにかかわっていくと一定の年齢になった時に適切な対人的な距離がとりやすくなるのかの見通しをたてておくことが大切であろう．愛着や自己肯定的感情を形成しておくことが距離をとる前提になると思われる．また，知的な遅れおよび対人的相互反応やコミュニケーションの質的障害があり，より独立的に行動したくても適切に自己主張ができない場合には，親をはじめとする周囲の方が対人的な距離のとり方に配慮する必要もある．

発達については，たとえば，言語理解の水準が8歳以下の場合には，太田ステージに沿った認知発達治療がASDを中心としつつ発達障害全般に応用可能である．発達水準が低いと，言語以外に視覚的手がかりが必要だが，比較の概念を獲得した段階（Stage III$_{-2}$）以上になると言語中心の指示でも行動できる

ことが多い。なお，一人ひとりの子どもによって視覚情報と聴覚情報のどちらが入りやすいかが異なるので，その点も配慮する。

　診断については，たとえば，それだけで対応が決まるわけではないが，典型的な自閉症と典型的な AD/HD とでは留意点がかなり異なる。極端に言うと，課題に集中できるかどうかは，自閉症は課題そのものによるが，AD/HD では対応する人による。課題が適切であれば，自閉症はほぼ確実に応じるが，AD/HD では必ずしもそうではない。自閉症は以前に楽しんだとおりにやりたがるが，AD/HD では必ずしもそうではない。自閉症で場の構造化が強調されるが，実は課題が適切に構造化されていれば必須ではなく，むしろ AD/HD では不注意のためにいつも場の構造化が必要である。

　不安，躁やうつの気分，怒りについて発達障害全般で配慮が必要であるが，高機能ではそれへの対応が治療や支援の中心となることがある。従来の治療教育の枠におさまりきらないが，傾聴に徹するカウンセリングも不適切であろう。発達障害の特徴を踏まえて共感をすると同時に適切な対処法を学びやすくする認知行動療法的アプローチがひとつの方法であろう。

　親への働きかけにあたっては，親の性格や家族の状況などを把握しながら親が適切な対応を身につけられるように支援する。一方的に親に指導するのではなく親から学ぶ姿勢も大切である。発達障害児は親との間で独特な関係を作りやすいので，子どもの態度が親と教師などの他人とで異なり得ることを念頭に置く。親のメンタルヘルスへの配慮は必要であるが，適切な助言や子どもへの適切な対応によって子どもの状態が改善すれば通常は親は安定するので，それだけをターゲットにしないことが基本である。

　薬物療法については他の章を参照されたいが，発達障害に特異的な薬物として中枢刺激薬がある。AD/HD の約3分の2で何らかの行動の改善をもたらすとされる。メチルフェニデート即放剤（リタリン®）が長らく保険外適用で使用されてきたが、2007年12月に小児（18歳未満）に限ってメチルフェニデート徐放剤（コンサータ®）が保険適用となった。中枢刺激薬は AD/HD 症状を持つ ASD にも一定の効果をあげるが，典型的な AD/HD よりも有効率が低く，興奮などの副作用が起きやすいとの指摘もある。知的な遅れが重い場合には中枢刺激薬は不適当なことが多い。チックには禁忌とされるが，むしろ食欲減退，

睡眠障害，依存性などの副作用に注意を要する．また，抗精神病薬，抗うつ薬は，統合失調症やうつ病の併発がなくても使用されることがある．少量の抗精神病薬が攻撃行動や情動不安定などに対して，選択的セロトニン再取り込み阻害薬を中心とする抗うつ薬が強迫や不安などに対して使用される場合が多いと思われる．

おわりに

発達障害児・者一人ひとりに合わせた治療や支援を行うためには，多側面からのアプローチの統合が求められ，多職種が連携してチームとして機能することが必要となる．チーム内で基本的な認識を一致させた上で，各々の専門性を生かすように役割分担することが望ましい．長期的な見通しの下に対応に一貫性を持たせると同時に，節目となる時期に多側面から見直しをして微調整を図ることも重要である．

文　献

日本トゥレット協会（編）　2003　チックをする子にはわけがある：トゥレット症候群の正しい理解と対応のために．大月書店．
太田昌孝・永井洋子（編）　1993　自閉症治療の到達点．日本文化科学社．
太田昌孝　2000　多動症の子どもたち：ADHDの正しい理解と適切な対応のために．大月書店．
太田昌孝（編）　2006　発達障害．日本評論社．
齊藤万比古・渡部京太（編）　2006　注意欠陥／多動性障害：AD/HDの診断・治療ガイドライン改訂版．じほう．

第10章 老年精神医学

小林美雪・天野直二

　日本は，平均寿命が男女とも世界のトップレベルに達するとともに，2005年には65歳以上の人口が2500万人を超え，世界に類をみない超高齢化時代を迎えている。このような背景にあって老年精神医学の重要性があらためて認識されている。本章では老年期における認知機能と精神障害を中心に述べる。

1. 老年期精神障害の分類と疫学

　老年期精神障害は，発症の時期，機能性と器質性の観点，認知症の有無などから分類が試みられてきた。武田ら（2005）は，臨床上の観点から，従来の分類と隔たりがなく，鑑別診断に用いやすいことを特徴として表10-1のように分類した。
　日本での高齢者における認知症以外の精神疾患に関する疫学調査は少ないが，海外では大規模な調査がいくつか行われている。1980年から1984年にかけてアメリカで行われた調査では，65歳以上の対象について，全体の12.3％が精神障害を有しており，有病率は不安障害5.5，気分障害2.5（大うつ病エピソード0.7，気分変調症1.8，躁病エピソード0.0），強迫性障害0.8，統合失調症0.1，パニック障害0.1，身体化障害0.1であった。また，フランスで1999年から2001年に行われた65歳以上を対象にした調査では，何らかの精神障害を有する割合は全体の17％で，有病率は不安障害10.7，大うつ病エピソード3.1，精神病性障害（統合失調症，妄想性障害を含む）1.7，強迫性障害0.5，パニック障害0.3であった（松下ら，1998）。

表 10-1　老年期精神障害の分類

1	認知症
2	せん妄などの急性精神障害
3	妄想性障害
4	気分障害
5	不安障害
6	人格障害
7	薬物・アルコール乱用
8	睡眠障害
9	性障害
10	身体疾患に伴う精神医学的問題

2. 老年期精神障害各論

2.1. 認知症

認知症は，DSM-IV（APA）の定義によると，記憶障害と認知機能障害（失語，失行，失認，実行機能障害）があり，社会生活または職業的に障害をきたす症候群である。ICD-10 では，①アルツハイマー病，②血管性認知症，③その他の疾患による認知症の 3 群に分類されている（WHO）。日本における認知症の有病率は 3.0 から 7.3 とされ，今後さらに増加する。

認知症の分類は表 10-2, 3 のように様々な病態があるが，診断に際してはうつ病，せん妄との鑑別が重要である。後述する仮性認知症や，せん妄による注意や認知の障害を鑑別するために，発症からの経過，精神状態と身体症状の変化などに着目する必要がある。

①アルツハイマー病——アルツハイマー病（Alzheimer's disease: AD）はもっとも多い認知症で，その数は現在世界で 2660 万人ともいわれ，アメリカ・アルツハイマー病協会主催の認知症予防国際会議の報告では 2050 年には AD の患者数は 1 億人を超える可能性も指摘されている。日本での認知症全体の 40〜60% が AD であるといわれ，発症の危険因子は，加齢，遺伝負因（アポリポ蛋白 E の ε4, α2—マクログロブリンなど），女性，頭部外傷の既往，肉食生活，認知症の家族歴，うつ病の既往などが指摘されている。

AD の臨床経過は前期，中期，後期に分けられる。前期には記憶障害を主症状とし，時間的見当識の障害がみられる。中期には場所的見当識や遠隔記憶の

表10-2 ICD-10における認知症の分類

F00	アルツハイマー病の認知症（G30.-）	F02.8	他に分類されるその他の特定の疾患の認知症 以下の疾患に認められる認知症
.1	早発性アルツハイマー病の認知症		一酸化炭素中毒
.2	晩発性アルツハイマー病の認知症		脳リピドーシス
.9	アルツハイマー病の認知症，特定不能のもの		てんかん
			進行麻痺による精神異常
F01	血管性認知症		肝レンズ核変性症（ウィルソン病）
.0	急性発症の血管性認知症		高カルシウム血症
.1	多発梗塞性認知症		甲状腺機能低下症
.2	皮質下血管性認知症		中毒症
.3	皮質および皮質下混合性血管性認知症		多発性硬化症
.8	他の血管性認知症		神経梅毒
.9	血管性認知症，特定不能のもの		ニコチン酸欠乏症（ペラグラ）
			結節性多発性動脈炎
F02	他に分類されるその他の疾患の認知症		全身性エリテマトーデス
.0	ピック病の認知症		トリパノソーマ症
.1	クロイツフェルト・ヤコブ病の認知症		ビタミンB12欠乏症
.2	ハンチントン病の認知症		
.3	パーキンソン病の認知症		
.4	ヒト免疫不全ウイルス（HIV）疾患の認知症		

表10-3 二次性認知症の原因

頭蓋内腫瘍	原発性，転移性，髄膜腫瘍
無酸素脳症	蘇生後，一酸化炭素中毒
正常圧水頭症	特発性，症候性
頭部外傷	硬膜外血腫，硬膜下血腫，脳挫傷
感染症	梅毒感染，細菌性・無菌性髄膜炎，ウイルス性脳炎，HIV感染，クロイツフェルト・ヤコブ病
内分泌疾患	下垂体機能低下症，甲状腺機能低下症，副腎皮質機能低下症，副甲状腺機能低下症，クッシング症候群など
代謝疾患	電解質異常，ビタミンB群欠乏，低血糖性による脳障害，ウイルソン病など
物質関連	アルコール依存症，金属中毒（水銀，鉛など），有機化合物中毒（リン，トルエンなど）

障害，失語・失行・失認，さらに不安，意欲低下，抑うつ，幻覚・妄想などの精神症状や，易怒性，攻撃性，不穏，徘徊などの行動異常を生じ，日常生活作能力の低下を認める。後期には活動性はさらに低下し，言語による疎通性も減少し，嚥下障害などが生じ，末期には寝たきりとなる。

臨床診断の認知機能検査には，mini-mental state examination（MMSE），改

表10-4 FAST (functional assessment of staging)

Staging	全般障害尺度	臨床病期	特徴
1	認知機能低下なし	正常	自覚的・他覚的機能低下なし
2	極めて軽微な認知機能低下	正常老化	物を置き忘れる。仕事のしにくさの自覚。換語困難
3	軽度の認知機能低下	潜在期	熟練を要する仕事で仕事のしにくさを指摘される。知らないところにいくのが困難
4	中等度の認知機能低下	軽症 AD	複雑な仕事の遂行が困難（来客の食事を考える，家計管理，買い物など）
5	やや重度の認知機能低下	中等症 AD	介助なしでの着衣は困難。入浴に抵抗
6	重度の認知機能低下	やや重症の AD	着衣困難，常時入浴介助，自力での排泄は困難（水を流せない），尿失禁，便失禁
7	極めて重度の認知機能低下	重症の AD	発語は敬語のみ，知的会話の消失，歩行の力の喪失，着座困難，笑わない，昏迷または昏睡

訂長谷川式簡易知能評価スケール (HDS-R), Wechsler adult intelligence scale-reviced (WAIS-R) がある。MMSE と HDS-R は，本人に直接質問しながら評価する検査であり，MMSE は見当識，計算，3単語の記銘・再生，動作，書字・読字，図形模写の11項目で構成され，HDS-R は年齢，見当識，3単語の記銘・再生，計算，数字の逆唱，5つの物品の記銘，流暢性の9項目で構成されている。いずれも短時間で施行が可能なため，認知症のスクリーニングや重症度評価を目的として広く用いられている。

脳画像検査では CT, MRI, SPECT (single photon emission computed tomography), PET (positron emission tomography) などが用いられる。

臨床経過の経時的な評価の指標には ADAS (Alzheimer's disease assessment scale) があり，生活能力の様子から重症度を評価するには CDR (clinical dementia rating) が用いられ，この病期の判定には FAST (functional assessment of staging) が汎用される（表10-4）。

AD の記憶障害は，アセチルコリン作動系ニューロンの脱落と関連が深い。そのため，アセチルコリンエステラーゼ阻害薬によるアセチルコリン量を増やす治療が行われる。服薬開始時の認知機能を9カ月〜1年維持することができると考えられている。しかし，根本的な治療ではないために，認知機能は徐々に減衰する。より根本的な治療法として，アミロイドβの生成阻害剤や免疫療法が精力的に研究されている。

表 10-5　血管性認知症の分類

大脳皮質・皮質下にまたがる広範,多発梗塞	①大梗塞（塞栓性,血栓性）,大出血 ②多発性皮質・皮質下梗塞（主に塞栓性） ③境界型梗塞（ACA-MCA，MCA-PCA など，hemodynamic な原因によることが多い） ④多発性大脳皮質下出血（アミロイドアンギオパチーなど）
大脳皮質下の広範,多発梗塞	①多発性皮質下梗塞 ②進行性皮質下血管性脳症（ビンスワンガー型）
限局性病変（主に優位側の梗塞）	①視床（前内側部，傍正中部，中脳） ②海馬 ③側頭葉皮質下（後レンズ核，側頭葉茎） ④前脳基底部 ⑤その他

　AD脳における病理学的特徴は，大脳皮質における大量の神経細胞の脱落と，異常リン酸化タウを主要成分とするアルツハイマー神経原線維変化（neurofibrillary tangles：NFT）と，アミロイドβ蛋白を主要成分とする老人斑（senile plaques：SP）の蓄積である．神経細胞内に貯留するNFTは，進行に伴って，側頭葉内側面にある海馬傍回の内嗅皮質と海馬（CA1～4）から，終脳の皮質（II～III，V層）へとその分布は広がる．

　②**血管性認知症**── 血管性認知症（vascular dementia：VD）は，脳出血，脳梗塞，クモ膜下出血など脳血管障害に基づく認知症の総称である（表10-5：血管障害部位による分類）．大梗塞，大出血に続発する場合，記憶障害に加えて病巣部位による巣症状が重なるのが特徴である．

　VDでは中小血管の動脈硬化性の病変が主体であり，その主要な病変部位は，視床内側核，内包膝部，尾状核頭部，帯状回，海馬などである．

　視床内側核の梗塞では，記憶に関連した回路や中継核（視床背内側核，乳頭視床束など）を直接に障害するとともに，優位側の病変のみでも健忘が出現する．反対側の病変を併発すると，健忘はさらに高度となり，持続する傾向にある．内包膝部（前外側視床）の梗塞では，前部視床と前頭連合野との連絡線維を含むため，傾眠，自発性低下，尿失禁，記憶障害などの症状をきたす．海馬梗塞では優位側のみでも急性にせん妄，見当識障害，記憶障害を呈する．何らかの後大脳動脈皮質枝領域の梗塞を合併することも多いため，右半盲，失計算，

失読,失名辞などを認めることがある(秋口・高山,1999)。

また,皮質下白質のびまん性病変によるビンスワンガー型VDは,50代後半からの発症が多く進行性であり,高血圧を併発し,思考力の低下,見当識障害,記憶障害,人格変化などが徐々に進行する。

VDの診断には認知症と血管障害の存在と,その因果関係が重要となる。現在用いられている診断基準はDSM-IV,ICD-10,ADDTC(the Alzheimer Disease Diagnostic and Treatment Centers; 1992年, Chinら),NINDS-AIREN(National Institute of Neurological Disorders and Stroke-/Assosiation Internationale pour la Recherche et l'Enseignement en Neurosciences; 1993年,Romanら)がある。VDでは糖尿病や高血圧などの基礎疾患をもつ例が多い。予防的には,これらの基礎疾患の治療と管理,抗血小板薬や抗凝固薬の投与が行われる。

③**レビー小体型認知症**──レビー小体型認知症(dementia with Lewy bodies: DLB)は1995年の国際ワークショップで呼称され,その後に臨床・病理診断基準が提唱されてから,臨床診断が容易になってきた。欧米ではADに次ぐ頻度でみられ,VDを加えて三大認知症と注目されるようになった。診断基準に基づく信頼できる疫学調査は少ないが,その割合は認知症の10〜30%である。DLB(表10-6)は初老期に多く発症し,鮮明な幻視,パーキンソン症状,認知機能や注意の変動が特徴である(小阪,2007)。

近年,心筋シンチグラフィを用いた画像診断の有用性が示唆されている。メタ・ヨードベンジルグアニジン(MIBG)はノルアドレナリンの近縁物質であり,^{123}I-MIBGシンチグラフィは心筋の交感神経系を検索するために用いられる。DLBでは心筋へのMIBGの集積が低下し排出時間が延長しており,心筋の交感神経の節後線維の障害と考えられている。

DLBの病理学的特徴は,α-シヌクレインを主成分とするレビー小体である。黒質,青斑核,縫線核などの脳幹,間脳の諸核,扁桃体,大脳皮質,交感神経節,消化管壁の神経叢の神経細胞体や突起内に出現する。

DLBではアセチルコリンの起始核であるマイネルト基底核にもレビー小体が出現し,AD以上にアセチルコリン系神経の障害が強いという見方もある。コリンエステラーゼ阻害薬(塩酸ドネペジルなど)が行動障害,幻覚,焦燥に

表10-6 DLBガイドライン改訂版(2005)

1. 中心的特徴(診断に必須)
   認知症(正常な社会的・職業的機能に支障をきたすほどの進行性認知低下)
   早い時期には著明な,または持続性の記憶障害は必ずしも起こらなくてもよいが,通常は進行とともに明らかになる。
   注意や実行機能や視空間能力のテストでの障害が特に目立つこともある。
2. コア特徴(probable DLB の診断には2つ,possible DLB の診断には1つ)
   注意や明晰性の著明な変化を伴う認知の変動
   典型的には構築された具体的な繰り返される幻視
   特発性のパーキンソニズム
3. 示唆的特徴(1つ以上のコア特徴があり,1つ以上の以下の特徴があれば,possible DLB の診断が可能。コア特徴がなくても,1つ以上の示唆的特徴があれば possible DLB の診断には十分。Probable DLB は示唆的特徴だけでは診断するべきではない)
   REM 睡眠行動障害
   重篤な抗精神病薬への過敏性
   SPECT または PET で示される基底核でのドパミントランスポーターの取り込み低下
4. 支持的特徴(普通はあるが,診断的特異性は証明されていない)
   繰り返す転倒や失神
   一過性の説明困難な意識消失
   重篤な自律神経症状:例えば,起立性低血圧,尿失禁
   他の幻覚
   系統的な妄想
   抑うつ
   CT/MRI での内側側頭葉の比較的保持
   SPECT/PET での後頭葉低活性を伴う全般性低活性
   MIBG 心筋シンチでの取り込み低下
   脳波での側頭葉の一過性鋭波を伴うめだった徐波化
5. DLB の診断の可能性が乏しい
   局所性神経徴候や脳画像でみられる脳血管障害の存在時
   部分的あるいは全般的に臨床像を説明しうるほかの身体疾患または脳疾患の存在時
   重篤な認知症の時期に初めてパーキンソニズムが出現した場合
6. 症状の時間的連続性
   DLB は,認知症がパーキンソニズムの前か同時に起こった時に診断されるべきである。パーキンソン病認知症(PDD)は,明らかなパーキンソン病の経過中に起こった認知症を記載するのに使用されるべきである。実際の場では,その臨床状況に最も適した用語が使用されるべきで,レビー小体病 Lewy body disease といった総称がしばしば役立つ。DLB と PDD の区別が必要な研究では,現存する one-year rule が推奨されるが,臨床神経病理学的研究や臨床治験などの場合には,両者はレビー小体病とか α-synucleinopathy といったカテゴリーにまとめられてもよい。

効果を認めたとする報告もみられる。他には非定型抗精神病薬も投与され，副作用の少ない点でクエチアピンが推奨されている（犬塚・天野，2005）。

④**前頭側頭型認知症**——前頭側頭型認知症（fronto-temporal dementia: FTD）は，病識の欠如，感情や情動の変化（多幸的，児戯的，ふざけ症，異常な従順さなど），脱抑制，反社会的行動，自発性の低下，無関心，常同行動（徘徊，毎日同じ場所に行く，同語反復など），食行動異常（大食，味覚の変化，毎日同じものを食べたがるなど），被影響性の亢進（禁じられても相手がしている動作を真似てしまう）などを主症状とする。初期には記憶障害や視空間認知障害はみられない。

19世紀末にArnold Pickが症例報告をしたのが最初である。20世紀末にはこのような前頭葉と側頭葉に原発性の萎縮を呈する症例に対して，LundとManchesterのグループがFTDを提唱した。そのFTDは，病理形態を中心にして前頭葉変性型，ピック型，運動ニューロン型の3タイプに細分類された。その後，失語や意味記憶の障害を呈する例を合わせて前頭側頭葉変性症（fronto-temporal lobar degeneration: FTLD）が提唱され，症状によりFTD，進行性非流暢性失語，意味性認知症の3タイプに分けられた。

疫学的には，認知症と診断された症例の12%がFTLDであったとの英国の報告や，高次脳機能外来を受診した認知症患者の12.7%がFTLDであったとの本邦の報告があり，外来受診する認知症患者においても決して少数ではない。

Lund and Manchester Groupによる病理類型に基づいたFTDの分類は以下の通りである。

（1）前頭葉変性型：肉眼的な萎縮は軽度で病理学的変化に乏しく，大脳皮質の浅層に軽度から中等度のグリオーシスを認める。

（2）ピック型：肉眼的には前，側頭葉皮質の萎縮が強く，葉状またはナイフの刃状と形容される。皮質の神経細胞の脱落と広範囲の強いグリオーシスが特徴である。大脳皮質に球形，空豆形などのピック球を認める。

（3）運動ニューロン型：肉眼的には前頭葉の萎縮を認めるが，側頭葉にまで萎縮が及ぶ例は少ない。海馬歯状回，前頭葉皮質表層，海馬，海馬傍回などにユビキチン陽性，タウ陰性の封入体を認める。この封入体は運動ニューロン型に特徴的である。錐体路変性，黒質メラニン細胞の脱落も認める。

⑤**進行性核上性麻痺と皮質基底核変性症**——孤発性のタウオパチーに分類される進行性核上性麻痺（progressive supranuclear palsy: PSP）と皮質基底核変性症（corticobasal degeneration: CBD）は 1960 年代に相次いで疾患単位として提唱された。

PSP は歩行障害，易転倒，姿勢反射障害を初発症状とし，特徴的所見である垂直性の眼球運動障害と頸部ジストニアがほぼ全例でみられる。病変の主座は，皮質下諸核，および前頭葉とを結ぶ機能回路にあり，大半の症例は認知症を呈する。MRI 上では中脳や橋被蓋の萎縮が特徴であり，矢状断で脳幹被蓋部が萎縮して「ハチドリのくちばし」状を呈する。PET や SPECT では，早期から前頭葉上部や前運動野を含む前頭葉と大脳基底核で血流や代謝の低下を認める。神経病理学的には大脳基底核や脳幹被蓋の変性が高度であり，淡蒼球，黒質，視床下核，中脳水道周囲灰白質，青斑核，下オリーブ核，中心前回などに神経細胞の脱落，グリオーシスを認める。

CBD は，左右差が強調される上肢または下肢の随意運動障害が特徴的である。随意運動障害は手指あるいは上肢のぎこちなさとして自覚され，拙劣症と錐体外路症状が主である。そのほか失行（肢節運動失行，観念失行，観念運動失行など），他人の手徴候，失語などの大脳皮質症状，固縮，ジストニア（歩行時の左右非対称性のジストニア肢位），ミオクローヌス，核上性眼球運動障害，腱反射亢進などがみられる。ピック型のような人格変化を呈する例もある。MRI では左右差のある大脳皮質の萎縮を認め，特に中心前後回，前頭葉内側面に強調される。PET や SPECT では同様に血流や代謝に左右差をみる。神経病理学的には PSP に類似する所見ではあるが，より軽い傾向にある。大脳皮質の病変部位では，神経細胞の脱落とともに膨張した細胞をみるのが特徴である。

PSP，CBD とも錐体外路症状に対して L-dopa などのドパミン作動薬を用いるが，持続的な効果はあまり得られない。三環系抗うつ薬のアミトリプチリンやセロトニン作動薬のタンドスピロンが嚥下障害，動作緩慢，開眼失行に有効であるという報告がある。

2.2. 急性意識障害（せん妄など）

急性意識障害の代表的な病態であるせん妄は，その発症機転で未だ不明な点が多いが，上行性網様体賦活系との関連が指摘されている。せん妄は，従来軽度の意識混濁に加え，幻視や妄想などの活発な精神症状とともに精神運動興奮を伴うものと理解されてきたが，肝性昏睡などの代謝性疾患におけるせん妄では活動性が低下する場合もあり，それは低活動性せん妄と呼ばれる（一瀬ら，1999）。

DSM-IV ではせん妄の基本的特徴を「認知機能の変化を伴う意識の障害」としている。ICD-10 で重視されている症状は，意識障害（意識混濁と注意障害），即時想起や近時記憶の障害，失見当識，精神運動性の障害（寡黙から多動への変動，反応時間の延長，会話の増加・減少，驚愕反応），睡眠・覚醒リズムの障害，急性発症，症状の日内変動である（WHO, 1993）。

高齢者の意識障害のうちせん妄は 17% であるとされ，高齢の認知症では出現頻度は 13.6〜25% と上昇し，その持続時間も長くなる傾向がある。血管性認知症においてせん妄の出現頻度は有意に高いとされ，特に意識に関連の深い網様体賦活系，帯状回，海馬領域，大脳基底核，視床などの梗塞でせん妄が起こりやすい。

その他，高齢者では薬剤によるせん妄もしばしば問題となる。抗コリン作用のある抗パーキンソン病薬，抗うつ薬，ベンゾジアゼピン系薬物，H2 ブロッカー，気管支拡張薬，抗不整脈薬，ステロイド剤など日常臨床で汎用される薬物によるせん妄は多い。

せん妄に対する薬物療法は，従来はハロペリドールが第一選択薬であったが，錐体外路症状の出現頻度が高いことなどから，現在では，リスペリドン（1〜3 mg／日），オランザピン（2.5〜5 mg／日），クエチアピン（25〜50 mg／日）などの非定型抗精神病薬が使用される。またチアプリド，非三環系抗うつ薬のミアンセリンやトラゾドンも有効である（犬塚・天野，2005）。薬物療法以外では，照明の工夫，生活リズムを整えるなど，患者を取り巻く環境の整備がせん妄の予防や改善につながる。

2.3. 妄想性障害

老年期にみられる妄想を主症状とする非器質性疾患は，遅発統合失調症，遅発性パラフレニー，パラノイア，退行期うつ病などがある。

遅発統合失調症は，ブロイラー（Bleuler, 1943）が40歳以降に発症し，若年者の統合失調症と同様の症状で，身体疾患によらないと定義している。統合失調症の15％が40〜60歳で発症するとの報告もある。女性に多い傾向があり，慢性の経過で感情鈍麻や自発性低下など軽度の残遺症状を残すのみで，人格荒廃に至る例は少ないと言われている。

パラフレニーという概念はクレペリン（Kraepelin）が提唱したもので，著しい妄想形成と軽度の情意障害を特徴とする。人格の崩れは目立たず，その妄想は系統・誇大・作話・空想の4つのサブタイプに分類された。60歳以降にパラフレニーに類似した病像を示す群をイギリスのロス（Roth）が遅発性パラフレニーと呼称したが，「高齢発症の統合失調症の表現型」と位置づけていた。Janzarikは，生活機能が破綻していない慢性潜行性の妄想状態を接触欠損パラノイド（Kontaktmangelparanoid）としてまとめた。これは60歳以降に発症する幻覚妄想状態で，遅発性パラフレニーと共通点が多い。また，独居女性が「家の中に誰かがいる」と訴えることがあり，その病態は「幻の同居人」とも呼ばれる（松下ら，2005）。

身体の種々の部位に生じる奇妙でグロテスクな異常感覚を主体とした精神症状は，1906年にCamusらによって報告されたことに始まり，体感幻覚またはセネストパチーと呼ばれる。初老期うつ病や統合失調症などで多くみられ「脳が溶けている」「腸管がねじれている」など運動感覚，痛み，麻痺，縮小・膨張感など様々な身体感覚を伴うのが特徴である。

老年期の妄想を特徴とする疾患の治療は，若年者の統合失調症に準ずるが，薬物の治療抵抗性や副作用の出やすさから，修正型無痙攣通電療法が用いられる場合もある。

2.4. 気分障害

日本での老年期うつ病の有病率は1〜6％と言われる。高齢者は種々の喪失体験や身体機能の衰えに直面し，そのような環境因によるうつ状態をよく呈す

る。岡田ら（岡田・天野，2007）は，高齢者のうつ病の特徴を以下のようにまとめた。①不安，焦燥，苦悶が高度で精神運動抑制が目立たない，②本人の訴えとしては心気性の症状，身体的な不全感に終始することが多く，思考渋滞，意欲低下，自身欠如に目が向きがちとなる，③心気的な訴えが多く，不眠，頭痛，食欲不振，便秘，腹部違和感などの訴えを執拗に繰り返す，④妄想を伴いやすい。罪業妄想，貧困妄想，心気妄想以外にも被害妄想が多く，「身体の一部に変なものがある」などの体感異常を呈する例もある，⑤高齢であるほど，仮性認知症を呈しやすい，⑥身体合併症を伴う例が多く，それらの治療に用いる薬物によってせん妄をきたしやすい。

このように不安，焦燥，自責感が強いことが特徴であり，希死念慮を抱きやすい。心気妄想が強い場合には自殺のリスクが高く，時にコタール症候群（罪業妄想，否定妄想，不死妄想，心気妄想，自殺念慮などが特徴）を呈する。

うつ病性仮性認知症では，活動性の低下，反応の遅延，思考抑制，記銘・記憶の障害，注意障害等から認知症様の状態を呈するが，うつ病相の改善により回復する。しかし近年，この概念における「知的機能の改善」については議論が多い。うつ病が軽快した症例の3分の1に認知や注意機能の障害が残存したとか，「うつ病性仮性認知症」の診断を受けた症例の9割弱が数年後にアルツハイマー型認知症を発症したという報告がある。双方の記憶障害の質の相違については，うつ病では記憶の再生，検索の障害であるが，アルツハイマー型認知症では記銘，記憶の登録の障害であると考えられる。いずれにしても老年期うつ病とアルツハイマー型認知症には強い関連性のあることが示唆される。脳の器質的変化に伴ううつ病の病態の経時的変化については図10-1に示す。

老年期うつ病の薬物療法では選択的セロトニン再取り込み阻害薬（SSRI）のパロキセチン，フルボキサミン，セロトニン・ノルアドレナリン再取り込み阻害薬（SNRI）が第一選択となる。しかし，効果が不十分な例では三環系抗うつ薬の中でも副作用の少ない二級アミン（ノルトリプチリン）が推奨される。

老年期の気分障害で双極型を呈する例は5～19％とされる。老年期の双極性障害において躁病相は若年者よりも症状は軽度であり，不安や焦燥感を伴うことが多い。うつ病と同様に認知機能低下を示す場合があり，一般に治療抵抗性である（松下ら，1998）。

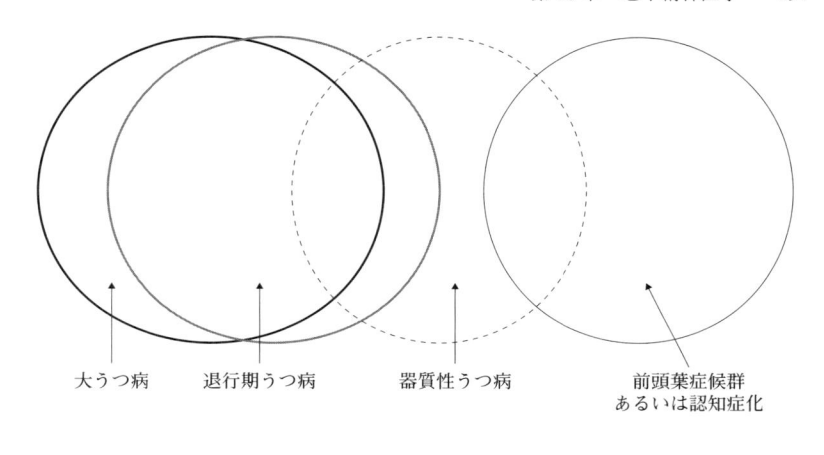

```
   大うつ病    退行期うつ病    器質性うつ病         前頭葉症候群
                                                 あるいは認知症化
```

図 10-1　うつ状態における器質因が内因的症状に与える影響

2.5. 不安障害

　老年期での不安障害の有病率は高く，その中でも恐怖症と全般性不安障害の割合が高い。また不安障害はうつ病などの精神障害と合併することが多い。診断には DSM-IV や ICD-10 以外にハミルトン不安評価尺度が用いられる。薬物療法では SSRI，SNRI が有効である。ベンゾジアゼピン系薬物も選択肢の一つとなるが，高齢者に投与する場合は転倒や依存の危険性，断薬時の反跳性の不安感などの可能性を考慮し，少量・短期間の原則を守ることが望ましい。

　心気症は，DSM-IV で「身体症状に対する患者の誤った解釈に基づき，自分が重篤な病気にかかっているという観念へのとらわれであり，そのとらわれは適切な医学的評価または保障にもかかわらず持続する」と述べられており，老年期にみられることが多い。正確な疫学調査の報告は少ないが，一般内科外来受診者の 4.3% に心気症を認めたとの報告があり，特にうつ病に関連した心気症は老年期に多くみられる。症状は疼痛，消化器症状，睡眠に関するものを中心として苦痛を伴う身体症状全般にわたり，訴えは執拗で医療に対する依存性が強い。抑うつ感と不安焦燥とが共存することが多く，長い経過の中で症状は様々に変化する。

2.6. 物質関連障害

　アルコール依存症は，近年では高齢者でも増加傾向にある。一方，薬物依存症は高齢者では稀であるが，睡眠薬や鎮痛剤を常用している例は多く，潜在的な依存が多く存在する可能性がある。本項では高齢者のアルコール依存症を中心に述べる。

　一般的には加齢に伴って飲酒の頻度や量は減少すると言われる。しかし，樋口ら（1995）が行った調査によると，飲酒の動機についてはほとんどの例で「飲酒すると眠れる」，「飲酒すると淋しさが紛れる」，「他にすることがないので飲む」と回答していることが分かった。定年退職，親しい人との死別，心身の健康の喪失などの特有な心理社会的背景が依存症の形成につながりやすい。

　加齢により体内の水分量が若年者の約80％まで減少するため，血中アルコール濃度が上昇しやすくなり，急激に酩酊状態に陥りやすくなる。また，長期間の過量飲酒によって肝障害，胃潰瘍，虚血性心疾患，脳血管障害，糖尿病などが起きる。特に肝障害はもっとも可能性が高く，慢性肝炎，肝線維化，肝硬変は50歳代がピークで，さらに高齢では脂肪肝が増加する。

　高齢者のアルコール依存症の治療および予後で重要となるのが，認知機能障害の有無である。アルコール依存症に関連する主な脳器質疾患は，ビタミンB1の欠乏によるウェルニッケ・コルサコフ症候群，マルキアファーヴァ・ビニャミ（Marchiafava-Bignami）病，ペラグラ脳症，肝性昏睡などがある。以前からアルコールの直接の神経毒性による「アルコール性認知症」の存在が議論されてきたが，神経病理学的にはその存在は否定的であった。前述のような脳器質的障害が，認知機能に影響を及ぼしており，これらを包括的に論じたオスリン（Oslin et al., 1998）の提唱する「アルコール関連認知症」の診断基準を表10-7に示す。

　断酒後6カ月程度までは認知機能は回復する可能性がある。薬物療法では離脱に対してジアゼパムや抗精神病薬を用い，その後は抗酒薬（シアナミド，ジスルフィラム）や抗うつ薬（SSRIなど）を用いることが多い。集団精神療法，家族療法，認知行動療法等に加え，生活全般の援助を考慮した介護保険制度の利用や，記銘力を中心とした認知機能の定期的なアセスメントも必要となる。

表 10-7　アルコール関連認知症の診断基準

①最後の飲酒から少なくとも 60 日経過した時点で臨床的に認知症と診断されること
②5 年以上にわたり，男性では週に平均 35 単位（1 単位＝純アルコール 9〜12g）以上，女性では 28 単位以上の過量飲酒があること
③過量飲酒が認知症の発症前 3 年以内に存在していること

2.7. 睡眠障害

　加齢により睡眠には様々な変化が現れる。主な変化として睡眠効率の低下（臥床時間は延長するが実際の睡眠時間は短縮する），ノンレム睡眠の減少，概日リズム位相の前進（臥床する時間と起床時間がともに早まる）と日中の強い眠気などが挙げられる。

　加齢による内分泌系の変化も睡眠に関連が深い。メラトニンは松果体から分泌されるホルモンで内因性の催眠物質と考えられているが，この分泌は暗闇により刺激され，光により抑制される。高齢者では血漿中のメラトニン濃度が若年者の半分程度に減少し，その上昇速度も遅くなると言われている。このメラトニン分泌の変化も加齢による不眠の原因のひとつとされている。

　①原発性不眠（原因が特定されない不眠）と二次性不眠──高齢者の原発性不眠は特に女性に多く，不眠に対する強度の不安と固執傾向を有する点が特徴である。その非薬物療法としては光線療法，刺激調節療法（表 10-8）などがある。加齢により概日リズム位相は前進する傾向があるため，早朝覚醒をきたしやすい。夕方に行う光線療法は，この早朝覚醒に効果的である。

　日中の光刺激を十分に受けること，適度な運動など生活習慣の改善も効果的である。ベンゾジアゼピン系薬物は少量・短期間が原則であるが，長期の内服は，転倒転落による骨折や ADL の低下を招く。また，睡眠中の上部気道の閉塞を誘発するため，睡眠時無呼吸が疑われる場合には控える。高齢者では長時間作用型は推奨されない。その他ゾルピデム，ゾピクロンなどの非ベンゾジアゼピン系薬物，三環系やトラゾドンなどの抗うつ薬も用いられる。関節炎による疼痛や前立腺肥大による夜間頻尿などは二次性不眠になりやすい。高齢者特有の身体的な原因に対するアプローチも不眠の改善には重要である。

　② REM 睡眠行動障害──REM 睡眠行動障害（REM sleep behavior disorder: RBD）とは，レム睡眠時の夢の精神活動が粗大な異常行動として表出する病

表10-8 刺激調節療法の指導内容

①眠くなった時に床に就く
②寝床では眠る以外のことはしない。例として読書，テレビ視聴，心配事について考えることなどはせずに過ごす
③就床しても10分以内に寝付けなければ，起きて眠くなるまで別の部屋で他のことをする
④寝付けるまで③を繰り返す
⑤睡眠と覚醒のリズムを確立するため，就寝時間に関わらず目覚まし時計は同じ時間にセットし，一定の時間に起床する
⑥昼寝はしない

態である。筋緊張の抑制を欠くレム睡眠が出現し，その時期に一致して寝言，叫び，哄笑，夢幻様行動を認める。何らかの刺激で覚醒すると，その直前の体験を夢として詳細に語ることが可能である（表10-9）。脳幹部が障害される脳幹腫瘍，多発性硬化症，多系統萎縮症などでRBDの発生頻度は高いが，近年レビー小体型認知症では認知機能の低下に先行して，きわめて高い頻度でRBDがみられることが注目されている。

　薬物療法としてはクロナゼパムが有効であり，就寝前に用量0.5～1mg程度までが一般的である。ドパミン作動薬物の有効性も示唆されている。

　③睡眠関連行動障害——むずむず脚症候群（restless legs syndrome），周期性四肢運動障害（periodic limbs movement disorder in sleep）はいまだ不明な点が多く，治療についても対処療法が中心である。二つの疾患の治療法は重複する部分が多く，クロナゼパム0.5～1.0mg，レボドパーカルビドパ，ペルゴリドが効果的であり，カフェインを含んだ食物，カルシウム拮抗薬，メトクロプラミド，抗ヒスタミン剤，フェニトインなどは症状を悪化させるため避ける。

3. 老年期における認知機能，脳の変化

　老年期には本人を取り巻く環境や状況，そして身体機能にも大きな変化が生じる。定年退職に伴う社会的役割の喪失や，配偶者，同胞，友人など近しい人物の喪失などは生活全体に影響を及ぼし，また身体機能の低下による日常生活動作（ADL）の制限は意欲や情動に大きな影響を与える。この中でもとくに

表10-9 レム睡眠行動障害の診断基準

A. 暴力的あるいは傷害を引き起こす睡眠中の行動の訴え
B. 夢の精神活動に伴う四肢あるいは体幹の動き
C. 以下のうち少なくとも1項目：
   1. 危害を加える，あるいは危害を加える恐れのある睡眠行動
   2. 夢が「行動化」したようにみえる
   3. 睡眠行動が睡眠の持続を妨げる
D. 睡眠ポリグラフで，以下の電気生理学的な検査のうち少なくとも1項目がレム睡眠中にみられる：
   1. 顎の筋電図の緊張が過度に増加する
   2. 顎の筋電図活動とは関わりなく，顎あるいは四肢に挿話性に過度の筋電図上の筋攣縮がみられる；さらにレム睡眠中に以下の臨床所見のうち1つ以上がみられる
   3. 四肢あるいは体幹の過度の早い体動（body jerking）
   4. 複雑，活発あるいは暴力的な行動
   5. その障害に伴うてんかん活動の欠如
E. 精神障害に伴うものではないが，神経疾患のに伴う場合がある
F. 他の睡眠障害が存在してもよいが，その行動の原因ではない．例：夜驚症，睡眠時遊行症

最小限基準　B＋D

認知機能の低下や脳実質の変化は，老年期にみられる精神障害に大きな影響を与えている。

3.1. 記憶の変化

加齢に伴う認知機能の変化は，記憶と前頭葉機能の低下が主体であり，高齢者の主訴は記憶の減退であることが多い。Squireら（Squire, 1987）によると，記憶は，おおむねエピソード記憶，意味記憶，手続き記憶およびプライミングの順に加齢による影響を受けやすい（図10-2）。エピソード記憶は，その事実の内容よりも時間的文脈がより強く影響を受ける。

記憶は，時間的な軸から短期記憶と長期記憶（いったん意識から消えた記憶を再度思い出すための貯蔵システム）に分けられる。長期記憶は，近時記憶と遠隔記憶（強烈な印象や反復的な回想により安定した貯蔵状態となる記憶）に分けられ，短期記憶よりも加齢の影響を受けやすい。さらに遠隔記憶は社会的事件の記憶と自伝的記憶に分けられるが，どちらも世代に関係なくより近い過去の記憶が想起しやすい。自伝的記憶ではより近い過去とともに15～25歳の

```
                        ┌─────────┐
           陳述記憶  ←── │  記憶   │ ──→  非陳述記憶
    (記憶内容をイメージや言        └─────────┘    (記憶内容をイメージや言
     葉で表現することが可能)                      葉で表現できない)
```

   エピソード   意味記憶   手続き記憶   プライミング
     記憶

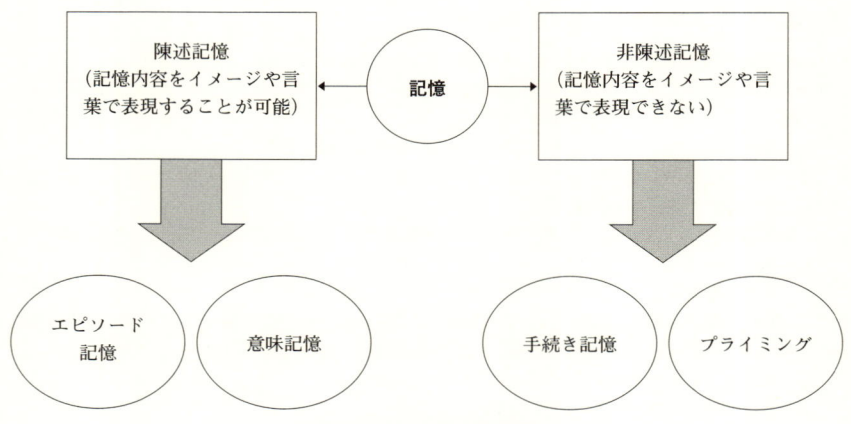

図 10-2　記憶の分類

体験を想起する二峰性の特徴をもつが，この時期に就職や結婚などの印象的なイベントが集中するからとも考えられている（武田ら，2005）。

主な記憶の検査方法には以下のものが挙げられる（小森・田辺，2003）。

①ウェクスラー記憶検査改訂版（WMS-R）──短期記憶，近時記憶，遅延記憶の評価から構成されている。検査には長時間を要し被検者に負担が大きいため，ごく軽度の認知症や純粋健忘例でもっとも有用とされている。

②三宅式記銘検査──対になった言語を用いた検査方法。両者間の連想化の高い有関係語と連想関係のない無関係語の各10対を用いて，前語の呈示による対語の想起の可否をみる。

③ベントン視覚記銘検査──10枚の図版で呈示された図形を被験者に記銘，描画，模写させる検査で，正解数と省略，歪み，保続などの誤謬数で評価する。

3.2. 注意および前頭葉機能の変化

前頭葉機能は一般的には注意機能，ステレオタイプを抑制する機能，作働記憶，流暢性などがある。高次の全般性注意機能とは外界の刺激や内的な表象に向けられる注意の機能であり，覚醒度などの基礎的な注意は上行性網様体賦活系による。全般性注意は加齢の影響を受けやすい。より高次の注意機能は，基底核や大脳辺縁系の記憶・情動との照合を経て，前頭前野が重要な働きを担っている。

ステレオタイプを抑制する機能とは，一般的に注意をひきつけるものへの反応を抑制しつつ別の処理を持続して行う機能で，加齢によって低下する。作動記憶とは，外部からの情報を一時的に蓄え，処理するシステムである。流暢性には word fluency test に代表される言語性と図形や概念などの非言語性の流暢性がある。流暢性と加齢の関連については一致した見解がない。

これらの前頭葉機能を評価するために，以下のような検査を用いる。

①**語流暢性検査（word fluency test）**——語の流暢性をみる検査で，一定時間内に算出される語の数によって評価される。

②**ストループテスト（stroop test）**——色名をそれとは異なる色で印刷したもの（例：黄色で『赤』の文字）を用いる。Part I と II で構成されており，前者では印刷された色（例では黄色）を答えさせるが，後者では色の文字（例では赤）をできるだけ早く答えさせる。

③**ウィスコンシン・カード・ソーティング・テスト（WCST）**——遂行機能検査のひとつで，様々な色や形や数が異なる図形の書かれた 48 枚のカードについて，「色」「形」「数」によって 1 枚ずつ分類する。

④**トレイル・メイキング・テスト（trail making test）**——紙面にランダムに配置された数字を順番に線で結ぶ Part A と，配置された数字とひらがなをそれぞれ交互に数字順，あいうえお順に結ぶ Part B からなる。所要時間と誤答を評価する。

3.3. 脳実質の変化

生理的な加齢変化は，肉眼的には脳回の萎縮や脳室の拡大がみられ，組織学的には神経細胞数の減少，大脳皮質第 2 層を中心とした海綿状変化，神経細胞内のリポフスチン沈着がみられる。その他には平野小体（海馬の抵抗帯や支脚），SP，軸索ジストロフィー，小脳トルペード，アミロイド小体（アストロサイト突起内）等の出現が挙げられる。さらに，より病的な変化として NFT やレビー小体等がある（武田ら，2005）。

3.4. 脳の生理・生化学的変化

加齢により脳波上にも変化がみられる。α 波の周波数は 15〜20 年の加齢に

より約1Hz低下すると言われ，θ波は増加する．脳血流量やグルコース代謝は，神経細胞の減少やその活動の低下を反映して，加齢とともに減少する．記憶・学習に関与するアセチルコリンの合成・分泌・分解・再取り込みも低下する．ドパミン系でも同様に，全体の量，合成機能，結合能，代謝の低下が顕著に現れ，D2受容体は30歳代から低下し，老年期には若年者の約60％程度まで減少する．ノルアドレナリン系もその合成能，受容体数ともに低下する．また，セロトニンはモノアミン酸化酵素A（MAO-A）により代謝されるが，加齢でMAO-Aが増加するためにその代謝産物の5-hydroxyindole acetic acid（5-HIAA）が増加する．

文　献

秋口一郎・高山吉弘　1999　脳梗塞による急性健忘症候群と脳血管性痴呆：とくに海馬および内包膝梗塞について．老年精神医学雑誌, 10 (1), 27-33.

APA（高橋三郎ら，訳）　1995　DSM-IV：精神疾患の分類と診断の手引き．医学書院．

Bleuler, M. 1943 Die Spatschizophrenen Krankheitsbilder. *Fortschr Neurol Psychiatry*, 15, 259-290.

樋口　進・荒井啓行・加藤元一郎ら　1995　高齢者の飲酒および飲酒関連問題の実態把握に関する調査研究報告書．アルコール健康医学協会．

一瀬邦弘・内山　真・田中邦明・土井永史ら　1999　せん妄の前駆症状と初期診断：せん妄発症は予知できるか．老年精神医学雑誌, 10 (2), 133-142.

犬塚　伸・天野直二　2005　精神症状・行動障害治療ガイドライン．老年精神医学雑誌, 16（増刊号−I), 75-91.

小森憲治郎・田辺敬貴　2003　脳の老化と知的機能．老年精神医学雑誌, 14, 984-992.

小阪憲司　2007　レビー小体型認知症の発見から現在まで：臨床診断基準改訂版を含めて．臨床神経, 47, 703-707.

松下正明ら　1998　臨床精神医学講座12：老年期精神障害．中山書店．

松下正明ら　2005　新世紀の精神科治療3　老年期の幻覚妄想：老年期精神科疾患の治療論．中山書店．

岡田八束・天野直二　2007　高齢者がうつ病となる要因と社会的問題．薬局, 58 (3), 27-30.

Oslin, D., Atkinson, R. M., Smith, D. M., et al. 1998 Alcohol related dementia: proposed clinical criteria. *International Journal of Geriat Psychiatry*, 13, 203-212.

Squire, L. R. 1987 *Memory and Brain*. Oxford University Press.

武田雅俊ら 2005 現代老年精神医療．永井書店．

WHO（融 道男ら，監訳） 1993 ICD-10 精神および行動の障害：臨床記述と診断ガイドライン．医学書院．

連続コラム・リエゾンの視点から・3

コンサルテーション・リエゾンの実際（2）：がん治療のメンタルヘルス

事例1

乳がんの疑いで経過観察されていたにもかかわらず乳がんが発見され，医師を責める気もちがあり，受け入れられない（乳腺外科）。

治療——がんに関わる心理的問題を取り扱う領域が精神腫瘍学（Psychooncology）である。がんの予防にはじまり，検査，治療，リハビリテーション，再発・進行，積極的抗ガン治療の中止，緩和ケアを含め，全てのガンの臨床経過において患者，家族そしてスタッフのQOL（生活の質）を高めることを目的とした"集学的な学問"と位置づけられている。

この事例においては，患者さんの気もちをよくうかがうことで，自然に患者さんの気もちが落ち着き，いまだに受け入れられない気もちはあるが，治療を受けるという気もちになった。コンサルテーション・リエゾン・サービス（CLS）は治療チームの一員，当事者というより，周縁の存在としてあることが，主治医を中心とした治療チームと患者さんとの間の葛藤を取り扱う際によい方向に機能することが多い。

事例2

未告知の肝臓がんによる腹水のコントロールで入院したが，症状が改善せずイライラしている夫に妻が告知すべきか迷っている（外科）。

治療——現在の医療では，自己決定が重視され，その基盤となる真実の告知が通常行われる方向に向かっている。本人の「知る権利」と同じく，「知りたくない権利」を尊重することも重要である。原則では本人より先に家族には知らせてはならないとなっているが，事例のように家族のみが告知を受けている場面は往々にしてある。まず本人に「知りたいか，知りたくないか」「どのように知りたいか」を確かめる必要がある。

知りたいかを直截に聞くやり方は，そのことだけですでに悪い結果が告知されるという予見をあたえることになる。検査の前などであれば予期せぬ悪い結果が得られた場合，本人に告げてほしいか家族にだけ先に伝えてほしいかを事前に確認することができる。ところがこの事例ではすでにその時点を過ぎていた。

われわれは，主治医に本人の病状理解をたずねた。主治医も妻も，本人はうすうす感じ取っているのではないか，という。妻の了解のもと，われわれはベッドサイドにおもむき，現在の病状理解をたずねることとした。本人は当初拒否的な態度であり，一度目の面談では身体状況と心理状況をおうかがいするのみで，本人の受け止め方を確認する

ことはできなかった。しかし，不安・焦燥のレベルが高かったので，抗不安薬を併用するよう主治医にアドバイスした。

3回目の面談で，本人は重篤な疾患があり，それが悪化しているのではないか，という不安を述べた。われわれは主治医と妻に伝え，妻陪席で主治医が説明する機会をもつようにアドバイスした。妻は真実の告知がさらなる心理的反応をひきおこすのではないかと心配していた。妻の気もちに理解を示した上で，このまま引き延ばしていくことで本人も辛さを口にできなくなること，仮に告知によって心理的反応が生じたとしてもそれは一過性のものであり，それらに対する対処は周囲が十分ケアできる性質のものであることを強調した。主治医は，本人に告知し，その後も継続して責任をもって対応していくことを約束した。

告知に関しては，バックマン（2000）は，以下のようなそれぞれの頭文字をとったSPIKESモデルという悪い知らせの伝え方についての方法を提唱している。日本のがん対策においてもSPIKESモデルは，告知モデルとして研修・実践されている。

- Setting ── 設定
  適切な場を設定する。プライバシーの確保や必要な第三者の同席など。
- Perception ── 認識
  質問によって，受け手が何を知っているか，どんな気もちでいるかを知る。
- Invitation ── 確認
  受け手がどこまで知りたいかを知る。
- Knowledge ── 伝達
  良くない知らせであると前置きをした上で情報を伝える。その際には，P（認識）のステップで引き出した受け手の語彙を使い，受け手の理解を確認しながら行う。
- Empathy & Exploration ── 共感と探索
  受け手の反応に共感を示す。必要なら受け手の気もちを探る。
- Strategy & Summary ── 戦略と要約
  受け手の理解を確認する。ミーティングの終わりには，次にするべきことがお互いにはっきり分かっているようにする。

事例3

末期がんで再入院したが，残される夫と小さな子どものことが心配でならない（外科）。

治療 ── この事例のように，末期または緩和ケアにおいて本人の私的な話題に触れることはCLSでは稀ならずある。ここでも，CLSの周縁的存在としての役割が機能する。

CLSでは実際的に患者さんの原病の治療や生活そのものに関わることはほとんどない。また，スピリチュアル・ケアと呼ばれるような実存的な会話も現実的にはほとんどない。しかし，われわれが「お見舞い的訪問」と呼ぶ定期的な会話によって，本人自体の不安や抑うつは軽減し，QOLにはよい効果を生む。

事例4
同室の方が亡くなって以降，退院してからその部屋に見舞いにいけない（産婦人科）。
治療——神経症的な側面の強い事例である。認知・行動療法の適応となると判断し，曝露法（同行してその部屋に行く→途中まで同行し，その後一人でその部屋へ行く→一人でその部屋へ行く）を施行し，克服することができた。

（中嶋義文）

バックマン，R., 恒藤暁（監訳） 2000 真実を伝える：コミュニケーション技術と精神的援助の指針．診断と治療社．

コラム ●──── ターミナルケア

木下寛也

　最初に私の経歴について述べると，大学病院の精神科に勤務し，その後，十数年間，総合病院の精神科に勤務していた。その総合病院では，統合失調症，うつ病などの精神疾患の入院・外来治療に携わりながら，身体疾患をもった患者のコンサルテーション業務にも従事していた。その活動の中で，がん患者に関するコンサルテーションが多く，大学時代からの知り合いであった同僚の外科医が緩和ケアに関心が高く，彼と一緒に緩和ケアについて勉強を始めた。当時，私の勤めていた病院では，まだまだがん患者の痛みのコントロールが不十分で，痛みに苦しんでいる方が大勢いた。「精神的な問題があり，痛みのコントロールが困難」という理由で，精神科に紹介されてくる患者が多く，「まずは痛みをコントロールした上で改めて依頼を」という返書を書きたいところを，ぐっとこらえていた時期もあった。その後，院内で緩和ケアの勉強会を立ち上げ，それとともにがん患者のコンサルテーション件数は増加し，がん患者が自ら精神科を訪れることも多くなり，様々な患者と関わりをもつ機会が増えた。一時期は，緩和ケアと精神科の二足のわらじで勤務していた。

　4年半前に様々な理由で総合病院から現在の職場に転勤（転職）し，緩和ケア医として働いている。このような経験の中から，がん医療を取り巻く状況や，元精神科医からみたターミナルケアについて述べたいと思う。

1．がん医療を取り巻く状況

　国民の2人に1人ががんに罹患し，3人に1人ががんで死亡し，年間30万人以上の方ががんで死亡している。この現状の中で，がん医療に関する関心は高まり，2007年4月より「がん対策基本法」が施行され，がん医療の重要性が法的に規定される形となった。このような情勢の中，がん患者に対する心理的支援も重大課題となっている。精神医療に関わる者は，がん患者・家族の精神・心理的問題に関する知識をもち，何を提供できるか熟考する必要がある。

2．ターミナルケアとは

　ターミナルケアのターミナルとは，一般的に「死期が6カ月以内にせまっている」状態を指す。このコラムのタイトルは「ターミナルケア」だが，ターミナルケアを考える上でのキーワードは「いままでどう生きてきたか」「死に至る病と共存しどう生きてい

くか」であると私は考えている。言い換えると,「ターミナルというイベントでなく,死にいくプロセス(いままで生きてきて,いま生きているプロセス)をどう考えるか」ということになるのだろうか。医療者が死にいく患者と接するとき,いつもこの問いを投げかけられているのだと思われてくる。当然ながらこの問いに対する回答は簡単に得られるものではない。患者と一緒に考えるという態度を忘れないことが重要である。ただ,死の医療化に伴って,医療者も日常的に身内の死に寄り添う機会が少なくなっている現状があり,しかも精神医療に携わる医療者は医療現場においても患者の死に直面することが少なく,患者の死にどう寄り添うかということを日ごろから意識しておく必要があると思われる。最低限,主治医にお願いして,看取りの場面に立ち会う経験が必要であると思われる。

また,ターミナルケアに関わる場合,患者との間での沈黙の時間を恐れずに寄り添える忍耐(基本的態度)が重要である。「こんなに苦しいなら早く逝かせてほしい」といつも言う患者と直面して,答えようがなく,息の詰まる思いになっても,寄り添える,そしてまた次の日も患者と向かい合う,そういった態度が重要である。患者にとっても,家族にとっても見捨てずに向かい合ってくれる医療者がいるということが,どんなに支えになるかということを認識すべきである。

3. トータルペイン

緩和ケアにおいて「トータルペイン」という概念が示されている。身体面,精神面,社会面,スピリチュアルな面の4つの苦しみからなる全人的な痛みをトータルペインととらえる。精神医療に関わる者としては,精神面,社会面への配慮は当然得意といえるが,身体面にはかなり課題がある。インターネットなどの発達に伴い,患者,家族のがん医療に関する知識は,良くも悪くもかなり増加している。このような現状にあっては,精神・心理の職に携わる者も,がん医療に関する知識なくして,患者・家族と関わることはかなり困難だと思われる。ではスピリチュアルな側面はどうか。「生きる意味」「人生の意味」など様々な問いが連想される。いまの私はこれに答えるだけの英知をもち合わせていない。ただ,それだからこそ死にいく患者と向かい合い続けることが可能で,来る日も来る日も死にいく患者と向かい合うことができるとしか,答えようがない。私自身は「自律性」「他者への負担」「家族との関係」などがスピリチュアルな問題のキーワードのひとつではないかと思い,日々の臨床に向かっている。

4.「家族は第二の患者」

ターミナルケアにおいては,患者だけでなく,家族への配慮も大変重要だ。巷では「家族は第二の患者」という言葉もよく見うけられるが,この言葉に関して私自身は違

和感がある。医療者の立場での言葉としか思えないのだ。家族は決してそんな目で見られたくないと思うのだが，皆さんはどうだろうか。

　家族には，ふたつの側面がある。ひとつは，患者の介護者としての側面であり，この側面においては，家族は医療者の協力者であるということになる。このことは，ターミナルケアに独特のことではなく，一般の精神医療においても，医療を行う上で家族の役割が非常に重要であることは明らかだ。

　もうひとつの側面は，親密な家族が死に向かいつつあるという経験をする人間としての家族である。この意味で「患者の家族は第二の患者」ととらえるのだが，家族を患者扱いせずに，家族の死を経験する人間と向かい合うという心がまえが重要だ。ターミナルケアにおいて，家族は様々な不安を抱く。その不安を軽減するために，医療者は往々にして患者に今後起こりえることを次々と説明することで，その不安を軽減できると考えていることが多いように思える。しかし，このような場面で気をつけないといけないことは，あまりに先行して説明しすぎないことである。家族の不安を十分に聞いた上で，家族の個別性に応じた情報提供が必要である。どうしても，ターミナルケアでは「悪い知らせ」が多くなるため，常に情報提供の際には十分な配慮が必要だ。

5.「傾聴」?

　ターミナルケアでは「傾聴」という言葉をよく耳にする。日本の看護教育においては傾聴にかなり力を入れていると，先日もある看護教育に携わる方が強調していた。しかし，傾聴だけでいいのだろうか，他の医療行為と同じく，場合によっては「傾聴の副作用」が生じることがあることも，是非とも教育内容に加えてほしいと思う。ターミナルケアの場面では，患者から様々な言葉が医療者に投げかけられる。患者にとっては人生の総決算の場面に我々は付き合っているわけなのだから，当然である。

　何を聴き，何を患者に返していけるか，言語的なコミュニケーションだけではなく，五感を駆使して患者と向かい合う必要がある。また，私自身は沈黙を大切にすることが重要であることを，ターミナルケアの場面から学んだような気がしている。

6．チーム医療

　ターミナルケアにおいては，医師，看護師，薬剤師，ソーシャルワーカーなど，様々な職種の方が，患者・家族に関わりをもつ。そういった状況で，各職種の方が患者のこころの問題に大変関心をもっているというのが，ターミナルケアの特徴かもしれない。そこでは，精神・心理に携わる者に対する要求水準は，一般医療におけるリエゾン・コンサルテーションよりさらに高いと思われることが多い印象がある。また，各職種の方も精神・心理的な専門用語（たとえば「否認」「退行」など）をある程度は知っている。

このような，状況下において精神・心理の専門家は，なるべく専門用語を使わずに，患者・家族の精神・心理状況の説明を他職種の方に伝える必要があると思う．特に，診断や判断に関わる専門用語が間違って理解されてしまう，専門用語だけが一人歩きしてしまう，そのような危険性があることを理解すべきである．

7. 一般精神医療との両立の困難さ

私が精神科医と緩和ケア医の二足のわらじから，緩和ケア医専従に進路変更をした最大の理由は，精神科で多く遭遇する「様々な身体症状を呈する神経症水準の患者」「リストカットや過量服薬などを繰り返す患者」と，緩和ケアの対象となる「死に至る病とともに生きる患者」に同時に関わることに，自分の中でバランスを保つことが困難になり，特に前者の患者を診察する際の患者への逆転移感情をうまくコントロールすることができなくなったことである．ただし，このような状況の中での臨床で得られた経験で，人間理解により幅をもたせることができたようにも思える．

また，ターミナルケアでは医療者のバーンアウトがよく問題になるが，バーンアウトを避けるためには，①死生観について日ごろから考える，②患者・家族に生じている問題，その対応について医療者間で共有する，③デスカンファレンスを行う，④仕事から離れた日常生活を大切にする，などが重要であると考えている．

8. 最後に

死にいく患者と向かい合うことは，医療者にとっても心理的負担が大きく，大変な仕事である．しかし，このような困難な仕事を通じて，患者・家族から様々な「死に向かって生きるプロセス」を学ぶことができ，医療者自身にとっては実りの多い仕事であることも間違いのない真実であろう．

私自身も，現在に至るまで出会った多くのがん患者から，様々な「人間の生き方，死に方」を学び，人の精神・心理的な問題に関わることの重要性，奥深さを実感した．多くの精神科臨床に関わる方が，ターミナルケアに関わることを通じて，より人間的に成長できることと信じている．

第Ⅳ部 生物学の視点から①：脳科学を中心に

第11章 神経心理学・脳科学

荒木　剛・笠井清登

1. 精神科臨床における診断

　古来，人間の精神機能を表現する際に「知・情・意」という言葉が使われるが，現代の脳科学の言葉でいう，人間の脳高次機能である，認知機能，情動機能，意志・内発性と見事に対応している。精神医学とは，この精神機能の障害について，生物-心理-社会的な立場から多面的・多次元的に評価し，介入を行う科学である。本章の目的は，このうち，「生物」の評価を概説することにある。

　精神科において，臨床をしていると患者さんやその家族から，様々な質問を受けることがある。「どうやって異常と分かるんですか？」「なんでこれが病気なんですか？」「先生は異常な人に囲まれていて，よく平気ですね」「この変になるのは，うつらないのですか（感染しないのですか）？」などなど。これらの質問は，内科や外科ではされにくい質問であろう。血糖値が高いから糖尿病，血圧が高いから高血圧，腫瘍マーカーが高値なうえにCTで病変がみえるから〇〇癌，という感じであれば誰でも納得せざるをえない。なぜ精神科臨床においてはこのような質問をされるのだろうか？　いろいろな解釈はあるかもしれないが，精神疾患が脳の病気であるからである。

　現在のところ，精神科臨床においては，脳の病気を反映できるような検査は開発されていない。たとえば，血液検査をして，「うつ病マーカーが陽性なので，あなたはうつ病です」とか「うつ病マーカーのなかでもタイプAが特に高いので，あなたにはこの薬が効きやすいです」とか「うつ病マーカーの値が下がってきたので，治療は順調ですよ」などということを言えると，ある意味，楽なのだが，うつ病などが内科の病気として扱えるようになってしまい，精神

科という分野そのものがなくなっているかもしれない．現在のところ，そのような便利なマーカーが開発される可能性はまだまだ低く，精神科医師の出番は残っている．しかし，実際に患者さんやその家族に精神疾患の特徴をよく理解してもらうことが治療のうえで重要であることも事実である．そのため何らかの形で，「診断（○○病ですよ）」「病型（○○病でもこのようなタイプですよ）」「薬物反応性（あなたにはこの薬が効きやすいです）」「予後予測（治療には○カ月必要で，治りやすいですよ）」というような病気の性質を一部でも示すことのできる客観的な検査が開発されることは有用である．

このように最終的には何らかの形で精神科臨床に役立つような検査を模索する上で，まず，健常な脳の構造や機能を様々な形で捉えていく必要がある．さらに捉えることができるようになった構造や機能に関して，精神疾患に特徴的な脳の構造や機能を探し出して，生物学的なマーカーを見つけることがひとつの大きな課題となる．そのような研究を行っている分野が本章で述べる神経心理学や脳科学である．

2. 脳と心

脳科学の前提となっているのが，「心は脳の活動の一部である」ということである．人間の脳は様々な働きをもつ．まず，基本的な生命維持のために必要となっている自律神経系を制御する働きをもつ．次に，外界からのあらゆる刺激を探知する働き，そしてそれらの情報を統合する働き，さらにそれらに基づいて外界からの刺激に対してどのような反応をするかを決定する働き，そしてその反応を制御する働きをもつ．さらに自発的に思考し，その考えに基づいて行動を自ら起こす働き．なるべく平易に脳の働きを記載しようとすればするほど，脳の働きの種類は限りなく存在することがわかる．

このような脳の活動が「心」のもとになっていることが，次第に明らかになってきた．これらにはふたつの方法があり，ひとつは神経心理学と呼ばれ，もうひとつは脳科学（ここでは狭義に認知神経科学のことを表すものとする）と大まかに呼ばれる．前者は，脳に損傷が生じたときに，心にどのような影響が生じるかを調べて，損傷を受けた部位と心の働きとの関連を探る研究である．

後者は，様々な手法を用いて，正常な（損傷のない）脳の活動を探る研究である。さらに，これらふたつの研究で得られた方法は，精神疾患を対象に応用されており，精神疾患の病態生理を解明する上で大きな助けとなっている。

3. 神経心理学

3.1. 神経心理学とは

　一般に神経心理学とは，主として局所性脳障害による精神神経障害を通して，精神機能と脳の関連を研究する分野のことをいう。精神医学のみならず，様々な分野に関連した研究が行われている。従来神経心理学的検査は，脳損傷の有無や局在症状の診断に用いられてきたが，さらに高次脳機能障害のより詳細な症状評価や，リハビリテーションの評価などにも用いられている。

　対象となる障害は，言語障害，知覚障害もしくは認知障害（失認を含む），遂行機能障害（失行を含む），注意障害，短期もしくは長期記憶障害，知的障害，抽象能力障害や推論機能障害などの思考障害，離断症候群などである。

　それぞれにつき複数の詳細な検査が存在する。また，いくつかの検査が組織的に組み合わされているテストバッテリーも存在する。以下に精神医学領域でよく用いられる検査について簡単に紹介する。

3.2. 神経心理学的検査

　①失　語——失語とは，大脳皮質言語領野およびその周辺領域の損傷により，言語機能に障害が生じた状態をいう。その他の機能は比較的保たれていることが多い。言語領野は左大脳半球のシルヴィウス裂を囲む領域であり，前方のブローカ領野，後方のウェルニッケ領野がよく知られている。それらの領野の周囲も言語領野とされている。失語には様々な種類があり，本項ではすべてを紹介できないが，有名なものについて簡潔に説明を加えておく。全失語とはブローカおよびウェルニッケの両方が損傷された場合に出現し，言語機能がほぼ全面的に失われた状態となる。ブローカ失語では，なめらかに言葉を発することができず，また口頭での言語の理解も障害される。ウェルニッケ失語では流暢に言葉を発することができるものの，それらは意味をなしておらず，相手に理

解しがたいものとなる。また口頭での言語の理解も相当障害される。

　失語の検査についてであるが，口頭言語（言語表出，言語了解），書字言語（読字――了解と音読――と書字）を検査する。通常の診察中に，言語的理解や発語の内容や形式について，異常があるかないかが大抵は判断がつく。そして，なんらかの言語理解や発語の異常が認められたら，「鼻を指差してください」「口をあけてください」「右手を開いてください」「右手で左のひざを叩いてください」「右手でこの鉛筆をとって，紙に名前を書いてください」というような，簡潔な指示に始まり，次第に難しくなる指示を行う。そこで言語障害が明らかにできることが多い。さらに包括的な失語症検査として標準失語症検査（standard language test of aphasia; SLTA）やWAB失語症検査（the western aphasia battery）がある。これらは実際に失語の程度を定量化できる検査法である。しかし，それぞれ1時間以上を要する検査であり，簡易化された検査が用いられることが多い。

　②**失行，失認**――失行とは運動麻痺などの運動障害がないのにもかかわらず，脳の局所的損傷により，行うべき行為を行えないことをいう。失認とは，感覚機能は正常であるが，ある特定の感覚を介した情報による物体の認識ができないことをいう。それ以外の感覚を用いれば，容易に認識できることも特徴のひとつである。これら，失行，失認を引き起こす脳の部位は多岐にわたる。その損傷部位に応じて，特徴的な症状を示すことが多い。

　失行・失認の検査では，行為（自動的運動，他動的運動，構成行為），計算，聴覚認知，身体認知，触覚認知，視覚認知などを調べる。日本では，失行に関しては標準高次動作性検査，失認に対しては標準高次視知覚検査（visual perception test for agnosia; VPTA）がある。

　③**知能検査**――知能検査には，田中－ビネー（Binet）式知能検査，ウェクスラー成人知能検査改訂版（Wechsler Adult Intelligence Scale-Third Edition; WAIS-III），ウェクスラー児童用知能検査改訂版（Wechsler Intelligence Scale for Children-Third Edition; WISC-III），等がある。WAIS-IIIやWISC-IIIは言語性・動作性課題から成っており，臨床場面でよく用いられる。知能の水準や発達程度をみることができ，主として精神遅滞や認知症などの診断の補助となる。

知能指数（intelligence quotient; IQ）は，田中-ビネー式知能検査では，精神年齢（mental age）を生活年齢（chronological age）で割って100をかけて算出される。ウェクスラー成人知能検査においては，個々人の得点を母集団の平均点と比較して算出される偏差知能指数が用いられる。いずれの検査においても知能指数の平均値は100である。

臨床上，知能指数を重視する疾患としては精神遅滞がある。ICD-10ではIQが69以下の場合は精神遅滞であると判断される。詳しくは軽度（50〜69），中等度（35〜49），重度（20〜34），最重度（0〜19）に分類されている。しかし，IQはあくまでひとつの参考資料であり，精神遅滞は臨床症状や生活歴などから総合的に判断なされなければならない。

④記憶検査——記憶障害には，記銘過程や記憶内容や追想能力の病的変化がある。それらを検査するものとして，ベントン視覚記銘検査（Benton Visual Retention Test; BVRT），ウェクスラー記憶尺度（Wechsler Memory Scale-Revised; WMS-R）がある。前者は呈示された図形を被検者に描画させるものであり，本来は脳器質性障害の判定に用いられたが記憶検査のひとつとしても用いられている。後者は包括的記憶検査であり短期記憶，注意機能，遅延再生，視覚性記憶，言語性記憶などをそれぞれ指数とし，区別して評価できる。

⑤前頭葉機能検査（遂行機能）——前頭葉機能検査には，保続の検査，語流暢性課題（verbal fluency test; VFT），ウィスコンシンカード分類テスト（Wisconsin card sorting test; WCST），ロンドン塔（Tower of London）課題などがある。WCSTやロンドン塔課題などのやや難度の高い検査は，遂行機能検査としても用いることができる。

(1)語流暢性課題：一定時間内に決められた条件の単語や図形を産出することを求められる。回答の多様性と反応数を重視し，発散性思考を反映するといわれている。

例1，ロンドン塔課題：装置の上に3本の釘があり，それらに青，赤，緑の3個のビーズがはめられている。それぞれの釘は1〜3個のビーズをはめることができる。最終的なビーズの目標位置が示され，1度に1個ビーズを動かしてその位置に移動していくことが求められる。予測的処理が必要とされる検査である（図11-1）。前頭葉に障害のある患者では，目標位置までの移動

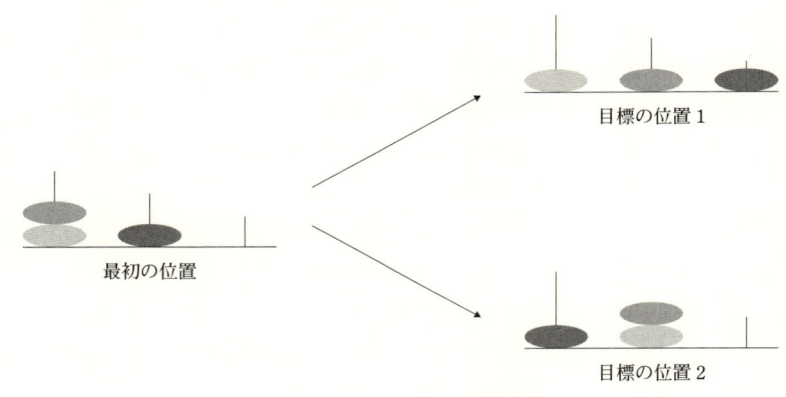

図 11-1　ロンドン塔課題

回数が多くなり，正答率も低くなる。

　例2．ウィスコンシンカード分類テスト：図11-2に示すような「色」，「形」「数」の異なるカードを128枚用意する。あらかじめ置かれた4枚の刺激カードの下に，被検者は色か形か数のいずれかの基準に従って手持ちのカードを1枚ずつ分類して置くことが求められる。たとえば，図11-2の場合では，色では1の刺激カード，数では2の刺激カード，形では4の刺激カードが正解となる。被験者は試行錯誤して実験者の決めた分類の基準を見つけていくことになる。10回連続正解したら，実験者は分類基準を変更する。すると数回間違えた後に，新たな基準を見つけて分類をしていくことが可能となる。しかし前頭葉機能に障害があると，最初の分類基準を見つけて，カードを置くことができるものの，その後，分類基準を変更された後に，分類基準を柔軟に転換することが困難となる。WCST は抽象的思考力や問題解決の柔軟性などを検査するものであり，前頭葉機能障害を反映する。このテストにはコンピューター版も開発されており，比較的，簡便に検査できるようになっている。

3.3. 実際の精神科臨床における神経心理検査

　いままで述べた，多くの神経心理検査を様々な精神疾患に応用して，精神疾患における脳機能障害，特に認知機能障害の有無を検討した研究が多く行われてきた。しかし，実際に精神疾患患者であっても，健常者と同じくらいの検査

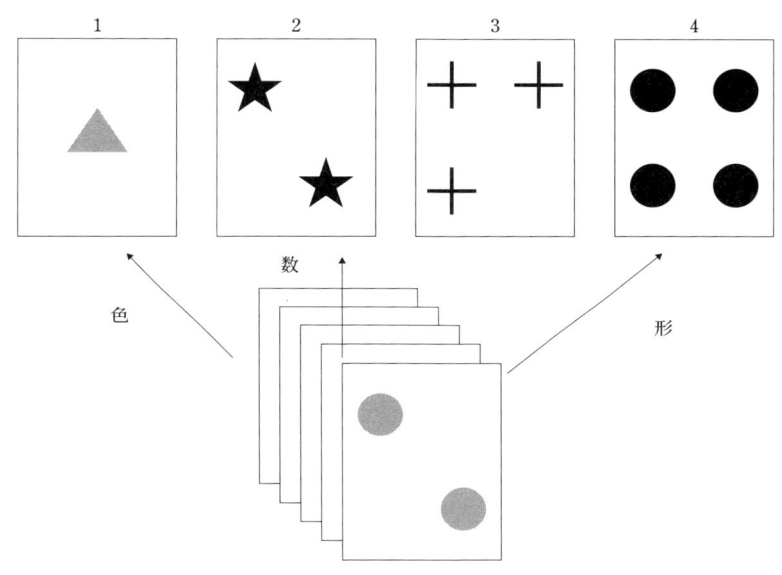

図11-2 ウィスコンシンカード分類テスト

結果を示す患者群もおり，実際に疾患診断に応用できるところまでにはたどり着いていない。しかし，同じ患者で，症状の推移と共に，神経心理学的検査によって得られる認知機能の変化がどの程度あるかということを把握することは可能となってきた。前述したように，それぞれの検査は，比較的長時間にわたって行う必要があり，簡便に行うことは難しい。そのため，アメリカでは多施設共同研究によって，統合失調症の患者を対象に認知機能の把握に簡便かつ有用な検査を絞り込むプロジェクトが行われた。これはMATRICS（Measurement And Treatment Research to Improve Cognition in Schizophrenia）と呼ばれ，合計の検査施行時間が1時間強となっている（表11-1）。今後，これらの統一された評価基準をもとに，さらに統合失調症患者を対象に認知機能を改善する薬剤の開発・研究などが行われる予定である。日本でもこれらを参考にして，同様のテストバッテリーを作成しようとする試みがあるという。

表11-1　MATRICS

	施行時間
1　処理の速度	
カテゴリー流暢性	2.0
BACS—シンボルコーディング	3.0
トレール　メーキング　A	2.1
2　注意・覚醒	
持続性注意集中力検査——同一ペア	13.4
3　ワーキングメモリー	
言語性；文字数スパン	5.9
非言語性；空間スパン	5.1
4　言語学習	
ホプキンズ言語学習テスト——改訂版	4.1
5　視覚学習	
簡易視空間記憶テスト——改訂版	4.7
6　推論と問題解決	
神経心理評価バッテリー；迷路	11.2
7　社会的認知	
メイヤーサロヴェイカルーソー感情知能テスト；感情の管理	12.0
合計時間	63.5 分

4. 脳科学

4.1. 脳科学とは

　脳と心の項において，脳科学とは「様々な手法を用いて，正常な（損傷のない）脳の活動を探る研究である」と述べたが，その手法には主にふたつの方法がある。ひとつは脳の形態を調べる方法，もうひとつは脳の活動を調べる方法である。前者には，以前はコンピューター断層撮影（CT）が用いられたが，現在は磁気共鳴映像法（MRI）が用いられており，より詳細な脳の形態の把握が可能となってきている。後者には大きく分けて2種類の方法がある。ひとつは脳の神経活動をリアルタイムで測定することができる，脳波と脳磁図である。もう1種類の方法は，「脳の活動，すなわち神経細胞の活動に伴い，その周囲の血流が変化する」という前提に基づいた方法である。これらにはポジトロンエミッショントモグラフィー（positron emission tomography; PET），シングルフォトンエミッションCT（single photon emission computed tomography;

SPECT），機能的 MRI（functional MRI; fMRI），近赤外線スペクトロスコピー（near-infrared spectroscopy; NIRS）などがある。それぞれの検査の利点や欠点，主な精神疾患における画像検査の特徴を以下に述べる。

4.2. MRI

　静磁場において，電磁波の一種であるラジオ波を照射した後に，新たに放出されるラジオ波を検出して，画像表示する方法が核磁気共鳴映像法（magnetic resonance imaging; MRI）である。利点としては，CT とは異なり，骨によるアーチファクトがなく，灰白質や白質の鮮明な構造画像が得られること，放射線被爆がないことがあげられる。欠点としては，検査時間が CT 検査に比べ，やや長めであることと，閉所で騒音のある検査環境であること，体内金属を有する被験者には用いられないことがある。いくつかの欠点をクリアすれば頻回に行える検査であり，同一被験者の縦断的検討などに非常に有用である。

　統合失調症では，左右の海馬と左上側頭回では中程度に，その他の領域では軽度に萎縮が認められる。また，脳構造異常のうち外側側頭葉灰白質などの体積減少は，発症前後あるいは発症初期に急速に進行する可能性が指摘されるようになってきた。従来，統合失調症では，遺伝的要因や胎生期や周産期の環境的要因によって神経細胞や神経回路の発達障害が生じて発症脆弱性（病気のなりやすさ）が形成され，思春期以降のストレスや社会的変化により発症する，という「神経発達障害仮説」が提唱されていたが，MRI の画像研究により，発症前後からの進行性の脳構造変化の存在が明らかになったため，病態仮説の修正が行われ，早期介入・治療法開発のターゲットとして注目されている。

　気分障害においては，脳体積の局所的減少がいくつか報告されたものの，統一された見解はない。むしろ白質に高信号を認めるという報告が多くみられるが，これらの病態における意義は明らかではない。

　心的外傷後ストレス障害（posttraumatic stress disorder; PTSD）においても画像研究の報告がある。従来，外傷体験に暴露されたために生じる心因性精神障害として捉えられていたが，脳形態画像研究により脳構造の異常が報告され始め，疾患概念の変遷が見られ始めた。当初は，ストレスの暴露によるコルチゾールの過剰放出のために海馬が傷害され PTSD の症状を発現するという

モデルが描かれていた。しかし，近年の研究により，PTSD患者における海馬体積減少が発症前から存在する脆弱性（病気のかかりやすさ）因子である可能性や，辺縁系を制御する内側前頭前皮質の体積減少の重要性にも注目が集まっている。

4.3. 脳波と脳磁図

　脳波，脳磁図は直接，脳の神経活動を頭皮上から捉えることのできる検査である。脳波では頭皮上に電極を設置して，脳の微細な働きを捉える。原理としては心電図などと変わらない。利点としては，非侵襲的であり，時間分解能が数ミリ秒単位と高く，安全に反復して行える点があげられる。欠点としては，脳の表面の活動は的確に捉えることができるものの，脳深部の活動は捉えにくいという空間分解能の低さがあげられる。脳磁図は磁場を利用して，脳波と同じく脳の活動を捉える検査である。利点として，時間分解能が高いこと，さらに，脳波に比較して空間分解能が高いことがあげられる。欠点として，検査機器が高価であり，MRIと同じく体内金属を有する被験者には用いられないことと，頭部のわずかな動きで高い空間分解能が無駄になってしまうことがあげられる。臨床的には，脳波は睡眠障害，意識障害，てんかんの検査，脳磁図はてんかんの検査として用いられることが多い。ここでは，精神疾患によく用いられる事象関連電位について説明する。

　事象関連電位（event-related potentials: ERPs）とは音や光などの外的刺激に対する知覚や認知などに伴って脳波上に出現する電位の総称である。脳内情報処理過程を頭外から検討できる精神生理学的検査法であり，精神疾患の病態研究に幅広く利用されている。脳内誘発電位には，全ての刺激に対する物理的な反応の結果生じるP50，N100，P200，N200，特定の刺激に対して自動的に出現するミスマッチ陰性電位（mismatch negativity; MMN），特定の刺激に対して注意を向けている場合に生じるP300がある。MMNは前注意的情報処理過程や感覚記憶機能を反映するとされ，またP300は，注意条件下において情報処理過程を反映する電位であるとされている。これらの事象関連電位の研究は特に統合失調症において盛んに行われており，患者群におけるP300振幅の減衰，P300潜時の延長，MMN振幅の減衰などが多く報告されている。また

P300 や MMN の成分は臨床症状，心理検査所見，脳形態画像から得られる局所的体積などとの相関が認められており，統合失調症の病態生理との関連が深いと考えられている。またこれらを中間表現型として，遺伝子解析との関連を検証する研究もいくつかみられている。

さらに最近では，脳波・脳磁図の解析方法の進歩により，ガンマ帯域（30〜100 Hz）の活動を計測できるようになった。聴覚，視覚，体性感覚に呈示された刺激により生じる脳活動の内，周波数の高い脳活動を周波数別に選択的に解析することによって，ガンマ帯域の活動のみを検討することができる。このガンマ帯域の活動の発生機序はまだ十分に解明されていないが，大脳皮質の神経細胞の活動，特に抑制性中間ニューロンや錐体細胞などの相互的な作用により生じていると考えられている。また，このガンマ帯域の活動は脳内での神経活動を統合する過程を反映すると考えられている。この過程は，あらゆる認知機能に必須の過程であり，認知機能障害が主たる障害である統合失調症では，このガンマ帯域の活動の検証が近年多く行われるようになっている。

4.4. PET

ポジトロンエミッショントモグラフィとは，陽電子（ポジトロン）を放出する放射性同位元素によって標識された薬剤を被検者に投与し，その体内分布や脳内分布を PET カメラ（検出器）によって断層画像として描出する方法である。利点としては，放射性同位元素として，炭素や酸素などの生体構成元素を使用できるため，水や糖をはじめとする生体内で重要な化合物やその類似物質を標識薬剤として，血流，糖代謝，神経伝達物質，受容体，トランスポーターなどを時間経過とともに定量的に測定できることがある。特に局所放射能の測定に優れている。また放射性薬剤の半減期が数分〜数十分と SPECT に比べて短く，繰り返し測定が可能である。欠点としては，放射性薬剤の半減期が短く，その合成のためにそれぞれの研究施設や病院において小型サイクロトロン（放射性薬剤合成装置）の設置が必要であり，費用や人手が多くかかることがあげられる。

統合失調症における脳機能変化異常は，前頭葉（賦活）については高度に，前頭葉（安静）については中程度に，左側頭葉（賦活）については軽度に認め

られる (Davidson, 2003)。

気分障害においては，PETとSPECT双方にて，うつ病患者（双極性も含む）に前頭葉と前部帯状回の血流低下の報告が多くみられる。これら前頭低活性は，課題遂行や，服薬や電気けいれん療法による症状の緩和に伴い改善するといわれ，これらの前頭葉低活性の所見はうつ病における前頭葉機能異常の一面にすぎず，疾患に特異的というよりは症状を反映している所見と考えられている。

4.5. SPECT

シングルフォトンエミッションCTとは^{133}Xe（キセノン），^{99m}Tc（テクネシウム），^{81m}Kr（テクネチウム），^{123}I（ヨウ素）を放射性同位元素として用い，それらから放出されるシングルフォトンと呼ばれるγ線をγカメラによって検出し，画像化する方法である。利点として，SPECTで用いる放射性薬剤は半減期が長く，市販の薬剤として入手が容易であり，PETのように放射性薬剤合成装置などを用いずに，簡便に安価に施行することができることがある。欠点としては，放射性同位元素が生体と近縁なものではなく，PETに比べて標識することのできる物質が少ないことがある。脳血流検査に関しては確立された放射性薬剤があるが，神経伝達系のイメージングのための放射性薬剤は現在開発されつつあるところである。またPETに比べ，感度や空間分解能が劣っている。

統合失調症患者においては，前頭葉活性が，安静条件と賦活条件のいずれにおいても絶対値・相対値とも低下していることが報告されている。

気分障害においては，PETの項で述べた以外には，病態と関連する可能性のあるセロトニンやドーパミンなどの神経伝達系を検証した研究がみられている。いずれも統一された見解はまだないが，うつ病のセロトニン欠乏仮説を支持するような所見も得られている。

4.6. fMRI

機能的核磁気共鳴映像とは，非侵襲的に生体内構造を画像化できるMRIを用いて，脳の活動状態を測定する方法である。1990年代に入りその有用性が

報告されはじめ，現在では脳機能画像検査として最も注目されているもののひとつである。脳の活動変化が生じた際に，局所脳血流が増大した場合には酸化ヘモグロビンを多量に含んだ血液が流入する。その結果，MR信号が増大しMRI装置に検出される。この増大をBOLD（blood oxygen level dependent）効果と呼んでいる。そのほかに，血流量や流速の変化によってもMR信号の増大がみられ，これはinflow効果と呼ばれている。このように検知されたMR信号の増大を画像化することによって，脳の局所的活動を可視化することができるようになる。利点としては，脳の構造画像と機能画像を同時に測定できるため，正確に活性化部位を同定できることがある。また，脳波などでは頭皮上で得られた情報から，脳内の活性化部位を推定しており，誤差が生じる可能性があるが，fMRIでは血流変化部位を直接測定しているためにそのような誤差はない。またPETやSPECTのように放射性物質の投与を必要とせず，被験者に対して非侵襲的であり，何回も測定できる。そのため縦断的な測定が可能である。欠点としては，頭部の固定が重要であり，検査中に少しでも位置が変化するだけでアーチファクト（モーションアーチファクト）が生じること，聴覚・視覚刺激，体動などがすべてアーチファクトの原因となる可能性があり，検査課題を厳密に設定する必要があること，などがあげられる。fMRIで測定しているのは，MR信号の変化から推測される脳血流の変化であり，直接に神経活動を測定しているわけではないが，非侵襲性や空間分解能の高さに優れており，脳機能検査として非常に有用である。

現在，様々な精神疾患において，多様な課題を行った研究が報告されている。統一された見解がでるのには，しばらく時間がかかると思われる。

4.7. NIRS

頭部に頭皮上から近赤外線を投射すると，一部の光は3センチくらいの深さまで達して，白質や灰白質で反射して再び頭皮外に戻ってくる。これらを光ファイバーで検出し，大脳皮質の状態を知ることができる。特に，酸素化ヘモグロビンや脱酸素化ヘモグロビンは近赤外線の吸収スペクトルが異なるため，経時的に記録することによってそれらの濃度変化を捉えることができる。NIRSとはこの原理を応用して，近赤外線光源と光ファイバーが設置された帽子のよ

うなものを被検者が頭部にかぶり，脳表面の酸素化ヘモグロビンや脱酸素化ヘモグロビンの変化を測定し，間接的に脳血流量を測定することができるのがNIRSである。利点としては，X線や騒音や閉所などの侵襲がないこと，被検者が動いていても測定可能なこと，近赤外線は無害であること，装置がコンパクトでありどこでも測定可能であること，などがある。NIRSは脳機能を簡便で非侵襲的に，かつ反復して検査できる方法であるといえる。欠点としては，時間分解能はほぼリアルタイムでデータが取り込め，0.1秒の単位で脳機能を測定できるものの，空間分解能がセンチ単位であり，細かい探索ができないことがある。

統合失調症においては，前頭葉賦活課題の際に，健常者にみられる酸素化ヘモグロビンの上昇や脱酸素化ヘモグロビンの低下が明らかでないことが報告されている。しかし，課題によっては健常者と同様の反応性を示すことも報告されている。

気分障害においては，うつ病においていくつかの報告がある。同様の前頭葉賦活課題の際に，酸素化ヘモグロビンの増加や脱酸素化ヘモグロビンの低下の程度が減衰していることが報告されており，これらは，うつ状態における前頭葉の機能低下を反映していると考えられている。

近年は，健常者や統合失調症や気分障害それぞれの被験者において，前頭葉賦活課題における波形に特徴があることが報告されつつある。

5. 最後に

まとめると，冒頭の「知・情・意」の分類にならえば，おおむね「知」すなわち，大脳新皮質の機能を評価するのが神経心理学であるといえる。これは，神経心理学がそのように定義されているからではなく，情動や内発性を行動指標として客観的に定量化する手法が乏しいことによる現状であると考えられる。「情」「意」や，社会認知・行動の客観的評価を含めた統合的な神経心理学の誕生が望まれる。また神経心理学を精神機能の行動としての表現型を評価するものであると考えるなら，その背景にある脳機能（血流・電気生理学的指標など）を評価するものが，本章で解説した脳科学（脳機能画像学）である，とい

う階層構造で捉えると分かりやすい。精神医学は，人間の精神機能の障害を生物‐心理‐社会的に捉える学問であると冒頭に述べたが，そのうち「生物」の立場から精神機能の脳基盤を階層的に評価していくものが，神経心理学・脳科学であるといえよう。

実際に精神科臨床に応用できる脳構造検査や脳機能検査はまだまだ開発中である。今まで精神疾患における脳構造検査や機能検査の研究論文は何百・何千と発表されているが，それらの中で，診断基準や治療方針などを含めた臨床指針に影響を与えたものはまだひとつもない。とはいうものの，精神疾患の診断・統計マニュアル（DSM-IV-TR）においては，個々の精神疾患における生物学的異常に言及しつつあることは事実である。

さらに，実際の臨床において，「統合失調症は脳の構造異常が起こっているために幻聴や妄想などの症状が生じて，それを早く的確に治療することによって，症状をおさえることもできるし，脳の構造異常が進行していくのを緩めることができる」という説明をすることによって，納得が得られ，治療に協力し始める患者さんや家族がいることも事実である。

これからは，脳科学研究において得られた知見を実際の臨床場面に用いることができるようにしていくことが課題となっていくと考えられる。

文献

Davidson, L. L., et al. 2003 Quantification of frontal and temporal lobe brain-imaging findings in schizophrenia: A meta-analysis. *Psychiatry Res: Neuroimaging*, 122, 69-87.

Gilbertson, M. W., et al. 2002 Smaller hippocampal volume predicts pathologic vulnerability to psychological trauma. *Nat Neurosci*, 5, 1242-1247.

Kasai, K. et al. 2003 Progressive decrease of left Heschl gyrus and planum temporale gray matter volume in first-episode schizophrenia: A longitudinal magnetic resonance imaging study. *Arch Gen Psychiatry*, 60, 766-775.

Yamasue, H., et al. 2003 Voxel-based analysis of MRI reveals anterior cingulate gray-matter volume reduction in posttraumatic stress disorder due to terrorism. *Proc Natl Acad Sci USA*, 100, 9039-9043.

第12章 精神病理・心理療法と脳科学

福田正人

　精神疾患についての脳科学研究が急速に発展している。こうした時代においては，専門家であってもその全体像を捉えることはなかなか難しい。数多くの研究から，何が明らかとなっただろうか。精神疾患についての脳科学の発展に伴って明らかになってきているのは，「精神病理や心理療法において認められる現象が脳機能と驚くほど対応している」ことである。

　本章では，精神病理や心理療法と脳科学の関係がどのように理解されているかを紹介する。第1節では，心理療法における感情の言語化を例としてとりあげ，脳科学による理解についてのイメージを摑んでいただく。第2節では，統合失調症の症状や治療と脳との関係を，マクロからミクロまでのさまざまなレベルについて少し詳しく紹介する。第3節では，脳とこころの関係の理解がどのように発展してきたかについて，歴史を振返り未来を展望する。

　それらを踏まえて第4節では，精神療法や心理社会療法が脳の機能とどのような関係にあるかを考えてみたい。

1. 心理療法と脳科学：感情の言語化

　人間の感情の中枢は扁桃体であるとされる。感情なかでも恐怖は，動物が生命を保っていくために必須の感情である。扁桃体は，大脳皮質が知的で詳細な情報処理を行うのに先立ち，恐怖という感情の形で外界の刺激が自分にとってもつ意味（生物学的価値）を迅速に判断し，行動に結びつける役割を担っている。恐怖刺激の処理のしかたにより，この扁桃体の活動を変化させることができることを示した研究がある（福田ら，2008a，図12-1）。

　恐怖を引き起こす自然物（たとえば蛇）と人工物（たとえばピストル）の写

扁桃体

言語野　帯状回

腹側前頭前野

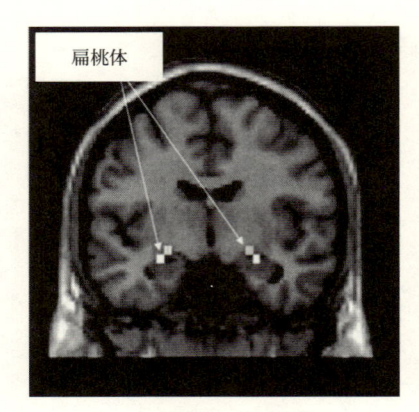

match条件 ＞ label条件
扁桃体が賦活
（恐怖を体験）

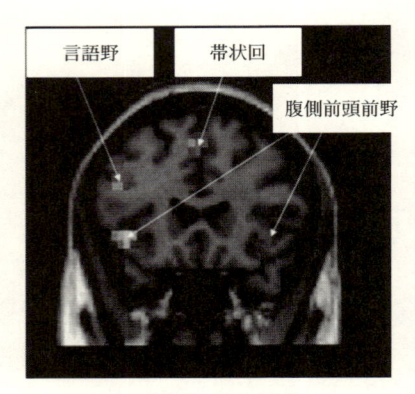

match条件 ＜ label条件
前頭葉・帯状回が賦活
（恐怖感の軽減）

図12-1　感情の言語化による心理療法の脳機構（Hariri et al., 2003）

真を見て，別の写真との一致／不一致を判断するマッチ条件と，自然物／人工物という言語的な判断を行うラベル条件の脳活動を，fMRIにより比較したものである。扁桃体の活動は，マッチ条件と比べてラベル条件で小さかった。つまり同じ写真を見ても，自然物／人工物という言語的な判断を行うことで，恐怖感情が軽減されたという結果である。これに対して，マッチ条件よりラベル条件のほうが賦活の大きい脳部位があった。課題の特徴から言語野がそうであったことは当然であるが，その他に腹側前頭前野や帯状回などの脳部位の活動が増加していた。腹側前頭前野は扁桃体の活動を抑制する脳部位，帯状回は注意や意欲に関連する脳部位とされている。したがってラベル条件においては，言語による判断を行うことでこれらの脳部位の機能が賦活され，そのために扁桃体の活性化を抑制することができ，その結果として恐怖感情が減少したことが示唆される。

　この実験条件は，恐怖や不安など陰性の感情体験を言語化することで，その感情にもとづくさまざまな精神症状の改善が促進されるという，精神療法の基本としての「感情体験の言語化」に対応するものと考えられる。感情体験を言語化することで，恐怖や不安などに圧倒される程度が軽減して気分が安定し，かわって意識的な制御が可能となっていく過程は，このような脳機能の変化に

支えられていることを示す結果と考えることができる。

2. 統合失調症の脳の仕組みと精神病理・心理療法

この節では，統合失調症を例に精神病理や心理療法と脳科学の関係がどのように理解されているかを紹介する。当事者や一般の方のきもちや考えにそって，話を進めていきたい。

2.1. 知るということ

知りたいきもち——病気になると，その原因を知りたいきもちになる。「どうして高血圧になってしまったのか？」「糖尿病になったのは何が悪かったのだろう？」。その答えを知ると，少し安心できる。人間には，身の回りのことの原因や理由がわかると安心できる心理がある。「食事の塩分が多すぎたんだ」「体質的に糖尿病になりやすいところがあった，母親も叔父さんも糖尿病だった」。答えがわかると，これからの治療のための心構えや行動に結びつけることができる。「薄味に気をつけなければ」「糖尿病になりやすいんだから，運動に励んで肥満を予防しよう」。

統合失調症などのこころの病についても，原因や理由を知りたい気持ちになるのは変わるところがない。「どうして統合失調症になってしまったのか？」「あのストレスが悪かったのか？」「気持ちの持ち方で何とかなったのではないか？」。本当の答えにまで至れなくても，少しでもわかることがあるとひとまず納得できるきもちになれる。

わかっていること，わかっていないこと——高血圧でも糖尿病でも，すべてのことがわかっているわけではない。明らかになっていることもあるが，まだわからないこともある。塩分をとりすぎると高血圧になりやすいが，誰もがそうなるわけではない。とりすぎて高血圧になる人もいるし，あまり血圧が高くならない人もいる。どこが違うのか？　なりやすさを前もって知ることはできるだろうか？　塩分や体重がきっかけになるにしても，そもそも高血圧や糖尿病の原因は何なのだろうか？

すべてのことが明らかでなくても，治療の方法がないわけではないし，予防

の手がかりがないということでもない。高血圧も糖尿病も，治療のための薬はあるし，生活における心がけとして塩分やカロリーを控え，適度な運動で肥満を避けるのが大切なことがわかっている。健康診断などで血圧や血糖値に注意をしていれば，予防をすることもできる。

統合失調症についても，同じことが言える。すべてがわかっているわけではないが，わかっていることは多い。すべてが明らかになっていなくても，有効な薬は以前から開発され処方されているし，治療のために生活において心がける点も明らかになってきている。

これから述べることは，このように理解していただきたい。すべてがわかっているように書いた文章は威勢が良く魅力的だが，残念ながら正確さを犠牲にしていることが多い。最先端の成果ばかりを強調すると，後から振り返って誇張であったと反省することになりやすい。文章の歯切れの悪さやわかりにくさは，そうした理由からだと理解していただきたい。統合失調症の治療がそうであるように，研究もこれまでの経緯を踏まえて，一歩一歩前進していくものなのである。

2.2. 幻聴はどうして聞こえてくるのか？

幻聴の仕組み── 統合失調症の症状でもっとも特徴的なのは幻聴だろう。実際にはいない人の声が聞こえてくる，それが本当の声のように感じられる。そうした不思議な症状はどうして生じるのだろうか？

脳が活動すると，活動した部位で酸素やブドウ糖が消費される。それに引続いて，その部位の血流や代謝が増加する。まさしく「頭の血のめぐり」が変化するわけである。その変化を，fMRI・PET・SPECTなどと呼ばれる方法を利用して捉えることができるようになり，これらの方法を用いた研究からこころの病の症状と脳の働きとの関連が明らかになってきた。

こうした方法で検討してみると，幻聴は言語中枢と呼ばれる言葉を司る脳部位の活動と関連することが明らかとなってきた。幻聴がある統合失調症患者をない患者と比較する，あるいは幻聴が聞こえている時を聞こえていない時と比較すると，言語の受容と理解をつかさどる脳部位（感覚性言語中枢）の活動が活発になっている。この感覚性言語中枢は，多くの人では大脳の左半球の側頭

葉というところにある。健康な人では，実際に声を聞いている時に活動が活発になる部位である。

　つまり，実際には声が聞こえていない時に，声が聞こえているかのように感覚性言語中枢が活動してしまう，そのことが幻聴の仕組みであるらしい。

　幻声の特徴──そう説明を聞くと，少しわかった気になれる。幻聴という不思議な現象は，外からの刺激がないのに言葉を受容し理解する脳部位が活動してしまうために生じるという話は，わかりやすい。納得できるきもちになれて安心できる。理解の第一歩である。

　幻聴は統合失調症だけに認められるわけではない。言い方によっては，耳鳴りも幻聴の一種といえるかもしれない。しかし統合失調症の幻聴には，耳鳴りとは異なるさまざまな特徴がある。

　人の声で言葉として聞こえる（幻声），遥か彼方や頭の中からなど普通ではない所から聞こえる（空間定位），他のことに集中したりフト緊張がゆるんだ時にかえって聞こえてくる，そのせいで注意が逸れてしまう（注意），声のせいで不安で恐ろしいきもちになるなど気分と密接に関係する（情動との関連），昔の嫌な思い出と結びつきやすい（記憶），自分ではコントロールできない場合がある（制御性），声に左右されて衝動的な行動におよんでしまうことがある（衝動性），などの特徴である。

　その特徴はどこからくるのか？──こうした特徴は，「実際には声が聞こえていない時でも，声を聞いているかのように言語中枢が活動してしまう」というだけでは説明できない。「聞こえてくる声の内容のせいでそうなる」というのがひとつの説明である。では，幻聴はどうしてそういう内容になるのか？　こう考えてみると，「幻聴は言語中枢の誤った活動による」というだけでは説明が単純すぎることがわかる。

　さきに紹介したfMRI・PET・SPECTで脳の血流や代謝に変化が認められるのは，実は言語中枢だけではない。言語中枢以外にもさまざまな脳部位で変化を認める。そうした部位の変化がこれら特徴の背景となっているらしい。人の声で言葉として聞こえてくるのは感覚性言語中枢の活動から来るものだが，注意の影響を受けることは帯状回という注意を担う脳構造と関係するらしい。また，気分と密接に関係することは情動の中枢（扁桃体や島），記憶と結びつ

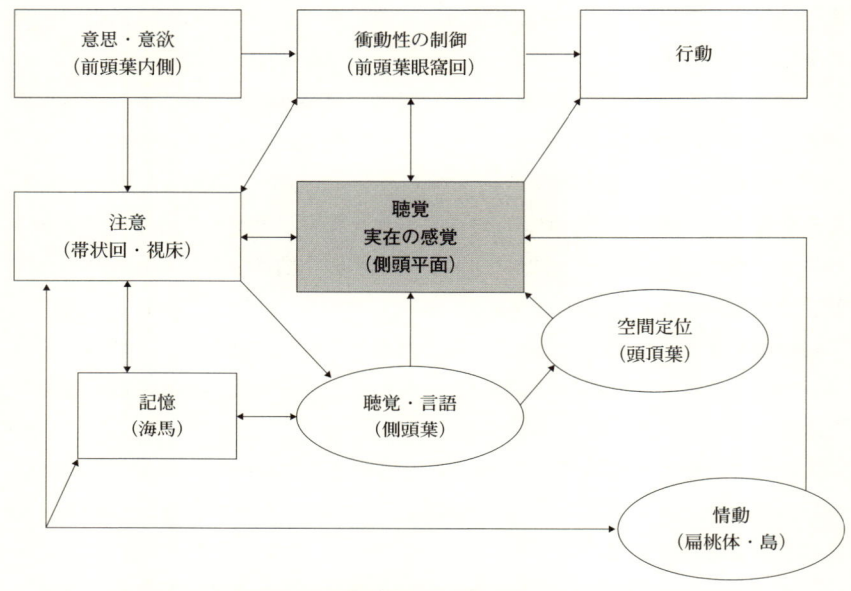

図 12-2　統合失調症の幻聴の脳機能モデル（Woodruf et al., 2004）

くことは記憶の中枢（海馬），自分でコントロールしがたいことは自発運動の中枢（補足運動野），衝動的な行動との結びつきは衝動性制御の中枢（前頭葉眼窩面），というように，さまざまな脳部位の変化が幻聴の特徴の背景となっているようである（図 12-2）。

　このように見てくると，幻聴という症状は言語中枢の機能を中心にしながらも，それをとりまくさまざまな脳部位の機能を背景としており，その全体が症状の特徴を形作っていることがわかる。症状と脳部位とは1対1に対応しているのではなく，脳のなかのネットワークが全体として症状とその特徴を形成しているのである。

2.3. 脳の構造と幻聴

　機能の背景にある構造——磁気共鳴画像 MRI という装置を利用すると，脳の構造を調べることができる。以前は脳腫瘍や脳梗塞などの診断に用いられていたが，この装置から得られるデータを解析する方法が進歩したことで，脳のさ

まざまな部位の三次元的な体積を測定することができるようになった。

　脳全体の大きさは，知能などの能力と直接に関連するわけではない。しかし，そうした方法で測定した脳体積を検討すると，脳全体の大きさに対するそれぞれの脳部位の大きさの割合（全脳相対値）が，その部位の機能の程度を反映するらしいことがわかってきた。たとえば，作曲家は音の処理にかかわる脳部位が大きいという。つまり，いろいろなことについての得意・不得意は，その人のなかでの相対的な脳部位の体積の大小と対応している場合があるらしい。

　こうした脳体積の大小は，得意・不得意の原因かもしれないし結果かもしれない。もともとその脳部位が大きかったために得意なのだという場合には原因ということになるし，経験や練習を積み重ねることでその脳部位の体積が増大するということがあるようなので，その場合には結果ということになる。その両者が循環を形成して，最終的に得意・不得意が脳部位の相対的な体積と関連することになると考えるのが自然である。

　幻聴の背景にある脳構造──「その特徴はどこからくるのか？」で述べたように，脳のなかのネットワークの機能の変調が，幻聴という症状の背景にある。そうした機能の変調の背景には，「幻聴の仕組み」で紹介したような脳構造の変化があるらしい。構造の変化がもとになって，機能の変化が生じるようである。

　感覚性言語中枢の一部である上側頭回後部という脳部位の体積が，統合失調症では小さい。明らかに小さいほどではないので，たとえばその体積を測定するだけで統合失調症の診断ができるほどではない。大勢の患者さんと大勢の健康な人を比較すると統計的に差があるという程度に小さい。

　統合失調症の経過にしたがって調べると，その小ささがそのままの場合もあるし，さらに小さく進行する場合もある。体積減少が進行しない場合には，発症の時点から体積が小さいということなので，統合失調症の発症に先立つ原因としての側面を表しているのかもしれない。体積減少が進行する場合には，病気の経過が体積に影響するということで，病気になったことの結果としての側面を表しているのかもしれない。つまり脳体積の減少には，統合失調症の原因としての側面と結果としての側面の両方があるらしい。進行が認められる場合にも，抗精神病薬による治療を続けることでその程度を軽くできるとする報告

がある。体積減少は経過や治療に応じて変化しうるもののようである。

同じようにして，脳血流や脳代謝に変化が認められる前頭葉・帯状回・海馬・扁桃体・島などについても，体積減少が報告されている。その程度は脳構造ごとに異なり，上側頭回や海馬がもっとも程度が大きい。

このようにして，脳機能の変化の背景には脳構造の軽度な変化がある。その変化は経過や治療によって変化しうるものらしい。

2.4. 自我障害

自我障害という症状——幻聴だけでこれほどいろいろな背景があると聞くと，統合失調症のさまざまな症状を理解するためには果てしないほど複雑な話になるのではと心配になる。しかしそうではないようである。いずれの症状の場合にも，幻聴に関係するのと同じ脳構造が重要なようだからである。そこで，ここでは統合失調症に特徴的なもうひとつの症状である，自我障害という症状を取りあげる。

「自分でそうしようと思ったつもりのない行動をしてしまう」「考えたくない内容を考えさせられる」「自分が考えていることを周囲の皆がなぜか知っている」，こうした症状を総称して自我障害と呼ぶ。自分が行っているはずの行動や思考がそう感じられず，自分のものではない，外からの力でさせられていると感じてしまう症状である。行動や思考などについての自分自身の感じ方が障害されているという意味で，自我障害と呼ぶ。

人間が行う行動や思考については，それが自分のものだという感覚がある。これを「自己所属性」と呼ぶ。また，そうした行動や思考について自分が行っているという感覚を伴う。自分が歩いている，自分が話している，自分が行動を起こすという感覚である。この感覚を「実行意識」と呼ぶ。この自己所属性と実行意識をあわせて自我の「能動性意識」と呼ぶ。こうした感覚をあらためて意識することは普通ないが，当然のように感じている。この能動性意識が損なわれてしまうのが自我障害である。

自分の行動が自分の意志によるものではない，考えていることが自分で考えているとは感じられずに，自分でない別の力を感じてしまう症状を，「作為体験」とか「被影響体験」と呼ぶ。実行意識の障害による症状と考えられる。自

分の考えがなぜかわからないうちに周りの人に伝わって知られてしまっていると感じる症状を、「考想伝播」や「考想察知」と呼ぶ。自己所属性の障害による症状と考えられる。さらに他人の行動について、自分が行っているのではない、自分と他人は別だという感覚が損なわれてしまう場合もある。「自我境界」の障害である。

　自我のありか――こうした自我障害の症状と関連する脳部位については、前頭葉の内側面だろうとされている。内側面というのは、大脳の左半球と右半球とが向き合っている面のことである。ここが自我そのものの機能を担っているのかどうかまではわからないが、自分で行動している考えているという感覚（能動性の意識）のもととなっているらしい。

　この能動性の意識は、どのように成り立つのだろうか？　それには予測とかフィードフォワードと呼ばれる機能が関係していると考えられる。人間が行動する場合には、その行動に応じた感覚を伴う。たとえば歩く時には、足の裏が地面を踏む触覚（体性感覚）が生じるし、脚を前後に動かすのに伴って関節や筋肉の感覚（深部感覚）が生じてくる。あるいは、話をする時には顎や舌を動かす感覚とともに自分の声が聞こえてくる。こうした行動に伴う感覚は、実際に行動してから感じるだけではない。行動する前の時点から、「たぶんこんな感覚が生じるはずだ」という予測が頭のなかにあって、それを実際に生じる感覚と照合している。そういうことをいつも意識して行っているわけではないが、無意識のうちにそうした照合を常に行っている。

　その照合がぴったりした時に、「自分で歩いている」「自分が話をしている」という感覚が生じてくる。「自分が予想したとおりの感覚が生じてきたのだから、やはりこれは自分で行動しているのだ」という感覚だとでも言えば良いだろうか。照合の結果が一致しないと、その感覚が損なわれる。重いと思って持ちあげた物が予想外に軽かった時、病院での診察で膝を叩かれて下腿がピョンと跳ねあがった時（膝蓋腱反射）、自分で脇の下をくすぐっても平気なのに他人にくすぐられてひどく可笑しい時、これらは日常の生活のなかで誰でもが感じることができるそのずれの例である。

　自我障害の仕組み――統合失調症になると、この予測する機能が損なわれるらしい。そのため、実際には自分で行動したこと、自分で考えたことについて、

自分が実行したという感覚が損なわれてしまい，他人や何者かにさせられたと感じてしまうということが起こる。それでは，どういう仕組みで，この予測する機能が損なわれてしまうのだろうか。

人間が運動を行う時には，「こういう運動の指令を出した」という情報を感覚を司る脳部位（感覚野）にも送っておく仕組みがあり，それが関係しているという。運動を行おうとする活動が大脳の内側面（補足運動野）で生じて，運動を司る脳部位（運動野）から筋肉に向かって運動の指令が出る際には，そういう運動の指令を出したという情報を感覚野にも送る。これを随伴発射と呼ぶ。そうしておくと，感覚野には実際に運動が行われてから生じてくる感覚が伝わってくるだけではなく（ボトムアップの過程），前もってこういう感覚が生じるはずだという予測が形作られることになる（トップダウンの過程）。その両者を照合することで，運動とそれに伴う感覚を確実かつ素早く処理できるようになる。一種のフィードフォワード過程である。

統合失調症では，この随伴発射の仕組みがうまくいかなくなる。そのせいで行動がぎくしゃくしたり，効率が悪くなってしまったりする。その程度が強くなると，自我障害の症状へと結びついてしまうのではないかというのが，行動の自我障害症状についての現在のところの推測である。思考の自我障害症状についても同じように考えて良いかもしれない。幼児の独り言からわかるように，思考は会話という行動が内在化されたものと考えられるからである。

2.5. 人と物

ここまで，幻聴と自我障害という統合失調症に特徴的なふたつの症状を考えてきた。読んでおわかりいただけたように，どちらも人間をめぐっての症状である。幻聴は他人，自我障害は自分という人間についての症状である。「統合失調症は対人関係の病いである」とした研究者の言葉のとおりである。どうしてそれほど対人関係の重みが大きいのだろうか。

そのことを考えるためには，人間の精神の成長を振り返ることが役立つ。生まれて間もない新生児がまずしなければいけないのは，お腹が空いたり，オムツが濡れて気持ちが悪かったり，どこかが痛かったりする時に，泣いて母親などの養育者に知らせることである。もう少し大きくなってハイハイができるよ

うなると，少し進んでは母親を振り返ることを繰り返すようになる。ニコニコした笑顔が見えればそのまま進んで良いし，そこにあるおもちゃで遊んでも大丈夫だけれども，心配そうな顔が見えたり叱る声が聞こえたら母親の方に引き返したほうがよく，手に持った物を口に運んではいけないことがわかる。このように，身近な養育者の様子，とくに表情や声の調子をもとに物事の判断をしていく。これを社会的参照と呼ぶ。

このようにして，人間は幼い時ほど対人関係が生活や行動の中心にある。物を上手に取り扱えるようになる前に，対人関係の習熟が進んでいく。こうしたことを反映して，人間の脳においては人についての情報を処理する仕組みと，物についての情報を処理する仕組みがある程度独立している。自動車のフロントマスクがどうしても人の顔に見えてしまったり，言葉のわからないペットにも話かけたくなるのは，人についての情報を処理する仕組みが優勢だからである。「人を物のように扱う」のがとても怪しからぬことと感じるのは，脳においては人としての処理は物としての処理よりも優先すべきだからである。

統合失調症の幻聴が大部分は人の声であること，自我障害において他人の作為を感じてしまうことは，こうした人間の脳の情報処理の特徴を反映している。統合失調症には，物についての情報処理の障害もあるが（認知機能障害），人についての情報の処理の障害が強い（社会的認知障害）。「統合失調症は対人関係の病いである」という言葉の意味も，そうしたところにある。

2.6. 脳構造と神経細胞

脳におけるネットワーク——さて，統合失調症に特徴的な症状である幻聴についても自我障害についても，脳機能の変化にもとづくものであり，その背景には脳構造の軽度の変化があることを述べてきた。それでは，そうした脳構造の変化はどうして生じるのだろうか？　十分に明らかになっているわけではないが，脳におけるネットワークのできあがり方やその変化が背景にあることがわかってきている。

脳は神経細胞からできている。神経細胞が活動して情報を処理し，そこから伸びた神経線維により別の細胞と連絡しあって，ネットワークを作っている。ネットワークのつなぎ目，つまり神経線維が次の神経細胞と連絡する部分には

特別な構造があって，それをシナプスと呼ぶ。人間の脳には神経細胞が150億個ぐらいあるといわれるが，ひとつひとつの神経細胞にはネットワークを介して別の神経細胞からの線維が数万のシナプスを形成する。

　脳全体のネットワークは生まれる前にできあがり，誕生後は大きくは変化できないらしい。誕生後に大きく変化できるのはシナプスである。このシナプスの数が増えたり減ったりする，あるいはその伝達の効率があがったりさがったりすることで，記憶や学習が成り立つ。シナプスは必要な分だけできるのではなくて，最初は余分にできて，そのうちに不要なものをなくして必要な分だけ残すというしかたでできてくる。

　統合失調症における神経細胞ネットワーク——統合失調症では，ネットワークのできかたに軽微な弱さがあるらしい。神経線維の走行に少し乱れがある。素因に対応するものだろうか。しかしそれだけであれば機能は代償されている。ネットワークのできかたに加えて，シナプスにも問題が生じると，機能にも影響がおよぶらしい。統合失調症が発症した後を検討すると，シナプスの数が少なくなっている。最初からできかたが少ないのか，あるいはいったんできたシナプスを減らしすぎてしまうのか，そのあたりはまだよくわからない。

　シナプスが少なくなると，もともとのネットワークのできかたの弱さと合わせて，神経細胞どうしの連絡が不十分になる。不十分なせいで，情報処理がうまくいかなくなる。そのことが，統合失調症で認める症状の原因となってくる。発症のモデルであろう。シナプスが減るために，神経細胞どうしの間を埋める部分の体積が減り，肉眼で見た脳の体積が小さくなる，そう考えると体積減少が説明できる。

　ネットワークの変化をもたらすもの——それでは，そうしたネットワークの変化はどうして生じるのであろうか。原因はひとつではないようである。さまざまな要因が原因となりうる。

　成長期の栄養失調はシナプスの形成に不利に働くことで，統合失調症を引き起こしやすくするようである。また，妊娠の初めのころに母親がインフルエンザに罹患すること，出生時に低酸素の状態が長く続いてしまうこと，こうした要因が統合失調症を少し増やしてしまうのは，ネットワークの形成への影響なのかもしれない。

そうした物質としての環境要因だけではなく、心理的な環境要因がシナプスの形成に影響する可能性がある。移民として母国ではない国に移住することは、物質としての環境要因だけではなく、心理的な環境要因としてもシナプス形成に関連して、統合失調症に影響するのかもしれない。

こうした環境要因のほかに、遺伝子の影響もありそうである。たとえばシナプスの形成には、たくさんのタンパク質が関連している。そうしたタンパク質を形作る遺伝子には、はっきり異常というわけではなくても、働き具合の良いものと悪いものとがある。これを遺伝子多型と呼ぶ。数多くのシナプスに関連する遺伝子が、たまたま働きの悪いものが多い組み合わせになってしまうと、シナプスの形成が悪くなる。そのことが統合失調症に結びつくのかもしれない。

2.7. 統合失調症の原因

双生児と養子——遺伝子の話が出てくると、環境と遺伝のことが気になる。統合失調症は環境によるものか、遺伝によるものか。当事者や家族であるほど気になるものである。家族のなかに同じ病気の人がいても、それが遺伝によるということにはならない。たとえば、塩分の濃い食生活を一緒に続けていれば、その家族は高血圧になりやすくなる。家族は遺伝についても結びついているが、環境もともにしているので、そのふたつを分けて考えないと本当のところはわからない。それを調べるための方法には、双生児研究と養子研究がある。

双生児研究というのは、双子を調べる方法で、一卵性双生児と二卵性双生児を比較する。多くの場合、双生児は同じ家庭で育っているので、環境は共通である。遺伝子を考えると、一卵性双生児はまったく同じ遺伝子をもっているが、二卵性双生児は兄弟と同じでさまざまだが平均すると50％が同じになる。一卵性と二卵性で病気の発症率に差がない場合には、遺伝の影響は小さく環境の影響が大きいと考えられる。一卵性と二卵性で差が大きい場合には、遺伝の影響が大きいと考えられる。

統合失調症では、一卵性の一致率が約50％、二卵性が約10％である。一卵性で100％一致しないのでいわゆる遺伝病とは異なり、環境の影響が大きいことがわかる。一卵性と二卵性に差があることからは、遺伝の影響があることがわかる。つまり、環境と遺伝の両方が影響しているという結果が得られている。

養子研究というのは，生まれた家庭から養子に出た子どもにおける発症率を調べる方法である。別の家庭という異なる環境で育った影響を知ることができる。統合失調症の場合，健康な母親から生まれた子どもにおいては，育てた母親が健康でも統合失調症でも影響はなかった。これに対して，統合失調症の母親から生まれた子どもにおいては，健康な母親から生まれた子どもよりも統合失調症の発症率が高いというだけでなく，育った家庭の環境の影響も認められた。育ての母親が健康な場合に比べて育ての母親が統合失調症であった場合の方が，より発症率が高いという結果であった。

環境と遺伝 ── こうした結果からわかることは，統合失調症には環境と遺伝の両方の影響があるという，ごく常識的な結論である。環境と遺伝の両方の影響があることは人間では多く見られることで，たとえば身長も性格も環境と遺伝の両方の影響を受ける。

双生児研究や養子研究のデータを解析した結果として，環境の影響が約3分の1，遺伝の影響が約3分の2，ということがよく紹介される。この意味がわかりにくい。3人の患者のうち1人が環境によるもの2人が遺伝性のものという意味ではない。また，原因を数えあげてみると，その3分の1が環境に関するもので，3分の2が遺伝に関するものだった，という意味でもない。

そうではなくて，こうした発症率についての研究の結果にもとづいて統合失調症を発症するかどうかに影響する要因を分析すると，その要因に占める割合として環境が3分の1，遺伝が3分の2と計算できるという意味である。そうした計算にもとづく結果なので，環境や遺伝というのが具体的に何かという内容まで明らかにできているわけではない。この比率は，高血圧や糖尿病とおよそ同じである。つまり，統合失調症へのなりやすさについての環境と遺伝の影響の内訳は，高血圧や糖尿病の場合と同じくらいの割合なのである。

もうひとつ大切なことは，養子研究の結果として紹介したように，遺伝と環境の要因の間に相互の関係があることである。遺伝的な素因をもっていると，環境の影響を受けやすくなるという関係である。こうした関係も高血圧と共通している。高血圧になりやすい体質をもっていなければ塩分をとりすぎても高血圧にはなりにくいが，高血圧になりやすい体質をもっていると塩分の摂取量によって高血圧になるかどうかが変わってくるということと同じなのである。

2.8. 治療と予防

治療で治ること——ここまで，臨床症状・脳機能・脳構造・神経細胞・遺伝子とさかのぼって，統合失調症の原因を考えてきた。それでは治療はこのどこに関わるのだろうか。

治療というのは，臨床症状を良くすることである。確かに統合失調症の治療薬である抗精神病薬により幻聴や自我障害の症状は改善することが多い。また，精神科リハビリテーションの働きかけによって，陰性症状と呼ばれる意欲の低下や感情の障害が軽減していく。こうした治療は，どこに効果があるのだろうか。

抗精神病薬の治療によって，数年単位の脳体積の減少を少なくすることができそうだとする報告が最近多い。薬によって脳の体積までが変化するというのは意外に思えるが，わずかではあるがそうした変化がある。シナプスのでき具合に影響があるのかもしれない。その効果は薬の種類によって異なり，新しく開発された薬の方が有効であるとする報告がある。こうした効果が確認できれば，抗精神病薬は単に一時的に症状を抑えているだけではなく，脳における病気の影響を部分的にでも是正することができるということになる。

この効果は，病気の始まりの時期に特に大切なようである。統合失調症における脳体積の減少は，臨床的な発症の前後にもっとも進みやすいらしい。その時期に幻覚や妄想の症状を治療しないままでいると，よけいに進みやすくなる。そのため，統合失調症の症状が始まったら治療をなるべく早く開始して，幻覚や妄想の症状を治療しないままにしておく期間（精神病未治療期間 duration of untreated psychosis DUP）をなるべく短くする，統合失調症の治療をより良くするためにはそうした取り組みが大切であると強調されるようになってきている。病気が始まってから治療をなるべく早く始めた方が経過が良いということは，多くの病気に共通することである。

予防できないか——統合失調症の症状が始まったら，治療をなるべく早く開始して未治療期間を短くしたい。そのためには解決が必要な課題がいくつもある。たとえば，本人自身が病気の症状とは気づきにくい場合，気づいてもそれを誰にも相談しない場合，相談しても周囲の人が病気とは考えない場合，症状があるとわかってもどうしてよいかわからない場合，病院に行こうと考えても

躊躇して時間がたってしまう場合，などいろいろ理由があって治療の開始が遅れてしまう。したがって早期受診を実現するためには，一般の方への知識の普及，プライバシーが保たれるスクリーニング方法の検討，気軽に訪れることができる相談窓口の整備，発症には至っていないケースに対応するための専門家の研修など，さまざまな取り組みが必要となる。

　こうした実際的な問題だけでなく，病気の原因と関連したもう少し根本的な課題もある。統合失調症の症状は，ある時期から突然始まるわけではない。はっきりした症状が始まる数年前から，軽い症状や短時間の症状が出没することが，予想していたよりかなり多いことがわかってきた。この時期こそが，発症の予防には大切な時期なのかもしれない。しかし，症状が同じようでも発症には至らないことも多いので，発症初期と断言してしまうわけにはいかない。要注意の時期という意味で，at risk mental state（ARMS）と呼ぶようになってきた。日本語では「こころのリスク」などという呼び方がされるようになってきている。

　こうした時期に，脳構造・脳機能・神経細胞がどう変化していくかについては，ようやく研究が始まったところである。それが明らかになってくると，予防への手がかりもさらに広がっていくと期待できる。

3. 脳の働きとこころ：脳科学の発展

3.1. 脳科学の発展の歴史

　脳についての科学が急速に発展している。最先端の発見のニュースが，テレビや新聞で報道されることも珍しくない。新しい事実が次々と明らかになると，専門家でもそのすべてに精通していることは難しい。しかし統合失調症が脳の働きと関係していると聞くと，少しは知っておきたいと思う。個別の細かな知識ではなく，脳の働きとこころの関係について，おおまかな全体像をわかっていたい。

　そのためには，脳科学がどういう順序で発展してきたかという，歴史的な展開を知ることが近道となる。結論を先回りすれば，脳科学は「感覚・知→情→対人→意・自我」という時系列でその対象の範囲を広げてきた。機能としては

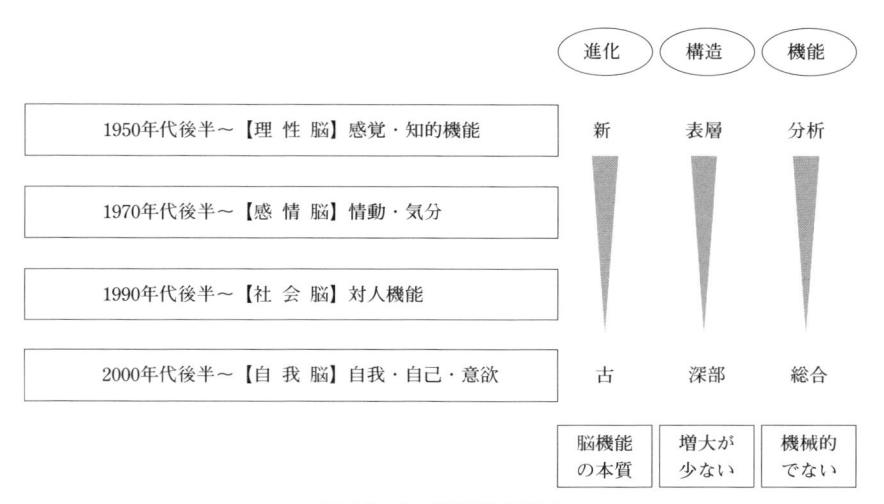

第12章 精神病理・心理療法と脳科学 —— 241

	進化	構造	機能
1950年代後半〜【理性脳】感覚・知的機能	新	表層	分析
1970年代後半〜【感情脳】情動・気分			
1990年代後半〜【社会脳】対人機能			
2000年代後半〜【自我脳】自我・自己・意欲	古	深部	総合
	脳機能の本質	増大が少ない	機械的でない

図12-3　脳科学の発展

分析的なものから総合的なものへ，進化としては新しいものから古いものへ，脳構造としては表層から深層へ，という順に解明されてきている（図12-3）。

3.2. 感覚と知（理性）についての解明

　近年の脳科学は，1950年代に始まる感覚（知覚）についての研究から始まった。後頭葉の第一次視覚野という視覚をつかさどる脳部位の神経細胞が，さまざまな視覚刺激に特徴的に反応するという発見からである。1958年に始まる一連の研究が認められ，HubelとWieselは1981年にノーベル賞を受賞した。

　視覚は，身体から遠方の刺激を受けとり，それを分析的に捉える感覚である（遠感覚）。感覚のなかで感情や意欲との関連がもっとも薄く，それを反映して深部の脳構造との結びつきが少ない。分析的な感覚で，脳表面の構造により担われるというこの二つの特徴が，当時の科学の方法論が視覚を扱うことを可能にした。視覚についての研究が脳研究の最初の展開となったのは，こうした理由からである。

　したがって，感覚（知覚）の脳基盤についての解明は，身体に接触する刺激を包括的に捉える触覚・味覚・嗅覚など（近感覚）へはすぐには広がらなかった。近感覚は感情や意欲との関連が強い。むしろ高次の知的機能である記憶・

学習へと発展していった。Squire による記憶の臨床研究や Kandel によるその神経機構の解明は 1990 年前後には完成し，その功績により Kandel は 2000 年にノーベル賞を受賞した。

　視覚がおもに，脳表面にある大脳皮質で担われることは，偶然ではない。進化の過程である脳構造が増大すると，その脳部位は外へ押し出され，中心から遠い表面に位置することになる。つまり，表面に近い脳構造，脳の先端に位置する脳構造ほど新しく進化した脳部位であり，したがって機能としては知的で分析的である。そうした脳部位についての機能の解明から，近年の脳科学は出発することになった。

3.3. 情（感情・情動）についての解明

　脳科学の次の展開は，1970 年代に始まった感情・情動の脳機能についての解明であった（「感情脳」）。感情・情動研究の第一人者 LeDoux は 1970 年代後半から研究に取組み，その成果を 1996 年に『エモーショナルブレイン：情動の脳科学』としてまとめた（ルドゥー，2003）。感情というシステムは，外界の情報を大脳皮質が時間をかけて分析的に処理するのに先立って，おおまかにではあるが素早く処理し，攻撃 fight や逃避 flight などすぐさまとるべき行動へと結びつける。こうした特徴から，感情の機能は「生物学的価値の評価システム」とされる。

　感情・情動は，扁桃体・海馬など辺縁系と呼ばれる脳構造が担う。辺縁系は，知性の座である大脳皮質の深部に存在する。そうした解剖学的位置は，系統発生的にも個体発生的にも，感情が知性に先立つことに対応している。人間以外の動物では，感情は行動を決定する最大の要因である。人間の子どもの精神機能の成長においても，感情は知性に先立つ。充足・興味・苦痛という原始的情動は生後 6 カ月までに，てれ・羨望・共感という自己意識的情動は 1 歳半ごろに，誇り・恥・罪という自己評価的情動も 2〜3 歳には成立するなど，複雑に思える感情も知性に先行して発達していく（武藤ら，2003）。

　感情はしばしば意識できず，無意識の世界と結びつきやすい。それは，知性に先行する精神機能だからである。知性の背景にあって意識しにくいこの感情に注目するのが，精神分析である。LeDoux も精神医学に強い関心をもってい

る。感情は無意識的なことがあるぶん，知性と比較して脳科学の対象となりにくかった。感情と分かちがたい触覚・味覚・嗅覚などの近感覚も，視覚や聴覚などの遠感覚に比べてその解明は遅れた。

3.4. 対人関係についての解明

1970年代後半にとりあげられはじめた感情・情動に続いて，1990年代後半からは対人関係についての脳科学が発展してきた（「社会脳」）。

運動：1990年ごろから，自分自身の運動に対してだけでなく，他の個体の同じ運動を観察している時にも活動する神経細胞が，サルで発見された。人間についても脳機能画像研究から同様の脳活動が確認され，鏡と同じような振る舞いをするという意味で「ミラーニューロン mirror neuron」と名付けられた。人間では，前方（下前頭回・運動前野）と後方（下頭頂葉）の2部位に存在する。他人という対人関係が初めて脳科学の対象となった点で，画期的な発見である。ミラーニューロンは，模倣による学習や言語の獲得の脳基盤をなしていると考えられている（村井2007）。この発見は当初は驚きをもって受けとめられたが，人間が言語を始めとして模倣による学習を通じてさまざまなことを後天的に身につけることを考えると，こうした神経機構はむしろ必須の存在ということになる。

思考：ミラーニューロンは他者の"運動"の認知に関連する神経細胞だが，他者の"思考"をとりあげたのが「心の理論 theory of mind（ToM）」である。他人がどんなことを考えているかを推測できる能力を心の理論と呼ぶ。この心の理論は，霊長類の他者理解の能力を説明する考え方として，1978年に提唱された。その後，1980年代後半から，人間の幼児の発達や自閉症・統合失調症などの精神疾患についても検討が行われてきた。脳機能画像研究により，心の理論の機能を担う脳部位として上側頭溝 superior temporal sulcus（STS）周辺や前部帯状回の重要性が明らかになってきている（平尾ら2007）。

感情：こうした対人関係についての脳科学は，さらに他者の"感情・気分"の理解としての「共感」へと広がってきた。前部帯状回や島などの脳部位が，自分が痛みを感じている時だけでなく，他者が痛みを感じている光景を目にする際にも同じように活動し，しかもそうした活動の程度がその相手との人間関

係に応じて異なるという報告は，その代表である。

このように，1990年代後半から対人関係は脳科学の対象になりはじめ，他者の"運動""思考""感情"の3分野について解明が進んできている。

3.5. 意・自我についての解明

その後，2000年代半ば以降の最近になり，脳科学は内発・能動などの「意」の機能や自我機能にまでその対象を拡大してきている。

これまでの脳研究は，刺激への反応としての感覚や運動を検討してきたが，検査法の工夫により自発的な運動を対象にできるようになった。そうした検討から，自発的な運動では補足運動野 supplementary motor are（SMA）が，運動のイメージを思い浮かべる際にはその前方の pre-SMA と呼ばれる脳部位が重要であることが明らかになってきた。いずれも左右の大脳半球が向き合う面である内側面にある脳部位である。運動についての内発性の意志は，前頭葉の内側面の脳活動と関連しているという結果である。

さらに最近になって，運動を自分が行っているという感覚（意志作用感 sense of agency）が右半球頭頂葉の角回と関連する，自分の感情への気付きの悪さ（アレキシサイミア）は前頭葉や前部帯状回の活動低下と関連する，自分の顔の認知と他人の顔の認知を比較するとそれぞれに特異的に関連する脳部位があるとする報告（杉浦，2007）など，自我機能や自己認識に対応する脳活動が明らかになってきている。

乳幼児の発達をみると，他者についての認識は自己についての認識から発展するわけではないことがわかる。そうではなく，自己認識は他者認識が成立して初めて成立する（武藤ら，2003）。たとえば，人間は2歳になると他者の表情を理解できるようになるが，自己を客観視して僕や私という言葉が使えるようになるのは4歳になってからである。他者についての認識を自分自身に反映させることによって，自己認識は成立する。

3.6. 脳科学発展の方向

以上，3.2.から3.5.で述べてきたように，脳科学による精神現象（精神病理学）の解明は，「1950年代の感覚・知→1970年代の情→1990年代の対人

表12-1 統合失調症における日常生活の障害と脳機構・臨床症状・治療・精神機能の対応

障害の対象	障害される脳機能	生活機能／臨床所見	治　療	精神機能
事　物	認知機能	作業能力／生活の機能レベル	作業療法 認知機能リハビリ	知
他　者	社会的認知	対人関係／幻覚・妄想	認知・行動療法 抗精神病薬	情
自　己	行動の内発性	生活の自立／陰性症状・自我障害	生きがい？ ピア・サポート？	意

→2000年代の意・自我」という時系列で展開している。科学的な検討が行いやすい分析的な機能から総合的な機能へという順序である。そのことに対応して，進化としては新しいものから古いものへという順序であり，進化にともなう脳体積の増大経過を反映して，それを担う脳構造は表層から深層へという順に並ぶことになる。

脳科学の対象が感覚や知性であった時代，それは精神の一部を捉えているにすぎず，精神医学からはまだ距離があった。しかしこうして，情・対人・意・自我へとその対象が拡大するにつれ，脳科学は精神そのものへと迫りつつあるように見える。精神症状（精神病理学），心理的治療（精神療法），こころの病（精神疾患）という精神医学のテーマが，脳科学の対象として位置づけられるようになってきている。脳科学の発展の大きな流れは，脳の働きとこころの関係についてのわれわれの理解の展開の歴史でもある。

3.7. 事物・他者・自己

脳科学の発展からわかるもうひとつのことは，人間の脳において事物／他者／自己についての処理がそれぞれある程度は独立していることである（福田ら，2005；表12-1）。それは単に処理の仕方が異なるというだけでなく，脳のシステムとしてもそれぞれ別の脳部位の機能が事物／他者／自己の処理を担っている。最近の脳科学の成果からは，そうしたことが示唆される。

子どもは，身の回りのものを擬人化して捉える。外見が人間に似ていないものでも，人になぞらえる。自分で動く電車はもちろんだが，風に揺れる草花，あるいは子ども自身が動かす椅子までも，擬人化して感情移入する。このことから考えると，事物としての処理よりも他者という人間としての処理のほうが，

早期に発達する優勢な脳機能であるらしい。大人でも，少し気を許した優しい気分の場面では，物を擬人化して捉えるきもちになりやすい。

　いっぽう，自分自身を知ることは難しい。鏡に映る姿を自分と理解できるようになるのは，1歳すぎである。こうした身体的な自己認知は，他人のきもちへの共感と同じ時期に可能になる。また子どもは，他人の評価を気にすることはあっても，他人から自分がどう思われているかを想像することは難しい。大人になっても，自分の長所や能力を公平に評価し，誤りや欠点を冷静に判断するためには，意識的な注意と努力が必要である。

　こうした身近な体験にもとづくと，脳における処理は，他者→事物→自己という順に発達していくと考えられる。対人関係は事物の処理よりも複雑なぶん後から発達する機能であり，自分自身を知ることができるようになって初めて他人がわかるというように，自己→事物→他者という順を考えたくなるが，子どもの発達や系統発生はその逆の他者→事物→自己という順序を示唆している。側頭連合野→頭頂連合野→前頭連合野という，生後の脳の成長（髄鞘化の進行）に対応しているのかもしれない。

　精神疾患の脳機能を，こうした脳における処理対象の発達という視点から捉えると，病態の形成について本質を見通せるようになる。たとえば，事物についての処理を得意とするのに比して，他者についての処理をはるかに苦手とするのが，自閉症を代表とする広汎性発達障害である。また，統合失調症の幻覚・妄想は他者についての処理に，自我障害は自己についての処理に，認知機能障害は事物についての処理に，それぞれ関連が深いと考えられる。

3.8. 脳科学の発展を支えるもの

　これまで述べてきたように，精神現象の脳機能の解明の成果には，目を見張るものがある。しかしその基盤となるのは，精神病理と精神療法にもとづく精神現象についての精緻な認識と理解であり，その逆ではない。この基盤が何であるかを忘れることでどんな事態が引き起こされるかは，近年アメリカで生じつつある現状に学ぶことができる。

　　「ひとりひとりの患者が抱える問題や社会的背景に目を向けた注意深い臨床評価，

精神病理学全般についての十分な知識に裏づけられた注意深い臨床評価，そうした臨床評価についての教育が 1980 年の DSM-Ⅲ の刊行から着実に衰退してきている……2005 年の時点でその衰退は『アメリカにおける精神症候学の死 the death of phenomenology in the United States』と呼びうる状況にまで至ってしまった。」(Andreasen, 2007)

「精神病理の科学と技について新しい世代の本当の専門家を育てるために真剣に取組む必要がある。さもなければ，われわれ先端技術を利用する科学者は 10 年以内に沈黙の春に直面したことに気付くことになるだろう。精神病理学についての専門知識を身につけた思慮深い臨床家と手を携えることなしに科学技術を適用するならば，それは孤立し，不毛で，おそらくは空しい営みに終わるであろう。」(Andreasen, 1997)

脳研究に携わる日本人の精神科医の多くは，診療に携わりつつ研究を行わざるをえない。それは「不幸にして」であるのか，「幸いにして」であるのか。現実の世界での答えは，そう簡単ではない。しかし，アメリカに追随するのではなく，日本の実情に合わせて精神現象の脳科学研究の発展を図ることが，日本人研究者の使命であろう。そのための基本は，「精神病理と精神療法に学ぶ脳科学」という姿勢である。自分自身が精神科医であるということについて，もういちど考えてみたいものである。

「われわれ精神科医は，自分達が担っている分野について，社会に対して行っている貢献について，もっと誇りをもたなければなりません。精神医学は，医学のなかでもっとも人間的な分野であったし，今もそうなのです。われわれが奉仕しているのは，社会のなかでもっとも恵まれない人々，もっとも誤解を受けている人々です。その奉仕は利他的なもので，そうした人々の役に立つものです。われわれ精神科医は，私的な生活までも共にすることになった患者から信頼を受けることができるという，名誉を与えられています。その信頼に応えて，そうした人々に援助の手を差し延べることができます。それは，人類が経験することができる喜びのなかで最高の喜びなのです。」(Andreasen, 2006)

4. 精神療法・心理社会療法の脳基盤：言語による脳機能の自己制御

4.1.「脳から心へ」と「心から脳へ」

「脳が変化することで心が変わる」ことは理解しやすい。精神疾患の治療において向精神薬で精神症状が改善するのは，向精神薬が神経細胞に作用し，それが脳機能の変化を引き起こし，最終的に心の変容として表れる過程であると考えられる。「脳から心へ」という方向の変化である。

精神疾患の症状は，精神療法や心理社会療法によっても改善を示す。そうした有効性の背景には脳の変化があるだろうか。もしあれば，精神療法や心理社会療法はどのようにして脳の変化に結びつくだろうか。これは，「心から脳へ」という方向についての疑問である。

「意識が働くと，こころの動きが自覚（経験）される。この経験のもっとも基底にあるのが感情である。ほとんどの感情はあいまいなこころの動きとしてしか経験されない。感情を背景に輪郭をもつ経験（心像）が立ち上がる。意はこれらの心像をまとめてこころをひとつの方向に向かわせる。これを脳の働きに対応させると，発生的に古い脳である大脳辺縁系が感情を生成し，後頭葉・頭頂葉・側頭葉が心像を生成し，その前方に位置する前頭葉の働きが意を生成する」「こころというつかみどころのない現象は，長い進化の歴史を瞬時にたどる独特な現象である」（微小発生 microgenesis）（山鳥，2008）。

4.2. 精神療法や心理社会療法による脳機能の変化

精神療法や心理社会療法による精神症状の改善に脳機能の変化を伴うことを示す報告が，2000年前後から発表されるようになった（Linden 2006, 2008）。fMRIなどの脳機能画像を，精神疾患に用いることで明らかになってきたことである。

脳機能画像の賦活研究——理解しやすいのは，恐怖症や社交不安障害についての賦活研究である。

恐怖症について，恐怖刺激による脳の賦活を認知行動療法による改善の前後で比較すると，扁桃体では減少あるいは変化がなく，側頭葉内側部・前部帯状

回・島では減少し，前頭葉眼窩皮質では増加する。恐怖症は扁桃体の過活動と関連するとされるので，この結果は「（扁桃体の活性の変化にまでは至らなくても）扁桃体に対する抑制機能をもつ前頭葉眼窩皮質の機能が増強されることが臨床症状の改善に結びつく」と解釈できる。同じように社交不安障害においては，認知行動療法により臨床症状が改善すると，人前で話をする直前の側頭葉内側面の活性が低下するようになる。

これら恐怖症や社交不安障害における脳機能の変化は，薬物療法による症状改善に伴う脳機能変化と矛盾しない変化である。

安静時の脳活動との関連——こうした刺激による脳機能の賦活ではなく，安静時の脳活動についての検討もある。強迫性障害については，基底核の安静時血流が増加していたものが認知行動療法により減少する，との結果で一致している。薬物療法の場合と同じ変化である。

うつ病についての結果はやや複雑である。「うつ病では，扁桃体の過活動と前頭前野の機能低下がある。抗うつ薬は扁桃体に直接作用してこの過活動を低下させることで，また認知療法は前頭前野の機能を改善することで，両者のアンバランスを回復する」との考え方がある (DeRubeis, et al., 2008)。明快な説明だが，具体的なデータでは改善群と非改善群ごとに，抗うつ薬と認知行動療法に共通する脳機能変化と異なる変化があり，それほど単純化できるわけではない。

臨床症状改善と脳機能変化の関係——こうした，臨床症状の改善という心のレベルの変化と，脳機能の変化という脳のレベルの変化は，どういう関係にあると理解すべきだろうか。三通りの考え方がある。

第一の考え方では，臨床症状の改善が原因で，脳機能変化が結果であると解釈する。たとえば，認知行動療法で蛇への恐怖が軽減した結果として，扁桃体の賦活が小さくなったという理解である。第二の考え方では，脳機能変化が原因で，臨床症状の改善が結果であると解釈する。認知行動療法が扁桃体に作用して過剰な賦活を減少させ，その結果として恐怖感が軽減したという理解である。第三の考え方では，臨床症状の変化と脳機能変化はひとつの現象を精神症

状と脳機能という2つの側面から観察しているものと解釈する。蛇への恐怖が軽減したことがそのまま扁桃体の賦活が小さくなったことと対応しており，原因・結果という因果関係で捉えるべきではないとする捉え方である。

　つきつめると「心と脳の関係」という哲学のテーマに至る問題だが，具体的な医学データとして考えるのが良いようである。他の脳科学分野におけるこれまでの研究結果を見ると，主要な変化が生じる脳部位については第三の素朴な考え方が正しいことが多い。

4.3.「自己治療」による脳機能変化

　精神症状や精神疾患は，専門家からの治療を受けることだけで改善するわけではない。「自己治療」と言える側面がある。緊張して動悸を覚えた時に深呼吸をして不安を和らげることは誰もが行う自己治療であるし，自動思考についての認知療法はうつ病の患者の自己治療である。こうした自己治療にも脳機能の変化が伴う。

　プラセボと脳機能 —— プラセボの効果は，ある意味で無意識の自己治療と言えるだろう。「薬が効いてほしい」という願望，「この薬は効くだろう」という予測が実際の効果につながる。

　プラセボ効果について検討が進んでいるのは，疼痛とパーキンソン病についてである (Enck et al., 2008; Oken 2008)。プラセボによる鎮痛効果は前部帯状回の活性と相関し，さらに前部帯状回での内因性オピオイドの放出や側坐核でのドーパミンの放出と関連する。また，プラセボによるパーキンソン症状の改善は，基底核におけるドーパミンの放出によるもので，その放出はプラセボの効果への期待と関連する。疼痛やパーキンソン病の症状が心理的な影響を受けやすいのは，こうした背景にもとづくと考えられる。

　バイオフィードバックと脳機能 —— より意識的な自己治療として，感情体験の言語化やバイオフィードバックが挙げられる。前者については，本章1節で紹介した。

　バイオフィードバックは，たとえば脳波のα波の増加を視覚化して本人に

フィードバックする方法で，不安の軽減の「体得」に有用とされてきた。これを発展させ，脳部位との対応を明確にした方法として，real time fMRI 法の報告がある（de Charms et al., 2005）。前部帯状回の活性を fMRI でリアルタイムにフィードバックし，健常者にその活性の調整を体得してもらうと，前部帯状回の活性と疼痛の強さが平行するという。バイオフィードバックにより脳活動を自ら調整することが可能であり，そうして調整した脳活動の変化が心理機能の変化にも結びつくことを示したものである。

日常生活における自己治療── これまで述べた治療場面や実験場面だけでなく，人間は日常生活のなかでも自発的に自己治療を行っている。

Emotion Regulation Questionnaire による評価修正得点 reappraisal score は，考え方を変えることでどのくらいきもちをコントロールできるかという性格特徴を捉える指標である。健常者について怒りや不安の表情を見た時の脳活動を fMRI で検討すると，扁桃体の活動は評価修正得点と負の相関を，前頭前野や頭頂葉の活動は正の相関を示す。つまり，日頃から認知療法的なことができている人ほど，怒りや不安を覚える場面で前頭前野を働かせることで扁桃体の活動を抑制していることになる（Drabant et al., 2009）。

こうした日常生活における無自覚な自己治療がうまくいかないと，不適切な自動思考からうつ病などへと結びついてしまうことが想定できる。

4.4. 言語による精神と脳機能の自己制御──「心から脳へ」

これまで述べたような精神療法や心理社会療法に伴う脳機能変化は，「心から脳へ」という方向が存在することを示している。こうした方向の変化は，人間の精神機能という視点からはどう考えられるだろう。

精神の自己制御── これまで述べたように，精神療法や心理社会療法による精神症状や精神疾患の改善は，脳機能の変化を伴う。とくに恐怖・不安・抑うつや疼痛など，感情や自律神経反応についてそのことが言える。脳に置き換えて考えると，「言葉を通じて大脳皮質に働きかけることで辺縁系の機能を変化させる」とまとめることができよう。統合失調症の認知を対象として，脳機能

画像や事象関連電位により検討した場合には，結果はより複雑である（福田ら，2003）。

　精神療法や心理社会療法は，最初は専門家という他人が提供するが，それが内面化されて初めて奏効する面が大きい。他者からの働きかけによる受動的な過程として始まったものが，本人のなかに取込まれて内発的な過程へと発展することで，精神症状への有効性が高まる。思考や行動や感情を自分自身で制御できるようになる「精神の自己制御」への変化である。

　精神の自己制御は，言葉を媒介にして前頭葉により担われる意識的な過程である。「語は，単に認識の手段であるばかりでなく，高次な心理過程の調整の手段でもある」「人間の意識的活動の調節過程の際立った特徴は，人間ではこのような調節がことばの非常に密接な関与のもとで行われることにある」「大脳前頭葉は，言語行為の調整機能の保証にとって，さらにそのことによって，意志的行為の組織化にとって決定的意義をもっている」「皮質の前頭前部諸領域こそが人間の意識的活動の最も複雑な型でのプログラミング，調節，制御を保証している」（ルリヤ，1973）。

自己制御の起源──言語による精神の自己制御がどうして可能となるのか。そのことは，精神の自己制御の個体発生，つまり子どもの発達過程を考えると明らかとなる。

　言語による意識的活動の制御は，親からの言語指示に従って行動するという乳幼児期の経験が内在化された過程である。「子どもの随意的行為の発達は，大人の指示に従って行なう実際的行為からはじまるのである。そして，次の段階で，子どもは自分の外言を利用しはじめる。その外言は，はじめは，行為に随伴する形で発せられるが，次には，行為に先がけて発話される。その後に，さらにあとの発達段階で，子どものこの外言は内面化され，内言となる。そして，この内言が行動の調整機能を担うのである」（ルリヤ，1979）。頭頂葉・側頭葉・後頭葉が担う知的な情報処理に対する意識的な調節機能は，他者との言語コミュニケーションにより形成され，それが前頭葉に内在化される。

　同じように，感情（気持ち）の意識的な制御は，言葉を通じて周囲から注がれた愛情が内在化された過程である。愛され，励まされ，共感する経験は脳内

報酬系などに作用し，安心感や自尊心やストレス耐性を形作る．その言葉を自分のなかに取込むことで，自分自身で気分を安定させ意志を持続できる能力が育つ．つまり，辺縁系が担う感情についての意識的な調節機能は，他者からの言葉を通じた愛情により形成され，それが前頭葉に内在化される．

このようにして，思考や行動や感情の自己制御は他者の言葉から始まる．それが前頭葉に内在化され，前頭葉の他の脳部位に対する調節機能を高めることで，自己制御へと発展する．言語を通じたその過程は意識的なものとなる．「言語による精神の自己制御」は，「他者との言語的なコミュニケーションを前頭葉に内在化させた，脳機能の意識的な自己制御」であり，人間の精神の最大の特徴である．

文 献

Andreasen, N. C. 1997 What shape are we in?: Gender, psychopathology, and the brain. *Am J Psychiatry*, 154, 1637-1639.

Andreasen, N. C. 2006 Farewell, thou child of my right hand. *Am J Psychiatry*, 163, 1-2.

Andreasen, N. C. 2007 DSM and the death of phenomenology in America: An example of unintended consequences. *Schizophr Bull*, 33, 108-112.

de Charms, R. C., Maeda, F., Glover, G. H., Ludlow, D., Pauly, J. M., Soneji, D., Gabrieli, J. D. E., & Mackay, S. C. 2005 Control over brain activation and pain learned by using real-time functional MRI. *Proc Natl Acad Sci*, 102, 18626-18631.

DeRubeis, R. J., Siegle, G. J., Hollon, S. D. 2008 Cognitive therapy versus medication for depression: Treatment outcomes and neural mechanism. *Nat Rev Neurosci*, 9, 788-796.

Drabant, E. M., McRae, K., Manuck, S. B., Hariri, A. R., & Gross, J. J. 2009 Individual differences in typical reappraisal use predict amygdale and prefrontal responses. *Biol Psychiatry*, 65, 367-373.

Enck, P., Benedetti, F., & Schedlowski, M. 2008 New insights into the placebo and nocebo responses. *Neuron*, 59, 195-206.

福田正人・安藤直也・間島竹彦 2005 認知機能障害としての統合失調症．こころの科学，120, 20-28.

福田正人・池淵恵美・安西信雄 2003 統合失調症．丹羽真一（編），新世紀の精神科

治療 第9巻：薬物療法と心理社会療法の統合（pp. 117-158），中山書店．

福田正人 2008a 精神病理と精神療法に学ぶ脳科学：精神現象の脳機構の解明．臨床精神病理，29, 29-38.

福田正人 2008b 脳の働きとこころ：脳科学の発展．福田正人，もう少し知りたい統合失調症の薬と脳，日本評論社．

Hariri, A. R., Mattay, V. S., Tessitore, A., Fera, T., & Weinberger. D. R. 2003 Neocortical modulation of the amygdale response to fearful stimuli. *Biol Psychiatry*, 53, 494-501.

ルドゥー（LeDoux） 2003 エモーショナル・ブレイン：精神の脳科学．東京大学出版会．

Linden, D. E. J. 2006 How psychotherapy change the brain: The contribution of functional neuroimaging. *Mol Psychiatry*, 1, 528-538.

Linden, D. E. J. 2008 Brain imaging and psychotherapy: Methodological consideration and practical implications. *Eur Arch Psychiatry Clin Neurosci*, 258（Suppl.5），71-75.

ルリヤ，A. R., 鹿島晴雄（訳）1973／1999 神経心理学の基礎：脳のはたらき．創造出版．

ルリヤ，A. R., 天野清（訳）1979／1982 言語と意識．金子書房．

村井俊哉 2007 社会的認知を支える神経ネットワーク．神経心理学，23, 243-249.

武藤 隆，岩立京子 2003 乳幼児心理学．北大路書房．

Oken, B. S. 2008 Placebo effects: clinical aspects and neurobiology. *Brain*, 131, 2812-2823.

杉浦元亮 2007 自己認知と社会的認知の脳メカニズム：「自分の顔」認知のイメージング研究から．神経心理学，23, 250-259.

山鳥 重 2008 知・情・意の神経心理学．青灯社．

関心をもっていただいた読者への読書案内として，訳書と著書を紹介させていただく．

『故障した脳：脳から心の病をみる』（紀伊國屋書店）はずいぶん古くなってしまったが，こころの病を脳の視点から考える一般向けの本としては良書である．『もう少し知りたい統合失調症の薬と脳』（日本評論社）は，統合失調症についての一般向けの文章をまとめたもので，基本的な考え方を丁寧に説明するよう努めた．本章の大部分はこの本にもとづく．『統合失調症の認知機能ハンドブック：生活機能の改善のために』（南江堂）は，統合失調症の認知機能を詳しく説明した本で，コメディカルの

方によく読んでいただいている。

　『精神疾患と脳画像』（中山書店）は精神科専門医向けシリーズの1冊で，発展の著しい精神疾患の脳画像研究について専門の研究者が分担執筆し，最新の成果をコンパクトにまとめてある。『精神疾患とNIRS：光トポグラフィー検査による脳機能イメージング』（中山書店）は，そのなかのNIRSについて詳しく紹介した本である。『精神科の専門家をめざす：「精神科臨床サービス」自選集』（星和書店）は，精神科の専門家への第一歩を踏み出した若手に向けて，学んでいくための心構えや考え方をまとめた本である。精神科医が日々どんなことを考えながら診療にあたっているかを知っていただくことができる。

付記　本章の第2節と第3節の大部分は，日本評論社『もう少し知りたい統合失調症の薬と脳』にもとづくものです。転載を許可していただいた日本評論社に深謝いたします。また第4節は，月刊誌『精神科治療学』（星和書店）に掲載予定の文章の一部です。

連続コラム・リエゾンの視点から・4

コンサルテーション・リエゾンの実際（3）：せん妄

事例
心筋梗塞後安静の必要な患者が，昼夜逆転，夜興奮するため治療の妨げになる。せん妄と思うが，どうすればよいか（ICUから）。

せん妄とは
医学領域においては，ある病態・状態が，症候なのか，病名なのか，あるいはどちらでもないのかについては，しばしば議論がある。せん妄は，発熱などと同じ症候名であり，病名ではないことは重要である。

せん妄は，コンサルテーション・リエゾン・サービス（CLS）において最もよく出会う病態である。比較的急速に夜間の興奮や日中の低活動が，時に一過性の幻覚・妄想をともなって生じる。次の2種類に分けることができる。

・高活動性せん妄：興奮（夜間に強い），幻覚・妄想を伴うことも多い。
・低活動性せん妄：日中の低活動，反応低下が主症状，うつ病と鑑別が必要。

症状には波があり，日によって（日間変動），また1日の中でも（日内変動）増悪・軽減を示す。この病態の本態は睡眠覚醒リズムの乱れから意識障害（意識の質の障害）が生じることである。意識と覚醒は，網様体賦活系と呼ばれる神経系によってコントロールされているが，この神経系の障害があるためと考えられている。なお，せん妄とうつ病は全く異なる病態であるが，上述したように，特に低活動性せん妄においてはうつ病との鑑別が困難となる。

発生要因
せん妄の原因は複合的である。以下のような基盤因子，促進因子，直接原因の相乗的作用によって生じると考えられている。

・基盤因子——せん妄の発現の基盤となる因子。高齢，脳血管障害，認知症などの既存・合併する脆弱性をいう。
・促進因子——せん妄の発現を促進する因子。身体因（身体感覚刺激の過剰：痛み，かゆみ，頻尿など），心理因（不安），環境因（刺激の過剰：騒音，不適切な照明，刺激の不足：感覚遮断，環境の変化：入院，ICU，CCU入室など）やこれらの組み合わせ（拘禁状況など）による。
・直接原因——それのみでせん妄を発現させうる原因（表A）

基盤因子があると，促進因子（心理・環境要因）だけでも，また直接原因（身体環境）でも生じる。例えば，高齢者は入院，手術などのストレスで，入院中，手術後にせ

表A　せん妄の直接原因

中枢神経系疾患
 脳血管障害，脳腫瘍，脳外傷，脳・髄膜炎など
内科的疾患
 代謝性疾患（糖尿病，腎疾患，肝疾患）
 内分泌疾患（甲状腺疾患，副腎疾患）など
依存性薬物からの離脱
 アルコール，睡眠薬，抗不安薬など
中枢神経系に作用する薬物の使用
 抗コリン薬，抗不安薬，睡眠薬，H2ブロッカーなど

ん妄を生じうる。一方で，頑健な若者にせん妄が生じている場合は，何が直接原因なのかを検索することが必要となる。

せん妄は，発熱のアナロジーで理解することがよい。発熱は症候であり，発熱はその原因が分からなければ根本治療ができない。また原因が特定できないまま熱が継続することもある。発熱が見られること自体が，全身の脆弱性の表現である。すなわち「発熱するほど全身状態がよくない」ということである。同じように，せん妄はその原因が分からなければ根本治療できず，原因が特定できないまま継続することがままある。せん妄が出現していること自体が脆弱性の表現であり，「せん妄があるほど脳の状態がよくない」ということである。

DRS-98-R（表B；Trzepacz et al., 2001）のようなせん妄の評価尺度はあるが，体温の絶対値そのものに重きをおくのではなく，高熱か，微熱かといったザックリとした区別と，解熱する方向にあるか，発熱が継続しているかといった変化を見る指標とする考え方を踏まえて利用するのがよい。

治療

治療としては直接原因が特定されていればその直接原因をコントロールすることが根本治療となる。直接原因が不明，あるいはコントロール不能なら促進因子を調整する（心理・環境的アプローチ）。促進因子の調整には，次の点に留意する必要がある。

・不安を避け，安楽を与える
・見当識の強化（今がいつで何をやっていて誰がいるのか）
・時間ケア──午前中，午後4〜7時の覚醒度アップ

直接原因や促進因子の同定・調整とともに睡眠覚醒リズムの改善──特に日中の覚醒と睡眠の保持──を行う。興奮が強い場合には薬理学的鎮静を行うが，基本的には安全を確保して見守ることで対応できる。鎮静には，抗精神病薬，一部の鎮静系の抗うつ薬を用いる。抗不安薬，睡眠薬はただでさえ低下している脳機能をさらに低下させるため用いないのが原則であり，どうしても用いなければならない場合は，短時間作用型のも

表B　せん妄評価尺度

重症度項目	得点	その他の情報
睡眠覚醒サイクル	0123	□昼寝　□夜間の障害のみ　□昼夜逆転
知覚障害	0123	錯覚，幻覚のタイプ □聴覚　□視覚　□臭覚　□触覚 錯覚，幻覚の体裁 □単純　□複雑
妄想	0123	妄想のタイプ □被害型　□誇大型　□身体型 性質 □系統だっていない　□体系づいている
情動の変容	0123	タイプ：□怒り　□不安　□不機嫌　□高揚　□いらだち
言語	0123	挿管，無言などの場合ここにチェック　□
思考過程	0123	挿管，無言などの場合ここにチェック　□
運動性焦燥	0123	身体拘束されている場合ここにチェック　□ 身体拘束の方法：
運動制止	0123	身体拘束されている場合ここにチェック　□ 身体拘束の方法：
見当識	0123	日　付： 場　所： 人　物：
注意	0123	
短期記憶	0123	項目を記銘するまでの試行回数： □カテゴリーのヒントを与えた場合チェック
長期記憶	0123	□カテゴリーのヒントを与えた場合チェック
視空間能力	0123	□手指が使えない場合ここにチェック
診断項目	得点	その他の情報
短期間での症状発症	0123	□症状がその他の精神症状に重畳している場合チェック
症状重症度の変動	012	□夜間のみに症状が出現している場合チェック
身体の障害	012	関係している障害：

(DRS-R-98; Trzepacz, et al., 2001)

のを使用する。一般的には数日以内に回復可能な病態であるが，準備因子がある場合には1週間以上遷延することがある。

　CLSにおいては，同じような症例に対し，常に同じような環境調整や助言が奏功するとは限らない。それは病棟（治療構造）の「かかえる力」が状況によって時々刻々変化するからである。24時間の濃密なモニタリングを必要とする患者がほとんどいないような状況であれば，せん妄を発現している患者さんをナース・ステーションなどで過ごさせて日中の覚醒度を上昇させる試みを継続できるが，重症患者が多いときなどは，「かかえる力」が低下して同じような症例でも負担感が強く，「とてもみられない」といった反応が出現する。したがって，われわれは病棟（治療構造）の「かかえる力」のアセスメント（評価）とエンパワーメント（強化）を常に意識する必要がある。

（中嶋義文）

Trzepacz, P. T., 岸泰宏・保坂隆・吉川栄省・中村優里　2001　日本語版せん妄評価尺度98年改訂版．精神医学，43(12)，1365-1371.

コラム ●────PTSD（外傷後ストレス障害）

飛鳥井　望

　PTSD（Post-traumatic stress disorder: 外傷後ストレス障害）は，生命や身体に脅威を及ぼし，強い恐怖感や無力感を伴い，精神的衝撃を与えるトラウマ体験（災害，暴力，性暴力，重度事故，戦闘，虐待など）を原因として生じる，特徴的なストレス症状群である。凄惨な光景を目撃したり，家族や身近な者の被害に直面することも原因となりうる。

　PTSD症状の中核は，再体験症状（フラッシュバックや悪夢），回避・精神麻痺症状（トラウマ体験の想起刺激となる事物・状況の回避や感情麻痺），過覚醒症状（不眠，集中困難や過敏反応）の3症状クラスターからなる。

　現行の診断基準にはアメリカ精神医学会（APA）によるDSM-IV-TRと世界保健機関WHOによるICD-10がある。DSM-IV-TRの基準では，症状が1カ月以上持続していることが必要であり，外傷的出来事から4週間以内の場合には別に「急性ストレス障害 Acute Stress Disorder: ASD」の診断基準が設けられている。ICD-10では症状持続期間に関する基準は設けられてはいないが，外傷的出来事から6カ月以上経過して発症することはまれとされている。

　日本における高危険集団での有病率は，自然災害により家屋全壊など深刻な被災体験を有する集団や重症交通外傷集団においても9%程度とさほど高値ではないが，性暴力被害者やDV被害者では海外の報告と同様の高い数値が報告されている。

1. PTSD症状評価尺度

　現在日本における研究や臨床で広く使用されているPTSD症状評価尺度には，アメリカで開発された改訂出来事インパクト尺度（IES-R）とPTSD臨床診断面接尺度（CAPS）がある。いずれも筆者らが日本語翻訳版を作成し，尺度としての信頼性と妥当性を検証したものである。

　IES-Rは22項目からなる簡便な自記式質問紙尺度であり，診断目的ではなく，PTSDおよび部分PTSDのスクリーニングや症状推移の把握を目的に使用される。一方，CAPSはもっとも精度の高い診断尺度として国際的に知られる構造化診断面接尺度であり，日本でもすでに保険適用が認められている。なおCAPSの使用にはトレーニングを受けることが必要である。

2. PTSDの神経生物学的メカニズム

　動物実験や脳画像研究により，PTSDの病態には，恐怖反応をつかさどる扁桃体（amygdala）の過剰活性や，扁桃体を制御する内側前頭前野の機能低下が関与するという説が有力である。ラットの脳の内側前頭前野を破壊すると恐怖の消去が阻害されることが明らかにされている。PTSDで見られる想起刺激に対する再体験や刺激過敏性は，過剰な恐怖反応と見なすと確かに理解しやすく，症状が持続するのは回復過程での恐怖反応の消去が阻害されているためとする考えも成り立つ。曝露療法では，心的外傷体験の記憶や回避している事物・状況に向き合うことを繰り返す。これは強度を弱めた形の刺激を反復することで馴化をうながし過剰な反応の消去をはかることに他ならない。

　またPTSD患者では脳の海馬の容積が小さくなるという報告がされていたが，最近の研究では，トラウマによって海馬が小さくなったのではなく，もともと小さかったという説が有力である。

　その他にも，PTSDでは神経内分泌的調節障害として，ストレスホルモンである血漿コルチゾール値が低下しており，通常とは異なるストレス反応を示すという報告もある。

3. エビデンスに基づいたPTSD治療の動向

　PTSDに対してこれまで様々な治療が試されてきたが，現在のところランダム化比較試験により有効性を証明された治療法は，認知行動療法（曝露療法や認知再構成法），EMDR（眼球運動による脱感作と再処理法），およびSSRI（選択的セロトニン再取り込み阻害薬）を中心とした抗うつ薬のみである。

　欧米のPTSD治療ガイドラインでは，ランダム化比較試験により有効性を証明されたこれらの治療法が推奨されてきたが，その中で英国国立医療技術評価機構（NICE）ガイドラインが一歩大きく踏み込んだ内容を示した。具体的にはトラウマ焦点化心理療法（認知行動療法ないしEMDR）を有効性の高い治療法としてすべてのPTSD患者に推奨しており，薬物療法を常套的に優先することは薦めていない。またその他の心理療法も推奨していない。NICEガイドラインがこのような内容となったのは，トラウマ焦点化心理療法が薬物療法を上回る効果を示してきた研究の裏づけがあるからにほかならない。

　ところが2007年10月，PTSD治療の効果評価に関するさらに注目される報告が全米アカデミーズ医学機構（IOM）より公表された。結論はつぎの3点である。

　①各種の薬物療法がPTSDの治療に有効であるとするエビデンスは不十分である。
　②曝露療法はPTSDの治療に有効であるとするエビデンスは十分にある。
　③他の精神療法（EMDR，認知再構成法，対処技能訓練）はPTSDの治療に有効であるとするエビデンスは不十分である。

したがって現在のところ，PTSD に対して有効性が確証されている治療法は曝露療法のみであると結論づけたのである．

4. 基本的ケア

どのような治療法であれ PTSD の治療では治療者と患者の信頼関係を育むことがまず重要である．さらに周囲の無理解による二次被害を低減し，精神的サポートが得られるよう必要な環境調整をはかる．またトラウマ反応に関する心理教育はいずれの治療においても基本となるものである．

さらに腹式呼吸法や漸進的筋弛緩法などのリラクセーション法を指導し，日課として行なってもらうことでストレスによる緊張をほぐす．

5. トラウマ焦点化心理療法

認知行動療法は PTSD に対する有効性を科学的に評価されてきたが，中でも多くの研究で効果を証明された技法が，アメリカ，ペンシルベニア大学のエドナ・フォアにより編み出された長時間曝露法（Prolonged Exposure: PE）である．長時間曝露法では，イメージ（想像）曝露，実生活内（現実）曝露，非機能的な認知と感情の処理（プロセッシング）といった技法が組み合わされる．イメージ曝露とは，セッションの中でトラウマ体験場面を想起させ，その時の感覚や感情を賦活しながらトラウマ体験を繰り返し語ることで馴化を促す技法である．実生活内曝露とは，患者が回避の対象としている事物や状況に徐々に近づく（段階的曝露）ことを促し，馴化をはかる技法である．長時間曝露法による PTSD の回復プロセスは，トラウマ記憶の反復賦活と修正された情報の受け入れである．修正された情報とは，過去（トラウマ体験）と現在の弁別，危険と安全の弁別，世界と自己に関する認知の修正に他ならない．そしてこの賦活と修正は曝露を通じて生じるものである．

なお長時間曝露法は，技法習得のための適切な訓練とスーパービジョンを受けた治療者によって実施されなければならない．

一方，EMDR は，トラウマ記憶に患者の意識を向けさせたままの状態で，治療者が左右に振る指を追ってリズミカルな眼球運動を反復させるという技法である．技法の中核となるのはトラウマ記憶の脱感作である．ただしその作用機序は，かならずしもはっきりとしておらず，なぜ効果があるのかは不明な点も多い．また眼球運動を加えても加えなくても治療効果に差はなかったという報告もある．

文献

飛鳥井　望（監修）　2007　PTSD とトラウマのすべてがわかる本（健康ライブラリー）．

講談社.

飛鳥井　望　2008　PTSDの臨床研究：理論と実践．金剛出版．

Asukai, N., Saito, A., Tsuruta, N. et al.　2008　Pilot study on prolonged exposure of Japanese patients with posttraumatic stress disorder due to mixed traumatic events. *Journal of Traumatic Stress*, 21, 340-343.

Asukai, N., Kato, H. Kawamura, N. et al.　2002　Reliability and validity of the Japanese-language version of the Impact of Event Scale-Revised (IES-R-J): Four studies of different traumatic events. *Journal of Nervous and Mental Diseases*, 190, 175-182.

フォア，E. B., キーン，T. M., & フリードマン，M. J, (編), 飛鳥井　望・西園　文・石井朝子（訳）　2005　PTSD治療ガイドライン：エビデンスに基づいた治療戦略．金剛出版．

Institute of Medicine of the National Academies　2007　Treatment of Posttraumatic Stress Disorder: An Assessment of the Evidence. (http://www.nap.edu/catalog.php?record_id=11955 よりダウンロード可能)

National Institute for Clinical Excellence　2005　Posttraumatic Stress Disorder (PTSD): The Management of PTSD in Adults and Children in Primary and Secondary Care. NICE. (http://www.nice.org.uk/guidance/CG26 よりダウンロード可能)

コラム ●───睡眠障害

本多　真

1. 睡眠障害のインパクト

　現代の 24 時間社会では，睡眠時間を削って 1 日を活用しようと考える人が増えている。一方で国民の 5 人に 1 人は持続的な睡眠障害で悩んでいることも報告されている。睡眠が障害されると，注意・集中困難，倦怠感，意欲低下・不機嫌などの精神面での問題をもたらし，高血圧・耐糖能や免疫力の低下などが生じる危険も高くなる。仕事や学業の成績が低下して，社会的不適応に結びつき，特に日中の眠気に伴う認知の障害によって交通事故や産業事故といった大きな社会経済的損失にもつながりうる。内山（2006，新聞報道）によれば日本における睡眠障害に伴う社会的損失は，実に毎年 3.5 兆円にのぼると推定されている。本コラムでは不眠と過眠という症状から考えられる主な睡眠障害を取り上げ，その治療について述べる。

2. 不眠を呈する疾患

　入学試験，身近な者の死など様々なストレス下では，誰にでも不眠は生じる。通常は急性ストレスの消失と共に不眠は改善するが，症状が 1 カ月以上続いて社会生活に障害が生じる場合を不眠症とよぶ。不眠はそのタイプから入眠障害，中途覚醒，熟眠障害，早朝覚醒にわけられ，鑑別診断と治療に役立つ情報となる。
　不眠症治療の第一歩は睡眠衛生教育である。これは夕方以降の昼寝・コーヒーや入眠直前に過剰な覚醒をもたらす運動・精神作業（パソコンやゲーム等）など睡眠を妨げる要因を減らすこと，睡眠覚醒の移行は機械のスイッチのように随意的に切り替えられるものではなく準備の時間を要するといった睡眠の仕組みを理解することを通じて，睡眠に関連する環境要因・生活習慣を指導するものである。厚生労働省の研究班が「快適睡眠のための 7 か条」を提言しており（内山，2002），参考としてほしい。
　認知行動療法も有力な治療選択肢である（内山，2002）。刺激制限療法，睡眠時間制限療法，リラグゼーション法がある。慢性的な不眠症では就床すると，「眠れなかったらどうしよう」といった不眠への恐怖が増悪する条件反射が形成され，この不安恐怖が不眠を増悪させるという悪循環が多くみられる。刺激制限療法は就床から入眠までの時間（入眠潜時）の短縮を目的とする。眠気があるときだけ就床し，睡眠以外の目的で床を利用しない，10 分眠れなければ離床する，起床時間は一定にして日光浴をする，昼寝はしないといった内容を指導するものである。睡眠時間制限療法は不眠症患者が眠れ

ないままに床にいる時間を減らし，実際に眠っている時間の割合（睡眠効率）を高めて，熟睡感を改善することを目的とする。専門家の指導の下に行うのが望ましい。ストレスや不安緊張を軽減させるリラクゼーション法には，自律訓練法（定式を用いて心身のリラックスした状態をつくり出して入眠を促す）などがある。

　薬物療法も非常に有効である。「睡眠薬は怖い，飲まないほうがよい」と考える人がいまだに多いが，最近の睡眠薬は不安緊張を和らげ「眠りやすい状態を作る」睡眠導入剤が主であり安全性は高い。睡眠薬の適切な使用をせず不眠が続いて，「睡眠薬恐怖症」というべき難治性不眠症へ増悪する場合がみられることが問題になっている。専門医の指導のもとで睡眠薬を継続使用し（自己判断で中断すると反跳現象で悪夢の増加などが見られる），日常生活の質を保持することがより重要と思われる。

　睡眠導入薬はGABAという神経伝達物質の受容体にあるω（オメガ）部位に作用する。ω_1受容体は主に睡眠導入作用を，ω_2受容体は主に抗不安作用・筋弛緩作用・抗けいれん作用をもたらすとされ，最近は筋弛緩作用に基づく転倒の危険性が少ないω_1選択性の薬が多く使われている。抑うつ傾向を伴い，中途覚醒や早朝覚醒が中心となる不眠に対しては，睡眠改善作用を示す抗うつ剤が有効である。

3. 過眠をきたす疾患

　眠気は生理現象のひとつで，眠り・目覚めを調節する中枢が身体各部の情報をモニター・統合し，睡眠が必要と判定した際に生じるシグナルと考えられる。たとえば徹夜したり，風邪をひいたり，満腹すると眠くなること，体を動かすと眠気が減ることなど，様々な要因が眠気に影響する。背景に脳の恒常性（内的外的因子による変化に対し，生体の状態を一定に保とうとする性質）を維持しようとする睡眠覚醒中枢の働きがある。日中の過剰な眠気のため「注意を保持した覚醒状態」を保てなくなる状態を過眠といい，これが長期間持続して社会生活に支障が生ずるものを過眠症という。

　①生活習慣に伴う過眠——過眠の中で最も多いのが睡眠不足症候群である。必要な睡眠時間は個人により異なり，5時間以下で睡眠が充足される人が女性の4.3％，男性の3.6％程度はいると推定されているが，平均睡眠時間の7時間を目安とするのがよい。「ちゃんと寝ているのに眠い」と訴えていても，実際の睡眠時間が5〜6時間以下である睡眠不足症候群の例が増えている。眠気が週末に悪化する傾向があり，睡眠表をつけさせると，休日には睡眠不足の代償として平日より2時間以上睡眠時間が延長する特徴がみられる。睡眠表の記録とともに，夜間睡眠を延長して1週間生活させ，日中の眠気の変化を自覚し納得してもらった上で，生活習慣の改善を進めるのが治療となる。

　睡眠相後退症候群も夜型化社会によって増えている。人間の体内時計は約25時間と考えられているが，毎日それを24時間の地球リズムに合うように調整（同調という）

して生活している。体内時計が地球リズムと同調できないと、入眠障害や覚醒困難、内的脱同調（体温リズムや睡眠リズムが不調和になること）に伴う倦怠感など、慢性時差ぼけ状態というべき症状を呈する。本人の体内時計にしたがって睡眠をとれば睡眠自体には大きな異常はない特徴があるが、地球リズムに合わせて無理に起きると午前中に眠気が強くみられる場合が多い。

体内時計を同調させるのに最も有効な治療法は、朝の太陽光（2500ルクス以上の高照度光も可）に当たる高照度光療法である（なお太陽光は10万〜30万ルクスある）。朝に日光を浴びると夜のホルモンであるメラトニンの合成が抑制される。すると12〜14時間後に内因性のメラトニン分泌がしっかり開始され、自然な眠気が生じて早寝が可能になる。なお夜間にコンビニエンスストアなど明るい場所で長く滞在すると位相後退（寝つきと寝起きがさらに遅れる）が生じるので、注意が必要である。その他メラトニン（日本未発売）を用いたリズム調整も専門医の指導のもとに行われている。

②睡眠時無呼吸症候群──睡眠時無呼吸症候群は人口の2%が罹患する頻度の高い疾患である。下顎が小さい人や肥満している人に多い。睡眠中に全身がリラックスする際、上気道周囲の筋肉も緊張が低下して気道を閉塞するのが原因である。無呼吸に伴って血中のCO_2濃度の上昇（窒息状態を反映）が生じ、努力性の呼吸運動に伴って数秒程度の短い覚醒（脳波上のアルファ波出現）が生じる。睡眠が頻回に分断化されると夜間睡眠の質的障害が生じ、本人は熟睡していると思う場合でも、日中に代償性の眠気や倦怠感をもたらす。睡眠時無呼吸症候群により高血圧や糖尿病・心臓病が悪化し、成人病の基礎疾患として重要である。

治療は上気道の閉塞予防で、経鼻腔持続陽圧呼吸（CPAP）を用いたり、口腔内装具（マウスピース）を装着したりして、睡眠中の軟部組織（主に舌）の上気道への落ち込みを予防することが行われる。扁桃肥大などでは手術適応となることもある。肥満や飲酒により増悪するため、食事・運動療法も治療の一環として大切である。

③過眠症──夜間睡眠の量的・質的障害がなくても、日中に過剰な眠気や居眠りが生じる場合がある。睡眠覚醒中枢の機能障害が原因と考えられる狭義の過眠症である（本多、2005）。思春期の発症が多いが、本人も周囲も病気と気づかず、治療開始までに時間を要することが多い。過眠症の代表が居眠り病とも呼ばれるナルコレプシーである。日中耐え難い眠気のため試験中とか商談中でも居眠りを生じ反復すること（通常10〜20分以内で、さっぱりと覚醒する特徴をもつ）、強い感情の動きをきっかけに突然カクンと筋肉の力が抜ける情動脱力発作という不思議な症状が中核症状である。金縛り（睡眠麻痺）と寝入りばなの幻覚症状（入眠時幻覚）を伴うことが多い。何者か（怪物など）が自分の近くにいる襲いかかってくるといった、強い不安を伴う鮮明な悪夢体験であり、声も出せず身動きできない。霊に取り憑かれたと信じる人もあるが、レム睡眠の

構成要素である筋緊張喪失や夢体験が，半覚醒状態の時期に生じてしまうレム睡眠の異常として説明できるものである。

　治療は，まず本人・周囲が過眠症状を「だらしない性格」「やる気の問題」と考えがちな点を改め，疾病受容を進めることからはじまる。過眠症では睡眠不足により眠気の悪化が顕著となるため，健常者以上に夜間睡眠の確保と規則正しい生活習慣の維持が大切である。計画的な短時間の昼寝習慣も有効である。それでも残存する日中の眠気に対して，精神刺激薬を用いる。なお情動脱力発作や入眠時幻覚に対してはレム睡眠阻害作用のある三環系抗うつ薬が著効を示す。

4．おわりに

　不眠不休が美徳とされ，残業や深夜までの勉強が是認される社会風潮があるが，人間が本来の能力を発揮できなくなる不利益を認識し対処すべき時代となっている。睡眠障害に伴うQOL障害は大きいこと，正しい診断治療により改善しうること，(本コラムでは触れなかったが) 様々な精神疾患の初発や再発の契機となりうること，本人・周囲が問題に気づき早期に対応をすることが大切であることを強調したい。

文　献

本多　真　2005　過眠症の病態と治療．こころの科学，119, 68-74.
内山　真　2002　睡眠障害の対応と治療ガイドライン．じほう．

第Ⅴ部 生物学の視点から②：遺伝と薬理

第13章 遺伝学

佐々木　司

　本章は，精神疾患における遺伝要因の関与とその様式，その他の基本知識を理解すること，その理解をもとに実際の臨床場面でとるべき心構えについて考えることを目的とする。遺伝様式においては，「遺伝要因の関与」と「遺伝病」の違い（メンデル遺伝と多因子遺伝の違い）の理解に特に重点を置く。

1. 精神疾患における遺伝要因の関与

1.1. 家系研究から疾患の家族性を考える

　ある病気に遺伝要因が関与しているかを知るためには，多数の患者の家族で，その病気の発病率を調べることが役立つ。図13-1は，西ヨーロッパにおける統合失調症の家族研究データをまとめたもので，統合失調症患者の家族（主に血縁者）における同疾患の発病率を示している（Gottesman, 1991）。まず明らかなことは，一般人口での発病率（約1%）と比べて患者の血縁者では統合失調症の発病率が高いことで，第一度親族（遺伝子の variation を50% 共有する血縁者で親，同胞，子どもが含まれる）における発病率は患者の親で6%（これは「患者100人の親200人を観察すると，平均12人が統合失調症を発病する（またはしている）」ということ，以下同様），同胞で9%，子どもで13% と1割前後に達する。このことは統合失調症の発病には家族性の要因が関与することを示している。またこの約1割というのは統合失調症の発病についてであり，それ以外の診断（躁うつ病やうつ病など）も含めれば統合失調症患者の親族における精神疾患の発病はさらに高い割合となる。なお患者の第一度親族における発病率と一般人口における発病率との比（λ_R）はその病気の発病における家族性の高さを示す指標としてよく用いられるが，統合失調症の場合には $\lambda_R \simeq$

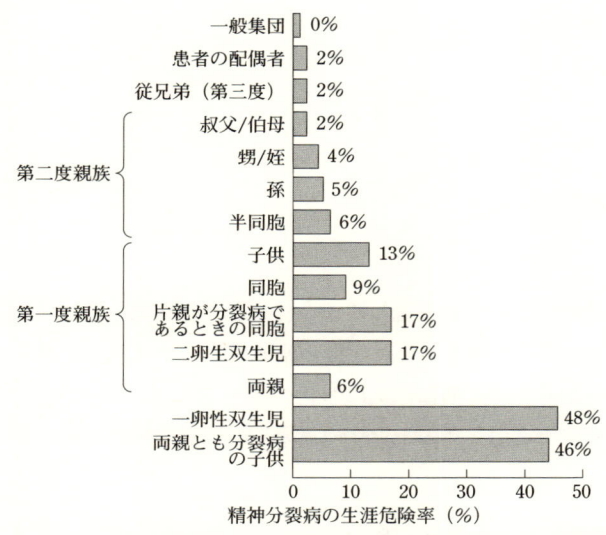

図13-1 ヨーロッパの家系研究・双生児研究（1920〜87年）による精神分裂病発病の総平均危険率（Gottesman 1991 ［邦訳1992］より）

- 一般集団: 0%
- 患者の配偶者: 2%
- 従兄弟（第三度）: 2%
- 第二度親族
  - 叔父/伯母: 2%
  - 甥/姪: 4%
  - 孫: 5%
  - 半同胞: 6%
- 第一度親族
  - 子供: 13%
  - 同胞: 9%
  - 片親が分裂病であるときの同胞: 17%
  - 二卵生双生児: 17%
  - 両親: 6%
- 一卵性双生児: 48%
- 両親とも分裂病の子供: 46%

（横軸：精神分裂病の生涯危険率 %）

約10となる。

家族性が高ければ遺伝要因が関与している可能性も高くなるが，厳密にはそれだけで遺伝要因は証明できない。なぜなら「家族性」には家族が共有する環境要因も含まれるからである。たとえば高血圧や肥満には家族性が見られるが，これは遺伝要因とともに，食事のとり方などの環境要因が関与している可能性がある。また結核などの感染症にも家族性は見られるが，生活環境の共有による感染機会の増大が影響していることは容易に想像がつく。

ではどのようにしたら，遺伝要因の関与を判断できるだろうか？ その最も一般的な方法は双生児における発病一致率を検討することである。また利用できるデータがあれば，養子とその家族における発病率を調べることでも検討が可能である。

1.2. 遺伝要因の関与は双生児データから判断される

①**疾患における発病一致率の比較** —— ある病気の発病における遺伝要因の関与を厳密に判断する最も一般的な方法は，双生児における発病一致率の検討，特

表 13-1　双生児における精神疾患の発病一致率

病名	一卵性双生児	二卵性双生児
自閉症	6割〜9割	数%
双極性障害	6割〜7割強	2割弱〜3割
統合失調症	5割弱	2割弱
パニック障害	2割〜4割	0〜15%

(Gottesman, 1991; Hettema et al., 2001; Smoller & Finn, 2003)

に一卵性双生児と二卵性双生児との比較である．すなわち，遺伝子のvariationを100％共有している一卵性双生児と50％しか共有していない二卵性双生児で，その病気に関する発病の一致率を比較し，一卵性双生児での一致率が二卵性双生児での一致率より高ければ，その違いは遺伝子の共有率の違い（100％対50％）によるものと考えられるので，その病気の発病に遺伝要因が有意に関与していると判断される．

　表13-1に代表的な精神疾患における双生児の発病一致率を示す．この中で遺伝的要因の関与が最も大きいと考えられるのは自閉症で，二卵性双生児の一致率わずか数％に対して一卵性では6〜9割と圧倒的に高い（注1）．

　自閉症に次いで一卵性双生児の発病率が高いのは双極性障害である（6〜7割強）．ただし双極性障害では二卵性双生児の一致率も比較的高いので（2割弱〜3割），遺伝要因の関与は，大きいとはいえ自閉症ほどではないのではと考えられる．　統合失調症の発病一致率は一卵性双生児と二卵性双生児でそれぞれ5割弱と2割弱（表13-1で48％と17％）であり，やはり自閉症ほどではないが，遺伝的要因の関与がかなり大きい病気である．パニック障害の発病一致率は，一卵性で21〜42％（ただし1つの研究では例外的に高く73％），二卵性で0〜15％と報告されており，5つの双生児研究のメタ解析の結果では発病における遺伝要因の関与は4割程度であった．なお単極性のうつ病は，同じ気分障害でも双極性障害に比べれば遺伝要因の関与は低いことが知られている．ちなみに双極性障害や統合失調症のように遺伝要因の関与が大きい精神疾患では，一般人口における有病率（発病率）の，時代や地域による差が比較的小さいのに対して，単極性うつ病のように遺伝要因の関与が小さい疾患ではその差の大きい傾向がある．

　統合失調症やパニック障害では遺伝要因の関与が有意であるといっても，一

卵性双生児における発病一致率は100%より大分低い値である（それぞれ5割弱と2〜4割）。このことは，遺伝子のvariationが全て同じであっても必ずしもその病気の発病には到らないこと，すなわち発病は遺伝要因のみでは決定されず，したがって環境要因も関与することを示している。ちなみに統合失調症では，通常の患者同胞における発病率が9%であるのに対して，二卵性双生児（遺伝子variationの共有率は50%で同胞と同じ）での一致率は17%と高い。これは二卵性双生児では通常の同胞よりも環境要因の共有が高いことによるものと考えられる。なお精神疾患の発病に関わる環境要因については後述する。

　②発病一致率以外の双生児データの活用——興味深いことは，診断の定義から環境要因のみで発症の有無が決まるように思える障害でも遺伝要因の関与が双生児のデータから示されることである。たとえば外傷後ストレス障害（PTSD；生命の危険をもたらすような出来事の体験が発症の必須の条件となる）に関しては，そもそも危険でスリリングな場所や状況の好悪など，危害に遭遇するリスクそのものに遺伝的な要因が関与する場合があり（行動特徴と関連すると考えられる；自然災害等，偶発的災害では認められない），また外傷後の症状出現についても中等度の遺伝性が認められることが，一卵性双生児と二卵性双生児の比較から示唆されている（Stein et al., 2002）。またPTSDの患者では脳の海馬体積の減少が観察されているが，これはPTSDの結果小さくなるのではなく，外傷への遭遇と無関係におそらく遺伝的に規定されて（ほかに母胎内環境の影響の可能性もあるが）生ずる現象であり，同じ出来事を体験した場合のPTSDの発症しやすさ（疾患感受性）に関わっている可能性の高いことが，ベトナム戦争従軍者の一卵性双生児データから示されている（Stein et al., 2002）（注2）。

　また双生児のデータからは，知能（IQ）や性格傾向においても遺伝要因が有意に関与していることが明らかにされている。これは知能指数やパーソナリティ検査における得点の被検者間の変動を一卵性双生児と二卵性双生児で比較し，遺伝要因がその変動の何%程度を説明するかを解析して得られたものである。その結果，神経症傾向や外向性といったパーソナリティのスコア（NEO Personality Inventoryなどの質問紙で測ったスコア）は変動の4〜5割程度が遺伝要因によることが示されている（Tambs et al., 1991; Jang et al., 1996）。

IQ については変動の6割以上が遺伝要因によるとの報告もある（Bouchard, 1998）（注3）。

2. 遺伝要因関与の様式を理解する

ここでは，精神疾患における遺伝様式の関与のしかた，特にメンデル遺伝と多因子遺伝との違いを知り，「遺伝要因の関与」が一般的イメージでの「遺伝病」とイコールでないことを理解してほしい。

2.1. メンデル遺伝（単一主要遺伝子による遺伝）

一般に「遺伝」というと，高校の教科書に出てくる，メンデルのえんどう豆の観察と，彼が発見した遺伝様式をまずはイメージするかもしれない。メンデルが発見したのは，観察される形質（表現型 phenotype と呼ぶ；「疾患 a」発病の有無でもよい）の中には，1つ下の世代に2分の1（50％）の確率で伝わるものと，4分の1（25％）の確率で伝わるものがあることである。前者は優性遺伝，後者は劣性遺伝と呼ばれ，いずれも観察される形質の変化（表現型）はある1つの遺伝子（単一主要遺伝子 single major gene）の variation によって生ずると考えられる（図13-2）（注4）。すなわちある遺伝子 A の元のタイプ A1 のほかに，DNA 配列の変化による A2 という variation があり，A2 をもつ場合には高い確率で表現型の変化（たとえば疾患 a の発病）が生ずる，ということである。ちなみにヒトは通常，男性の性染色体（X染色体とY染色体1本ずつ）上の遺伝子とミトコンドリア DNA 上の遺伝子（全てが母親由来）を除けば，全ての遺伝子につき母親・父親由来の1対2つずつを有するが，そのうち1つだけでも A2 の時に形質が変化（疾患発病）する場合が「優性遺伝」，2つ揃って A2 の時にはじめて形質が変化する場合が「劣性遺伝」である。なお問題となる遺伝子が性染色体上にある場合には，形質変化の現れ方は若干異なってくる。たとえば X 染色体上に問題の遺伝子があって（「X 連鎖性」と呼ぶ）かつ劣性の場合には，女性では変異のある遺伝子が2つ揃って発病に到るが，X 染色体を元々1本しかもたない男性の場合には，変異を伴う遺伝子を受け取ると，変異をカバーする正常な遺伝子がないため，高い頻度で

優性遺伝の例

(A1, A2)　　　　　(A1, A1)

(A1, A1)　　　　　(A1, A2)

劣性遺伝の例

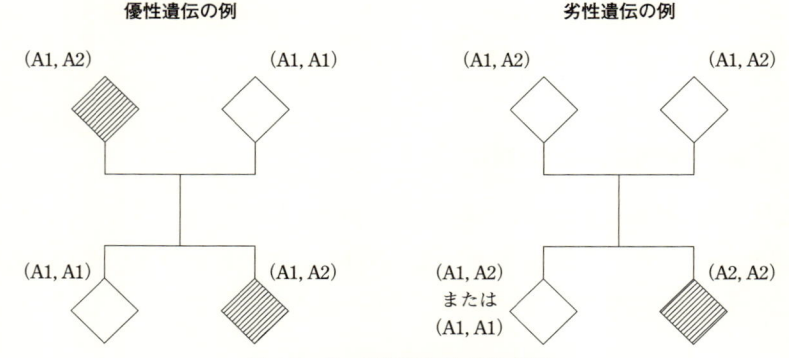

(A1, A2)　　　　　(A1, A2)

(A1, A2)　　　　　(A2, A2)
または
(A1, A1)

図 13-2　優性遺伝と劣性遺伝

遺伝子の variation（図では A2）が 1 つあれば表現型が変化する場合を優性遺伝，1 対 2 つ揃った場合にはじめて変化する場合を劣性遺伝と呼ぶ。仮に子どもの 1 人にある稀な表現型の変化が認められたとする。もし優性遺伝なら，別の子どもに表現型の変化が観察される確率は 50%* である（集団中の A2 の頻度も低いので，子どもに表現型変化が見られた場合，親のうち 1 人が 1 つの A2 をもっているという場合がほとんどと考えられるため）。劣性遺伝の場合から，両親が 1 つずつ A2 をもっていて，その両方が子どもに伝わったと考えられるので，別の子どもにも表現型の変化が認められる可能性は 0.5 × 0.5 で 25%* と考えられる（* より正確には，variation が伝わっても表現型変化が 100% に生ずるとは限らないので（浸透率 100% とは限らないので），それぞれ 50% 以下，25% 以下ということになる）。

発病する（注5）。Y 連鎖性の場合には，当然ながら男性のみで発病するが，元々 Y 染色体上に位置する遺伝子が限られているため，Y 連鎖性の疾患は少ない。また X 連鎖で優性の場合には通常の優性遺伝と同様のパターンをとる。

このような単一主要遺伝子による遺伝様式をとる疾患を，単一遺伝子疾患（またはメンデル遺伝病 Mendelian disease）と呼ぶ。単一遺伝子疾患の中でも，特に優性遺伝をとる疾患は（1 つの遺伝子変異が伝われば高率に発病するので）多発家系を形成する可能性がある。一般的イメージでのいわゆる「遺伝病」である。

精神疾患でも，脆弱 X 症候群など単一主要遺伝子の変異に起因する疾患もある。またそれ以外の多くの精神疾患でも，一部のケースはこのような単一遺伝子（メンデル遺伝様式による発病）で発病するが，その割合は小さいと考え

られる（注6）。例えば統合失調症や自閉症などの重篤な精神疾患の場合，罹患者が子孫を残す確率は一般集団よりはるかに低いので，もし優性遺伝による単一遺伝子病がこれらの疾患の大きな部分を占めていれば，世代とともに有病率（発病率）は減少するはずであるが，そのようなことは観察されていない。したがって，少なくとも優性遺伝の単一遺伝子病がこれらの精神疾患罹患者のうち多数を占める可能性は低い（注7）。

2.2. 多因子遺伝

精神疾患罹患者の多くでは，単一遺伝子とは全く異なる形で遺伝要因が関与していると考えられる。それが多因子遺伝 polygenic（または oligogenic）multifactorial である（注8）。ちなみに高血圧，糖尿病などほとんどの身体疾患でも，多くのケースはこの様式で遺伝要因が関与していると考えられている。また病気の発病のみでなく，性格，知能など，心理学や精神医学で扱う指標の多くは多因子遺伝によって決定されると考えられる。

多因子遺伝では，観察される形質（病気になるか否か，あるいは知能の高い低い等）は，1つの遺伝子の変化で決まるのではなく，複数の遺伝子の variation の組み合わせに（多くの場合）諸々の環境要因の影響が重なって変化する。ちなみにヒトのゲノム上には全部で2万以上の遺伝子があることを考えれば，観察される形質の変化に複数の遺伝子が関与する場合の多いことは想像しやすい。特に知能や性格など連続量で表される形質では，1つの要因の variation のみで決定されることは想定しにくく，複数の遺伝子を含む多数の要因の組み合わせで変化すると考える方が自然である（図13-3）。

2.3. 疾患感受性と環境要因

①精神疾患における疾患感受性——知能や性格などの連続的指標と異なり，「病気になるか否か」に関しては，多因子遺伝で決定されるのは「発病そのもの」というよりは，疾患感受性，すなわち「その病気への罹りやすさ」と考えた方がよい。図13-4で示すように，疾患感受性は知能や性格などと同様，複数の遺伝子を含む多数の要因の組み合わせによって連続的に変化し，それがある高さ（閾値）を超えると発病の確率が高くなると考える。疾患感受性の実態は病

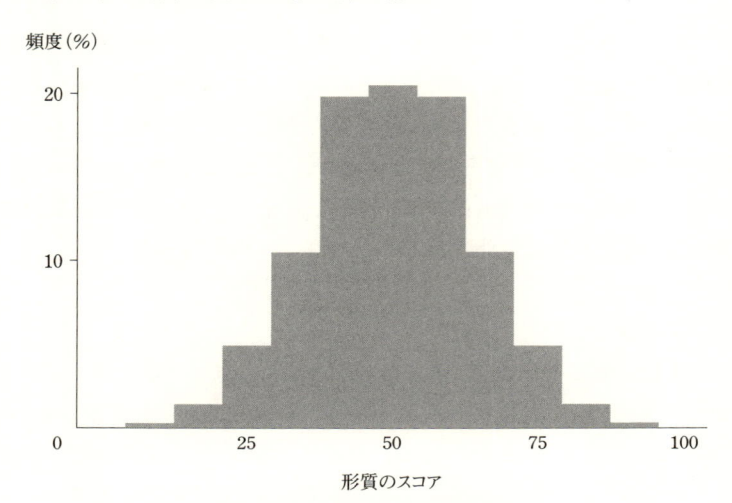

図 13-3 形質のスコアと頻度

連続量で表されるある形質が，N個（この図では12個）の遺伝子の相加作用で決定されると仮定した場合の，スコアの分布（ただし，どの遺伝子も加算効果が 100／N 点と 0 点の 2 つの遺伝子型をもつものとする）。N が大きくなると，スコアの分布は正規分布に近づく。

気の種類によって様々である。たとえば感染症の場合には，その病原体のキャッチしやすさ，排除しにくさ，その後の身体の諸々の反応といった免疫機能の特徴が疾患感受性の実態であると想像がつく。精神疾患の場合には，気分，リズム，思考，行動パターン，情報やストレス処理機能など諸々の精神機能を支えている基盤，すなわち脳の構造や機能の質・特徴が疾患感受性の実態として考えられる。したがって疾患感受性に関わる遺伝子（および環境要因）も，胎生期からの脳の成長・発達と維持に関わるものが中心になると考えられる。

　②**生物学的環境要因と心理社会的環境要因**── ちなみに多くの場合，疾患への「感受性」を実際の発病につなげるのは環境要因（正確には環境要因の脳への働きかけ）である。これには，発病の直接的な引き金となる要因（実際の症例では特定できないことが多いが）と，遺伝要因と重なって疾患感受性に関わる要因が含まれる。

　なお注意してほしいのは，環境要因を，「すなわち心理社会的要因」と考えてはいけないことである。環境要因には，特定できない偶然的要素も含めて

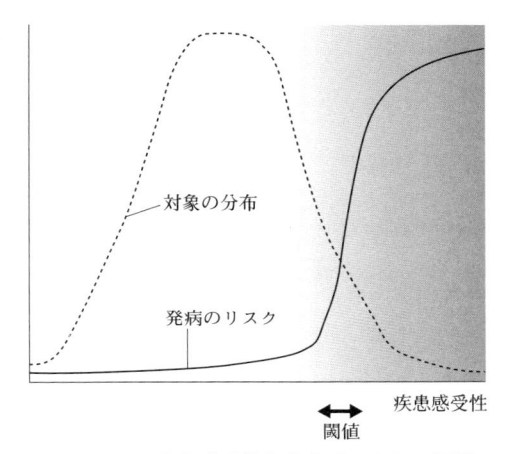

図 13-4 疾患感受性と発病リスクとの関係
疾患感受性は，複数の遺伝子を含む多数の要因で規定され，連続量をとるものとする。

様々な要因が含まれており，心理社会的要因はその一部にしかすぎない。実際に多くの精神障害で重要な環境要因として認められているのは，胎生期や周産期といった中枢神経発達の初期の生物学的（あるいは物理・化学的）要因である（佐々木・岡崎，2002）。たとえば統合失調症では，これらの影響のために出生季節に有意な偏り（冬季出生の増大）のあることが広く知られている。また原因・結果のどちらかは特定できないが，統合失調症では周産期障害の既往の多いことも知られている。一方，心理社会的要因については，精神疾患のリスクファクターとして実証的に示唆されているのは，思春期以前における親との死別など，ごく僅かである。これは研究方法の難しさも影響していると思われるが，心理社会的要因と思われるものの中に，実は遺伝要因に強く規定されて出現している現象があることも影響している。心理社会的要因が発病や経過と関連する例がたくさんあることは臨床的によく経験されていることだが，それらの「因果」関係や個々のケースでの判断は慎重な検討が必要である。これらの点については第4節「遺伝学の知識を臨床に役立てる」で再度説明する。

④**複雑疾患と疾患の異種性について**――上述したように精神疾患の多くは，多因子遺伝（multifactorial polygenic または oligogenic）による発病の例に，単一主要遺伝子（single major gene）による発病の例が少数混ざって構成される

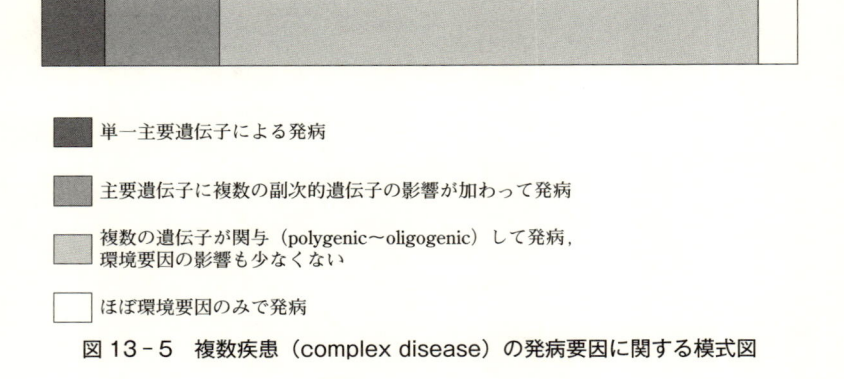

■ 単一主要遺伝子による発病

■ 主要遺伝子に複数の副次的遺伝子の影響が加わって発病

■ 複数の遺伝子が関与（polygenic〜oligogenic）して発病，環境要因の影響も少なくない

□ ほぼ環境要因のみで発病

図13-5 複数疾患（complex disease）の発病要因に関する模式図

と考えられる。また実際には，この中間のパターン（主要遺伝子と，影響力の弱い複数の遺伝子が合わさって発病に関与する例）もあり，ごく一部には，ほとんど環境要因のみが原因で発病する例も混ざっていると考えられる（この場合の環境要因とは，事故や周産期障害などによる中枢神経系の損傷や障害等が主である）。図13-5はこれを模式化したものである。このように，多因子疾患を中心に単一遺伝子疾患や環境因による発病例も含んで構成される疾患を，一般に「複雑疾患 complex disease」と呼ぶ。ちなみに稀な遺伝性疾患を除けば，精神疾患に限らず病気の多くは複雑疾患であると考えられている。

　先に述べたように，精神疾患の疾患感受性を規定する遺伝子は，胎生期からの脳の成長・発達と維持に関わるものが中心と考えられる。ヒトの遺伝子が全部で2万以上もあることから想像できると思うが，このような遺伝子は実際にはきわめて多数あり，そのため1つの精神疾患の発病に関与する遺伝子もかなりの数に及ぶ可能性がある。ただしある疾患への感受性が高まるのにそれらの遺伝子全てに問題となる変化が生じる必要はないであろうから，個々の事例（家系）ではその一部の組み合わせに変化がみられると考える。そのような組み合わせには複数のパターンが有り得るし，また含まれる遺伝子の数も遺伝子変化の重さの違いにより，少数（1つを含む）から多数まで様々な可能性が考えられる。したがって，同じ診断名の精神疾患であっても，その中には関与する遺伝子の種類やパターンが異なる亜型が含まれる可能性が高い。これを疾患の「異種性」と呼び，がんや神経疾患（脊髄小脳変性症など）の一部では，具

体的な遺伝子の同定により実証されている。

なお精神疾患の診断は基本的に，行動や主観的体験の観察をもとに，症状や経過の類似した事例を一まとめにして病名を与えるという方法をとっている。病的行動変化や主観的体験の基盤となる病態が解明されておらず，ほかに良い診断法がないためであるが，このことが疾患の「異種性」をさらに強めている可能性は高い。

3. 遺伝子探索の実際

双生児研究などによる遺伝要因の関与の証拠を受けて，精神疾患でも実際にどのような遺伝子が発病に関わるかの探索が1990年代以後進められている。ここでは，疾患の遺伝子探索方法の基本的方法と，精神疾患における遺伝子同定の現状について簡単に説明する。

3.1. 連鎖解析と関連解析

疾患の感受性に関わる遺伝子を見つける基本的な方法は，患者とその家族，あるいは一般集団内の非罹患者を多数リクルートしてそのDNAを集め，遺伝子のvariationと疾患との関係を解析することである。そこで有望と判断された遺伝子については，その遺伝子を改変した動物（基本的にマウスで，遺伝子を除いたり（ノックアウトマウス），問題となるvariationを組み込んだりする）を作成，諸々の症状や臓器の変化（精神疾患の場合には心理実験等における行動変化や脳の変化）を観察する。また細胞を用いた実験なども併せ行い，その遺伝子の機能とvariationのもたらす疾患感受性への効果を検討する。

患者・家族，非罹患者のDNAを用いて，遺伝子のvariationと発病との関わりを解析する方法は，連鎖解析と関連解析に分けられる。連鎖解析はヒトの全染色体上の大体どのあたりに問題の遺伝子が位置しているかの見当をつける作業，関連解析は個々の遺伝子のvariationについて直接，発病との関連性があるかどうかを検討する作業である。

①連鎖解析——連鎖解析は，複数の罹患者のいる家系を多数集めて解析する。もし大きな多発家系が見つかれば，それ単独で，あるいは比較的少数の家系を

集めて解析することが可能で，これまでに身体疾患を中心に見つかっている様々な単一主要遺伝子の多くは，この方法で発見されている。精神医学に関わりの深いものとしては，若年発症の家系性アルツハイマー病の一部で発病の原因となっている *APP* 遺伝子やプレセニリン遺伝子の変異もその例の1つである（3.2③で説明）。ただし大規模な多発家系の発見は限られているので，多くの場合は，複数の同胞での発症例を多数集めて解析が行われる（罹患同胞対法 affected sibpair（ASD）と呼ぶ）。この場合には最低でも数十家系の解析が必要で，最近では千以上の家系を集めて解析する大規模研究が主流となっている。これは，罹患同胞対の解析では大家系の解析に比べて統計学的検出力が低いこと，また複数の家系を集めるために解析サンプルの疾患異種性が高まることを代償する必要があるためである。

②**関連解析**——関連解析では個々の遺伝子 variation と発病との関連を直接統計解析するもので，罹患者とその両親，または患者と非罹患者（患者と血縁のないものに限る）を比較する。前者は Transmission Disequilibrium Test（TDT），後者は症例—対照研究 case-control study と呼ばれる。関連解析の場合，対象とする罹患者は孤発例でかまわないので，連鎖解析よりも対象のリクルートが容易である。ただし多因子遺伝における疾患感受性遺伝子を探索するため発病への効果の比較的小さい遺伝子 variation を検出する必要があること，また疾患異種性の問題から，解析に必要とされるサンプル規模は大きい（罹患同胞対法と同様）。実際に関連解析における対象規模は年々大きくなっており，1990年代前半は100前後であったものが，2000年ごろには数百となり，最近では数千の規模での解析も行われている。

なお2万以上あるヒトの遺伝子を全て一度に解析することは，技術的に不可能であったため，以前はある程度遺伝子の候補を絞って行われていた。候補の絞込みには主に2つの条件があり，一つは連鎖解析で候補領域とされた染色体領域に位置すること，もう一つは遺伝子の機能から考えてその疾患との関連の可能性が高いと考えられることである（精神疾患の場合には，脳の発達や機能への関与，抗うつ薬や抗精神病薬など治療薬の作用機序との関連などが注目されてきた）。

しかし現在ではDNA解析技術の進歩により，短時間で一度に数十万個の遺

伝子 variation（この場合は DNA の一塩基の変化による多型，一塩基置換多型 single nucledotide polymorphism（SNP）に限られるが）を解析する方法が実用化され（SNP チップ），すでに多くの関連研究で利用されている。この方法の出現により，現在ではきわめて大規模なサンプルを対象にゲノム上の全ての遺伝子について複数の variation（SNP）を一度に調べる全ゲノム関連解析 whole-genome association study（GWAS）が研究の主流となっている。また同様のチップを使用することにより，以前は検出が難しかった染色体のごく微小な欠損や重複が全ゲノムレベルで検出できるようになり，そのような部位がヒトのゲノム上にはたくさんあること，自閉症や統合失調症など精神疾患の発病に関わっている可能性のあることが，示唆されている。なお DNA 解析技術は驚くべき速さで進歩しており，数年のうちには，全対象でゲノムの全配列をくまなく調べる方法が実用化され主流になるものと予想されている。

3.2. 精神疾患の遺伝子探索の実際

身体疾患でも精神疾患でも複雑疾患においては，疾患全体としては遺伝要因が大きく関与していても，その主要部分をなす多因子遺伝の例では個々の遺伝子 variation の発病に果たす役割が比較的小さいこと，また疾患異種性の高さの問題もあり，これまで同定された遺伝子は限られている。特に精神疾患においては，多因子遺伝に関わる遺伝子として明確に同定されたものは今のところきわめて少なく，同定のためには今後さらに大規模な研究を進めていく必要がある。

現在まで精神疾患の感受性遺伝子としてはっきり確認されているものは，アルツハイマー型の認知症における *apo-E* 遺伝子を除けば，ほとんどが単一主要遺伝子として作用するものである。そのうちいくつかの例を説明する。

①脆弱 X 症候群と表現促進現象 —— 脆弱 X 症候群は，先天性発達障害の中ではダウン症に次いで頻度の高い疾患である。精神遅滞のほか，自閉症に類似した症状を伴うことがあるとされている。X 染色体上の *FMR1* 遺伝子（ごくまれにその近くにある *FMR2* 遺伝子）の変異が原因で起こる。この変異の内容は，遺伝子上で DNA 三塩基（CCG）の繰り返しが続いている部位（「三塩基繰り返し配列」）において，繰り返し数が異常に増えることである。*FMR1* での繰

り返し数は健常者では6〜50回程度だが，明らかな罹患者では200回以上に伸びている（中間レベルの伸長では明らかな発病とならず保因者となる）。また同じ家系内でも下の世代にゆくほど伸長が著しくなり，発病，重症化をもたらすことが知られている。このように世代とともに病気が重症化（あるいは発症が若年化）する現象を「表現促進現象 genetic anticipation」と呼ぶ。

この表現促進現象は脆弱X症候群の他にも，様々な神経疾患，家系性の精神疾患で臨床的に観察されており，またハンチントン舞踏病などの中枢神経系疾患では脆弱X症候群と同様，疾患感受性遺伝子における三塩基繰り返し配列の異常伸長が原因であることが明らかにされている。なお，脆弱X症候群では問題の遺伝子が母親から伝わる場合にのみ三塩基繰り返しの伸長が起こり（臨床的には，母親が保因者の時にのみ子どもでの発病が起こり），ハンチントン舞踏病では逆に父親から伝わる場合に異常伸長が起こる。

② Prader-Willi 症候群と Angelman 症候群 —— 両症候群はともに15番染色体長腕の中心部よりの部分が欠損して起こる発達障害である。ともに精神遅滞を伴うが，身体特徴などに違いがあり，異なる症候群として区別される。また，特に Angelman 症候群では自閉症様の症状が出現することがあり，自閉症の遺伝子研究の手がかりとしても注目されている。同じ染色体部位の折損でも，欠損を伴う染色体が父親由来の時には Prader-Willi 症候群，母親由来の時には Angelman 症候群となる。これは同部位に，父親由来の染色体上の遺伝子のみが発現する部分と母親由来の染色体の遺伝子のみが発現する部分とが隣り合って位置するためである（図13-6）。

③アルツハイマー病の遺伝子 —— アルツハイマー病に関連する遺伝子としては，アミロイド前駆体蛋白（*amyloid precursor protein: APP*）遺伝子，プレセニリン1（*PS1*）およびプレセニンリン2（*PS2*）遺伝子，アポリポプロテインE（*apoE*）が知られている。このうち *APP, PS1, PS2* は，早期発症の家族性アルツハイマー病（FAD）の解析で発見されたもので，早期発症FADの一部で単一主要遺伝子として作用することが認められている。なお APP は脳の老人斑の主成分の元となるタンパク質で，その変異によって蓄積しやすいタンパク質が増加して早期のアルツハイマー病を引き起こす。この遺伝子が位置する21番染色体の重複でおこるダウン症では，アルツハイマー病が起こりやす

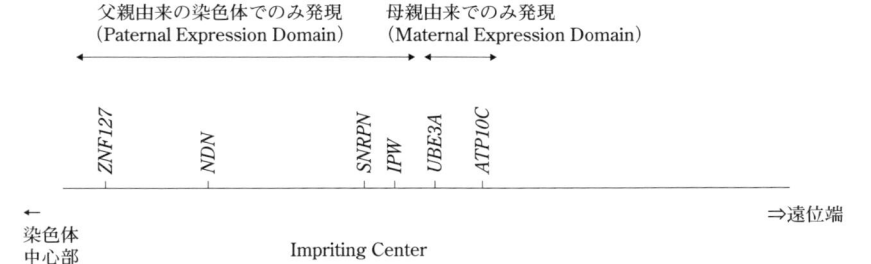

```
父親由来の染色体でのみ発現    母親由来でのみ発現
（Paternal Expression Domain） （Maternal Expression Domain）
←――――――――――――――→ ←―――――→

    ZNF127    NDN      SNRPN IPW UBE3A ATP10C
─────┼────────┼─────────┼───┼──┼────┼──────────
←                                            ⇒遠位端
染色体
中心部              Impriting Center
```

図13-6 欠損する染色体が父親由来か母親由来かで病型の異なる15番染色体領域の模式図

Prader-Willi症候群，Angelman症候群で欠損が見られる15番染色体長腕部位には，父親由来の染色体のみが発現する部位と母親由来の染色体でのみ発現する部位が隣り合って存在する。アルファベットは各部位に位置する遺伝子。

いことが知られている。

　一方 *apoE* 遺伝子は，家族性のものに限らずアルツハイマー病のリスク要因として関与する様々な遺伝子の1つである（ただし *apoE* 遺伝子以外の遺伝子は，今のところ未知のまま）。*apoE* には ε2, ε3, ε4 の3つの variation があり，このうち ε4 が2つ揃った場合にはアルツハイマー病のリスクがきわめて高くなることが知られている。

　④**統合失調症の遺伝子**──連鎖研究の結果をもとに行ったいくつかの大規模な関連研究から，複数の遺伝子が統合失調症の疾患感受性遺伝子の候補として注目されてきた。しかし，これまでに行われた研究の大部分で支持された遺伝子はきわめて少ない。唯一の例外は6番染色体短腕の *dysbindin* 遺伝子（*DTN-BP1* 遺伝子とも呼ぶ）で，ほとんどの研究で統合失調症との関連が示唆されている。ただし，発病のリスクとなる variation が遺伝子上のどこにあるかについては，残念ながら一致した結果が得られず，最終的結論はペンディングのままである。今後，大規模な全ゲノム関連解析で解明の進むことを期待したい。

　例外的大家系の連鎖研究からは，1つの遺伝子が精神病の感受性遺伝子として同定されている。これは1番染色体上の *DISC1* 遺伝子で，統合失調症やうつ病などの精神疾患が多発するスコットランドの大家系の解析で同定された（図13-7）。ただしこの大家系以外では，*DISC1* 遺伝子の統合失調症発病への関与を統計学的に支持する十分な証拠は得られていない。

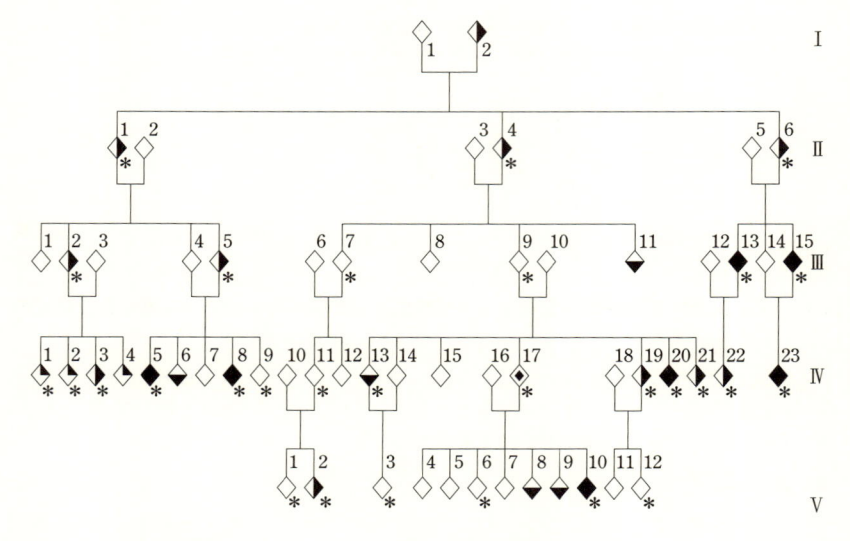

図13-7 精神疾患の多発が認められた大家系の例

- ◆ 統合失調症
- ◇ 双極性障害
- ◊ 大うつ病（反復性）
- ◐ 青年期の行為障害
- ◐ アルコール症，その他
- ＊ t(1;11)転座のキャリアー

統合失調症や双極性障害などの多発が認められたスコットランドの大家系の家系図（部分，Blackwood et al., 2001）。この家系では，1番染色体と11番染色体の転座（染色体の一部が切れて，別の染色体部分につながった状態のこと）と，発病とがリンクしていて，*DISC1* という候補遺伝子の発見につながった。多発家系が見つかる条件の1つは，家系の規模そのものが，このように大きいことである。この例や，家族性アルツハイマー病における *PS1*，*PS2* のように，多発家系の検討を通じて，原因となる遺伝子の同定につながることがある。

4. 遺伝学の知識を臨床に役立てる

最後に，ここまで説明してきたことがらや今後の研究で明らかにされる知見を，実際の臨床場面でどのように活用できるかについて述べる。

4.1.「ほかに病気の人はいない」家系の場合

多くの精神疾患の発病に遺伝要因が関与することを説明してきたが，実際に目の前の当事者やご家族に病気の家族歴をたずねると，「親にもきょうだいにも（精神障害の人は）一人もいません」という返事が返ってくることが多い。

特に統合失調症などの重篤な精神疾患の場合には,「うちには他に誰もいないのに」としきりに訴える親御さんも少なくない。実際にこのような例で,遺伝要因についてはどう考えたらよいのだろう？

まず考えておく必要があるのは,精神疾患における stigma の問題である。家族の生活様式や文化,あるいは地域によっては,当事者や家族が強い stigma に苦しむことがあり,特に「遺伝病」についてはきわめて敏感である。したがって,当事者本人・家族が家族内の発症についてありのままの情報を伝えてくれない可能性も想定しておく必要がある。また,家族内,親戚内に正確な情報が伝わっていない場合もあるし,病気であるかどうかの認識が不十分な場合もある。実際の頻度としては孤発例が多いとはいえ,家系内にほかにも罹患者のいる可能性は,情報の有無にかかわらず頭の片隅に置いておく必要がある。

さて当事者・家族から家系内で他に罹患者がいないと伝えられ,かつその情報が正確な場合でも（本当に孤発例であっても）,遺伝要因の関与が否定できないことは本章で説明したとおりである。すなわち精神疾患では多くの場合,「多因子遺伝」の形で多かれ少なかれ遺伝要因が関与しているからである。では,多因子遺伝での遺伝要因関与は否定できないとして,メンデル遺伝（単一主要遺伝子による遺伝）についてはどうだろうか？「孤発例だからその可能性はないか」,というと実はそうではない。メンデル遺伝の場合,罹患者と全遺伝子の variation の 50% を共有している第一度親族（親,子ども,同胞）における発病率は,優性遺伝,劣性遺伝でそれぞれ 50% と 25%（原因遺伝子をもっていても発病しない場合があるので,実際にはそれ未満）である。したがって,現代の日本のように少子化が進んだ社会では,たとえ単一主要遺伝子による疾患であっても家族内の発病が 1 例だけということも少なくない,すなわち「孤発例」であってもメンデル遺伝の可能性は必ずしも否定できない,ということになる（注 10）。

4.2. 疾患感受性の形成とその評価

①**病前性格・行動特徴**――メンデル遺伝で遺伝子の働きが発病にかなり決定的な役割を果たす場合は別にして,多くの場合,病気における遺伝要因の具体的役割は,その病気にかかりやすい体質（「疾患感受性」）の形成にあることは先

に述べた。もしも疾患感受性そのものが観察できれば，予防などを考える上で都合がよいが，自閉症のように乳児期にはすでに発病が決まっているような疾患はもちろんのこと，それ以外の疾患でも各個人での評価は容易ではない。

疾患感受性の指標として良く論じられるものの1つは病前性格であるが，特定の病気と1対1で対応するような性格を同定することは難しいようである。ただし，NEO-PIなどで計測される神経症傾向neuroticismは，うつ病や様々な不安障害への脆弱性と関連していることが多くの研究で観察されている。外向性extraversionの低さも同様の関連が知られている。また統合失調症の一部の患者では子どもの頃から，他の子どもと交われない等コミュニケーション上の問題，情緒の不安定，不器用さなどの問題が観察されることが知られている（佐々木ら，2002）。性格や行動特徴は，PTSDのような外的要因が発病の重要な要件となる疾患においても影響を与える。PTSDの場合には，外傷体験後の発症の有無に影響するとともに，そのような外傷体験に遭遇しやすい行動パターンをとるか否かにも影響する可能性がある。

このように全体としては，これらの性格や行動の特徴は，疾患感受性の指標のひとつとして考えてよいかもしれない。ただし，それが疾患感受性をどの程度の割合で説明するかの評価は難しく，個々のケースにおける扱いは簡単ではない。

②**環境要因の影響**──疾患感受性の形成には，実際には遺伝要因ばかりでなく，脳の成長・発達・維持に関わる諸々の環境要因が影響する。また環境要因は，心理社会的要因と生物学的要因に分けられ，母胎内環境を代表とする生物学的環境要因が疾患感受性に大きな影響を与えている可能性が高い。ちなみに母胎内環境は，胎盤からの血流を通じた栄養・酸素，感染・免疫，アルコールやニコチン，薬物を含む化学物質等が大いに関与する。では心理社会的要因の影響についてはどうだろうか。この点について次に若干述べたい。

4.3. 個々の例における「環境要因」の評価

①**心理社会的要因と病気との因果関係**──精神疾患の個々ケースでは，心理社会的要因が発病や経過に大きく影響しているように思われることは少なくない。例えばうつ病やパニック障害の発病では，仕事等止むを得ない事情から余儀な

くされた過労と睡眠不足が引き金となることがしばしば見られる。また統合失調症やうつ病の患者で，同窓会に出席する度に，あるいは失恋の度に悪化する人など，特定の心理社会的要因が明らかに経過に影響することもある。このようにもともと疾患感受性の高い人，ストレスへの脆弱性の高い人では，心理社会的要因が発病や経過に大きく影響する場合の多いことは，臨床的に良く知られている。しかし個々のケースでの影響は，慎重に判断する必要がある。

たとえば，「仕事による過労が引き金でうつになった」ケースの中には，潜在的な双極性障害で，自ら hyperactive となって頑張りすぎて，その反動でうつ状態を招いた，という場合も少なからず含まれる。あるいは，「強い作業負荷や心理的負荷の後にうつが悪化した」ケースの中には，うつの始まりで判断力や作業能率が低下していて，あるいはうつの始まりで焦燥感が強まっていて（焦燥感は，完全に落ちてからよりも落ち始めに出やすいことはよく知られている），それまでと同じレベルの作業負荷・対人ストレスをより強いストレスと本人が感じたという場合もある。このように「心理社会的要因」と病気との因果関係は単純ではなく，特に個々のケースでの判定は難しいものである。

②「養育問題」の評価は慎重に ── 子どもが病気になった場合，親は多かれ少なかれ「自分の育て方が悪かったせいでは？」と悩むものである。新しいケースを担当する際，心理士や医師は，家族の状況や本人の成長の様子を熱心にきくものであるが，それがこの悩みを助長するようなものとならないように心がける必要があるだろう。親の養育態度が普通より変わっていて，それと病気との因果関係に治療者が興味を抱くような例では，親が元からそれを気にしている場合もあり，治療者の質問でより敏感になる可能性もあるので特に注意が必要である。

仮に治療者が治療の経過において，親の養育態度が発病や経過に明らかに影響を及ぼしていると「確信した」場合でも，もしかしたらそれが間違いである可能性を念頭におかないと，悲惨な結果もありうる。たとえば自閉症という病気は，発病が遺伝要因によって大きく影響されることはすでに説明したとおりである。これは双生児における発病一致率の研究ではじめて明らかにされたが，それ以前の数十年間は，当時のアメリカの精神医学に力動精神医学で全てを説明しようという偏った風潮があったことも重なって，「母親の養育態度が自閉

症の原因」と信じられていた。これはいまにして思えば驚くべきことだが，当時はそれが真面目に信じられ，原因論のみでなく治療においても親の責任がまことしやかに問われていた。親の精神的苦痛はいかばかりであったろうか。これと同じことを繰り返すことのないよう，我々は十分に注意する必要がある。自閉症の場合には可能な限り，「育て方が原因」で子どもの病気が起こったわけではないことを，親に知らせることが大切である。

ちなみに自閉症の子どもの親には，アスペルガー障害など自閉症スペクトラム障害，あるいはそれにつながる性格傾向をもち，対人コミュニケーションに独特の癖のある人も少なくない。これは，子どもの自閉症に関連する遺伝子変化の一部を親も共有することに起因する可能性があるわけだが，もし遺伝要因に関する知識をもっていなければ，「この親の対人コミュニケーション問題の養育への影響が発病に繋がったのだろう」と考える治療者がいても実はおかしくない。同様のことは他の精神疾患についても起こりうる。自閉症と違って遺伝要因の関与がさほど明確に示されていない疾患では，特に要注意である。

④「遺伝要因」の意味を正確に伝える──「養育における責任」と同じように当事者の親，あるいは当事者本人が心配することは，その病気が当事者の子どもや同胞，あるいは同胞の子どもに出現しないか，という点である。これは結婚などの話が絡んでくれば，より大きな心配の種となる。実際に，個々の当事者の家族における，その病気の発病危険率がどの程度であるかは，4.①で説明したように断定的に評価することは難しい。しかし，多くの精神疾患の場合，家族に多発するような「遺伝病」である可能性は一般的に高くないことは説明可能である。たとえば自閉症の場合，罹患者の同胞における発病率は平均数％程度にしかすぎない。同胞の子どもにおける発病率の平均はさらに低くなる。自閉症当事者の親にとっては，子ども（当事者の同胞）の結婚はしばしば深刻な問題であり，きちんとした情報を提供することの利益は計り知れない。「遺伝要因」が関与していることと「遺伝病」であることは全く意味が異なることをきちんと説明することはきわめて重要である。

ただし安請け合いをしてはいけない。複雑疾患の中には単一主要遺伝子による病気も一部に含まれており，家族内で多発する可能性が全くないとはいえない。実際に家族内に複数の罹患者がいる場合には，単一主要遺伝子が関与して

いる可能性はなおさら否定できない（多因子疾患で偶然に発病が重なった可能性もあるとはいえ）。また，罹患者同士が結婚した場合に，子どもにどの程度の発病リスクが生ずるかを伝えることが必要な場合もある。図13-1で示したように，両親が統合失調症の場合に子どもが統合失調症を発病するリスクは平均で5割近くに達する。それ以外の精神疾患を含めればさらに高率となる。

説明を聞き理解した上で実際にどのように考えるか，どのような判断を下すかは，あくまでも当事者や家族の問題である。しかし，きちんとしたデータに基づいて，これまでの研究で明らかにされていることを知らせること，そのようなデータが存在することを知らせて必要なら専門家に紹介することは，臨床家にとってきわめて大切な仕事と考えられる。

残念なことは，たとえ本人が希望をした場合でも，現状では個々の当事者・家族の抱える個別の要因についてまで具体的に説明できないことである。これは，遺伝子研究が進歩して，疾患感受性と関連するきわめて多数の遺伝子variationが解明されることによって初めて可能になることである。そうなれば，主観的症状と行動観察の組み合わせに頼った診断システムも大きく変化し，診断分類が現在とはガラリと変わったものとなる可能性もある。またそれに伴って，リスクとなる環境要因も段々と具体化され，精神医学にとっての悲願である発病予防も本格化できる可能性がある。今後の研究の発展に注目したい。

(注1) 二卵性双生児における一致率を0％と観察した研究も複数あるが，患者同胞での発病率（数％）より低くないはずで，それと同程度の数％と考えられる。ちなみに一般人口における自閉症の発病率は約0.2％で，それと比較すると患者同胞における病率リスクは数十倍に達する。なお，ここで数字を示したのは，カナー型の古典的な小児自閉症についてであり，診断を自閉症「スペクトラム障害」として広くとれば，また異なってくる。

(注2) 一卵性双生児で，一方がベトナム戦争で外傷体験に曝露され，他方は従軍しなかったペアを対象にMRIで脳の海馬体積を測定したところ，海馬体積はPTSD症状の重さと負の相関を示した。注目すべき点は，従軍しなかった双生児の海馬体積も，外傷体験に曝露された双生児PTSD症状と有意な相関を示したことである。また曝露された双生児が重症のPTSD症状を示したペアは，PTSDを発症しなかった双生児ペアに比べ，従軍しなかった双生児も含めて，海馬体積が有意に小さか

った（Gilbertson et al., 2002）。
（注3）母胎内環境を出生後の環境と分けたモデルを用いて，5割程度と試算されるとの報告もある。
（注4）通常1つの遺伝子には非常に多くのvariation箇所があり，多型polymorphismまたは変異mutation（変化したタイプの頻度が1%未満の場合）と呼ばれる。また，各多型（または変異）における1つ1つのタイプ（上記ではA1, A2）を対立遺伝子alleleと呼ぶ。
（注5）通常，女性の2本のX染色体上の遺伝子のうち一方は不活化されて遺伝子は発現されない。その際，2つのうちどちらが不活化されるかは通常は細胞ごとにランダムにおこる。この不活化に偏りがあって正常な遺伝子ばかりが不活化される場合には，劣性の病気で，かつ女性が変異遺伝子を1つしか持っていない例でも，重篤な症状が出現することがある。
（注6）精神障害でも大規模な多発家系はみられるが（図13-7），割合としてはごく一部である。
（注7）劣性遺伝の場合には，血縁結婚などの例外を除いては大きな多発家系とはなりにくい。したがって孤発例の中に埋もれている可能性もあり，今後の研究の発展によってそのようなケースが明らかにされるかもしれない。
（注8）関与する遺伝子が1つではないが，数個程度の少数の場合にはoligogenic少数遺伝子遺伝と呼ばれる（Strachan & Read, 2004）。
（注9）21番染色体が重複して3本（trisomy）となることで起こる。高齢出産でのリスクが高い。
（注10）もちろん，少し離れた血縁者まで丹念に情報を集めれば家系内発症の例を見つけることはできるかもしれないが，あまり（血縁）距離が離れると異なる祖先から伝わった病気（遺伝子レベルでは異なる病気）の可能性も出てくるので，結局結論が得にくくなる。

文　献

Blackwood, D. H. R., Fordyce, A., Walker M. T., St. Clair, D. M., Porteous, D. J., & Muir, W. J, 2001 Schizophrenia and affective disorders: Cosegregation with a translocation at chromosome 1q42 that directly disrupts brain-expressed genes: clinical and P300 Findings in families. *Am J Hum Genet*, 69, 428-433.

Bouchard, T. J., Jr. 1998 Genetic and environmental influences on adult intelligence and special mental abilities. *Hum Biol.*, 70, 257-279.

Gilbertson, M. W., Shenton, M. E., Ciszewski, A., Kasai, K., Lasko, N. B., Orr, S. P., &

Pitman, R. K. 2002 Smaller hippocampal volume predicts pathologic vulnerability to psychological trauma. *Nat Neurosci.*, 5, 1242-1247.

Gottesman, I. I. 1991 Schizophrenia Genesis: The Origin of Madness. Freeman. (内沼幸雄・南光進一郎（監訳）1992 分裂病の起源．日本評論社．)

Hettema, J. M., Neale, M. C., & Kendler, K. S. 2001 A review and meta-analysis of the genetic epidemiology of anxiety disorders. *American Journal of Psychiatry*, 158, 1568-1578.

Jang, K. L., Livesley, W. J., & Vernon, P. A. 1996 Heritability of the big five personality dimensions and their facets: A twin study. *J Pers.*, 64, 577-591.

佐々木司・原田誠一・岡崎祐士 2002 通知票による病前行動特徴と成績に関する研究．小椋 力（編），精神障害の予防をめぐる最近の進歩（pp. 42-45）．星和書店．

佐々木司・岡崎祐士 2002 分裂病成因の多様性と疾患過程のダイナミズム．新世紀の精神科治療 1（pp. 17-29）．中山書店．

Smoller, J. W., & Finn, C. T. 2003 Family, twin, and adoption studies of bipolar disorder. *American Journal of Med Genet C*, 123, 48-58.

Stein, M. B., Jang, K.L., Taylor, S., Vernon, P.A., & Livesley, W. J. 2002 Genetic and environmental influences on trauma exposure and posttraumatic stress disorder symptoms: A twin study. *American Journal Psychiatry*, 159 (10), 1675-81.

Strachan, T., & Read, A. P. 2004 *Human Molecular Genetics*, 3rd ed. Garland Science.（村松正實・笹月健彦・木南 凌・辻 省次（監訳），ヒトの分子遺伝学 第3版．メディカル・サイエンス・インターナショナル．）

Tambs, K., Sundet, J. M., Eaves, L., Solaas, M. H., & Berg, K. 1991 Pedigree analysis of Eysenck Personality Questionnaire（EPQ）scores in monozygotic（MZ）twin families. *Behav Genet*, 21, 369-382.

連続コラム・リエゾンの視点から・5

コンサルテーション・リエゾンの実際（4）：薬物相互作用

事例
　心不全で多量のカテコラミンで何とか血圧を保持している患者に，せん妄の治療のため向精神薬を使用したいがどうすればよいか（循環器内科）。

薬物相互作用とは
　薬物相互作用や合併症（[連続コラム6] を参照）を踏まえた薬物治療は，コンサルテーション・リエゾン・サービス（CLS）における専門性が最も発揮される領域である。上記事例では，カテコラミン（ドパミンやノルエピネフリン，エピネフリンなどの生体アミン）は循環器系に強い効果をもつ薬剤であるが，向精神薬の多く（特に抗精神病薬や抗うつ薬）は脳内でこれらのカテコラミンを調整することにより効果を発現するため，せん妄をコントロールしようと薬物治療を行うと作用が拮抗し，場合により致死的な副作用が生じたり，それぞれの薬物効果が増強・減弱したりするため使用が難しくなる。

治療
　心理・環境療法を優先させ，向精神薬投与を最小限にすることを原則とする。N+1番目の投薬を行うと，N通りの薬物相互作用が出現し，相乗的リスク増加が起こるからである。協働して治療にあたる責任医師と患者，患者家族に向精神薬投与のリスクとベネフィットについて理解させる責任は総合病院精神科にある。

二次性精神障害
　薬剤や身体疾患（[連続コラム6] を参照）によって二次的に精神障害が生じることがある。これは，二次性精神障害と呼ばれる（表C）。CLSにおいては，二次性精神障害の可能性を常に念頭に置くことが求められる。

〔中嶋義文〕

表C　二次性精神障害の原因

薬剤
　アルコール，麻薬・依存性物質（コカイン，大麻，PCP，LSD，ヘロイン，アンフェタミン），ベンゾジアゼピン系抗不安薬・睡眠薬

中枢神経系疾患
　硬膜下血腫，脳腫瘍，脳動脈瘤，高度高血圧，髄膜炎，脳炎，正常圧水頭症，てんかん，多発性硬化症

感染性疾患
　肺炎，尿路感染症，敗血症，マラリア，レジオネラ症，梅毒，チフス，ジフテリア，リウマチ熱，HIV，ヘルペス

内分泌・代謝性疾患
　甲状腺疾患，副腎疾患，肝疾患，ウィルソン病，高血糖症，低血糖症，ビタミン欠乏症，電解質異常，ポルフィリン血症

循環器系疾患
　心筋梗塞，うっ血性心不全，低酸素脳症，高CO_2血症

その他
　SLE，貧血，血管炎

第14章 精神薬理学

中込和幸

1. はじめに

　心理社会的治療が発展を遂げた現在でも、精神医療の主役が薬物療法であることに異論はないだろう。しかし、向精神薬の歴史はそれほど長いわけではなく、せいぜい50年程度である。この50年間に精神医療における薬物療法の役割は大きく様変わりした。そこで最初に、精神医療、精神薬理学および向精神薬による薬物療法の経緯に触れておく。要約すれば、精神医療は近年ますます、患者の生活やQOLを含めた幅広い領域を対象としてきたといえる。

　多くの精神疾患は慢性持続的な疾患であり、障害の側面を無視することはできない。1980年、世界保健機構（WHO）は障害の国際分類（ICIDH）を発表した。図14-1の上段がその骨子であり、それまで障害と一括されてきたものが、impairment（機能・形態異常）、disability（能力障害）、handicap（社会的不利）に分類された。機能・形態異常は「生理学的、心理学的もしくは解剖学的構造あるいは機能の喪失もしくは異常」と定義され、障害の医学的側面を意味するものであり、能力障害は「人として正常とみなされるやり方、もしくは範囲で活動する能力の制限、もしくは喪失」と定義され、生活技能の障害を意味し、社会的不利は「機能・形態異常あるいは能力障害のために社会生活を営む上で蒙る不利益」と定義され、主として社会的困難を意味する。上田（1991）は、さらに下段に示した主観的障害である「体験としての障害」を加えて、より包括的に「障害」をとらえるモデルを提唱した。精神疾患の場合は、その疾患に重くのしかかる社会的偏見などを加えた「体験としての障害」が大きな意味をもつ。このようなモデルによって、精神疾患は単に医療の対象とし

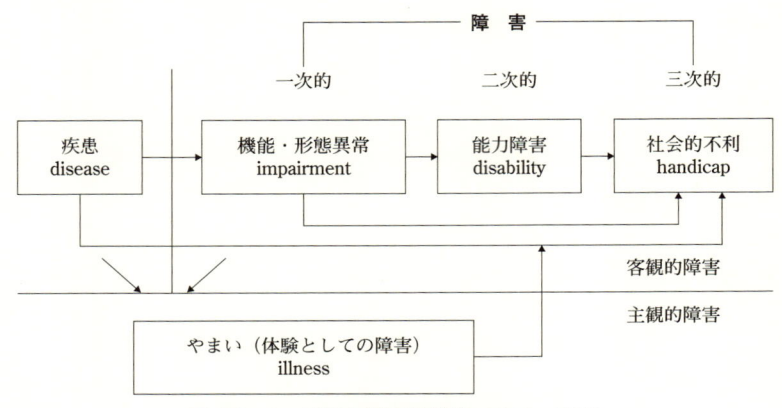

```
                    ┌──────────── 障 害 ────────────┐
                  一次的           二次的          三次的
┌──────┐   ┌──────────────┐   ┌──────────┐   ┌──────────┐
│ 疾患  │──→│ 機能・形態異常 │──→│ 能力障害  │──→│ 社会的不利 │
│disease│   │  impairment  │   │disability│   │ handicap │
└──────┘   └──────────────┘   └──────────┘   └──────────┘
                                                     客観的障害
                                                     ─────────
                                                     主観的障害
           ┌──────────────────────┐
           │ やまい（体験としての障害）│
           │       illness        │
           └──────────────────────┘
```

図 14-1　疾患と障害の構造（上田，1991）

ての障害でなく，リハビリテーションや福祉の対象となる障害としても明確に定義づけられる．しかし，精神疾患患者が他の身体障害者や知的障害者と同様，障害者として規定されたのは，ようやく1993年の障害者基本法においてである．

　2001年，WHOは第54回総会において，ICIDHの改訂版ともいうべきICF (International Classification of Functioning, Disability and Health) を採択し，その中では環境因子という新たな観点（障害者が社会生活の中で遭遇する困難は，障害をもつ人の側ばかりでなく，社会の側にも問題があることを示唆する考え方）や，「健康の構成要素（参加，活動）」といった肯定的な側面が加えられ，患者の社会参加を積極的に推し進める立場が明確にされた．

　こうした精神医療に対する考え方の変化は，当然薬物療法のあり方にも影響を及ぼした．薬物選択においても，患者の意思を尊重する，患者主体の治療関係の構築の重要性が見直され，医師の指示に患者が従うといった意味を含むコンプライアンスという用語は，医師と患者が治療同盟を結ぶといった形を示すアドヒアランスという用語に取って代わられた．さらに，従来は症状の軽減や病状の進行を止めることを目指していた治療目標が，症状レベルを超えて生活機能や患者の主観的QOLの回復を目指したものとなり，薬物の効果判定の基準も，症状の改善率より寛解率（病前の社会生活機能レベルに達する）が重視されるに至っている．こうした背景を念頭に読み進んでいただきたい．

表14-1 新しい抗精神病薬と従来型の抗精神病薬

従来型の抗精神病薬（定型抗精神病薬）	新しい抗精神病薬（非定型抗精神病薬）
化学構造式によって分類されている 現在24種類 ・フェノチアジン誘導体 　クロルプロマジン（1955 本邦発売） 　レボメプロマジン 　チオリダジン 　ペルフェナゾン 　フルフェナゾン 　プロペリシアジン ・ブチロフェノン誘導体 　ハロペリドール（1964 本邦発売） 　ブロムペリドール ・ベンザミド誘導体 　スリピリド 　スルトプリドなど	化学構造式はさまざま 現在6種類 ・SDA系 　リスペリドン（1996 本邦発売） 　ペロスピロン 　ブロナンセリン ・MARTA系 　クエチアピン 　オランザピン ・部分ドパミンアゴニスト 　アリピプラゾール
・主にドパミン受容体D2に作用 ・陽性症状に有効 　幻覚妄想に対する効果，鎮静作用 ・陰性症状に有効でない ・錐体外路性副作用 　パーキンソニズム，遅発性ジスキネジア， 　アカシジア，悪性症候群 ・高プロラクチン血症	・SDAはドパミン（D2）とセロトニン 　（5HT2A）受容体とに作用 ・MATRAは多くの受容体に作用 ・部分ドパミンアゴニストはドーパミン過剰 　の場合は遮断，欠乏の場合は刺激 ・陽性症状および陰性症状に有効 ・錐体外路性副作用が少ない ・認知機能を改善する ・高血糖・肥満

2. 精神薬理学の歴史

　向精神薬が精神医療の現場に登場したのは1950年代のことであるが，それまで精神医療で薬物が用いられなかったわけではない。18世紀までは，酒類，阿片，麻黄，印度蛇木，大麻，サボテン，ベラドンナ，コカ葉，などが民間伝承薬として使われていた。その後，化学の発展によって有効な成分の抽出や新たな化合物の合成などが行われるようになった。しかし，本格的な向精神薬が開発されるまでは，その効用は鎮静，催眠に限られたものであった（この項の記述については風祭（2001）を参照）。

　向精神薬療法は，抗精神病薬であるクロルプロマジンにはじまるフェノチア

ジン系薬物の統合失調症の症状に対する効果の発見に端を発する。フェノチアジン系薬物は19世紀末にはすでに合成されており，駆虫剤，抗マラリア剤，抗ヒスタミン剤として用いられていた。当時，外科医ラボリ（Laborit, H.）は術中のショックを予防するために，様々な薬物を試し，クロルプロマジンについて「意識の混濁を来さずに患者の周囲への無関心を引き起こす」ことに気づき，精神科領域への応用の可能性について言及していた。1952年，ハモン（Hamon, J.）が躁病患者1例に対する有効性を報告して以来，その年のうちにフランス中の精神病院で効果が確認され，日本でも1955年に発売が開始された。1953年，インドのハーキム（Hakim, R. A.）がインドの聖典アユールヴェーダによる民俗薬によって統合失調症が治癒したと学会発表したことが，『ニューヨーク・タイムズ』に掲載された。当時，クロルプロマジンの抗精神病効果が精神医学界で大きな話題となり，様々な化合物の精神疾患に対する効果が模索された時代であり，アメリカのクライン（Kline, N. S.）がこの記事に注目し，調査を行ったところ，この薬物は印度蛇木の根の抽出物で，アメリカですでにロオジキシン，レセルピンの名前で降圧薬として市販されていることが明らかにされた。そこで，クラインはロックランド州立病院入院患者に対して，プラセボ対照試験を行った。その結果，レセルピンはプラセボと比較して明らかに鎮静効果が強いことが明らかにされた。その後，レセルピンは1950年代後半から1960年代まで抗精神病薬として幅広く用いられたが，低血圧，強い鎮静作用や鼻閉などの副作用もあり，その後は次第に用いられなくなった。しかし，レセルピンはモノアミンの枯渇を起こすことが知られ，精神疾患の生化学的な病態研究の上では大いに役立った。レセルピンによってうつ病が引き起こされやすいことから，シナプスにおけるモノアミンの機能低下がうつ病の基盤にあること（モノアミン仮説）が推定され，MAO（monoamine oxidase；モノアミン酸化酵素）阻害薬をはじめ，様々な抗うつ薬の作用機序の理論的背景を提示した。

　新規抗精神病薬が導入されるまで最も頻繁に用いられてきた抗精神病薬がハロペリドールである。ハロペリドールは，ベルギーのヤンセン（Janssenn, P. A. J.）の研究チームによって，モルヒネ系の鎮痛薬メペリジンの化学構造を変化させて合成された多くの化合物の一つであった。1958年，ベルギーのディ

ブリ（Divry, R.）によって，最初の臨床治験の結果が報告され，強力な抗精神病効果と錐体外路性副作用を惹起することが明らかにされ，世界中で幅広く用いられることとなった。ハロペリドールが特異的なドパミンD2受容体遮断作用をもつことが明らかにされたのは，その後の基礎研究の結果からであった。以来，D2受容体遮断作用と臨床用量が密接な関連をもつこともわかり，抗精神病効果にとってD2受容体遮断作用は必要不可欠なものと認識されるようになった。

　抗うつ薬の嚆矢となったイミプラミンの臨床効果は1957年，スイスの精神科医クーン（Kuhn, R.）によってはじめて報告された。当時，フェノチアジン系誘導体であるクロルプロマジンの抗精神病効果が大きな話題となっていた。クーンはフェノチアジンと化学構造の類似したイミノベンジル誘導体が抗精神病作用をもつか検討する目的で各種精神疾患に治験を行った。その結果，抗精神病作用は弱かったが，うつ病，とくに抑制の強い内因性うつ病に対して劇的な効果をもつことを見出した。MAO阻害薬は現在，非定型うつ病に対する有効性から見直されている抗うつ薬である。MAOは生体内に広く分布する酵素で，ノルアドレナリン，ドパミンなどモノアミンの分解に促進的に作用する。MAO阻害薬の原型は抗結核治療薬であるイプロニアジド（iproniazide）である。1950年代に多くの結核患者に用いられ，気分の高揚作用がみられることに気づかれていた。レセルピンの抗精神病作用を報告したアメリカのクラインは，スコット（Scott, C.）が動物にイプロニアジドを前投与するとレセルピンによる鎮静作用が現れず，かえって動物は活発になると報告したことにヒントを得て，ロックランド州立病院の入院患者にイプロニアジドを投与し，うつ病患者に有効であることを報告した。その後の追試研究によってイプロニアジドが抗うつ作用をもち，その効果がMAO阻害によるものであることが明らかにされた。この発見は，すでに記したように，うつ病におけるモノアミン仮説の基盤をなしている。MAO阻害薬自体は，必須アミノ酸であるチロシンの代謝を阻害し高血圧性クリーゼを起こすために，様々な飲食物の摂取が制限されたり，肝障害を引き起こしやすいことなどから，抗うつ薬としてあまり用いられなくなった。しかし，最近はMAOのうち中枢神経系に局在するMAO-Aに可逆的に結合する可逆性MAO-A阻害薬（reversible inhibitor of MAO-A;

RIMA）が開発され，諸外国では用いられている。

　現在，気分安定薬（双極性障害の躁，うつ病相ともに治療効果および予防効果が認められる薬物）として用いられているリチウムはクロルプロマジンに先駆けて，19世紀後半にすでにうつ病や躁病に対して効果があるとの報告がみられ，1949年にはオーストラリアの精神科医ケード（Cade, J.）が19人の患者（うち躁病が10人）に抗躁効果をもつことを報告したが，ようやく1960年代に至って全世界で多くの臨床研究が行われ，双極性障害に対して治療効果と病相予防効果をもつことが明らかにされた。従来リチウムは，高血圧や心疾患の患者に食塩の代用として用いられ，リチウム中毒を多く引き起こした経緯があったために，受け入れられるまでに時間を要したのである。カルバマゼピンに抗躁作用があることを最初に報告したのは，1971年，日本の竹崎と花岡によってであった（竹崎・花岡，1971）。カルバマゼピンは，1950年代に合成された化合物で，それまで抗てんかん薬，三叉神経痛治療薬として用いられていた。三環系抗うつ薬と化学構造が類似していたことが注目されて，上記発表がなされてから，クロルプロマジンを対照薬とする全国的な臨床試験が行われ，カルバマゼピンに抗躁効果があることを1979年にOkumaらが英文で報告した（Okuma, et al., 1979）。その後，同様に抗てんかん薬として用いられていたバルプロ酸ナトリウムやラモトリジン（日本では未承認）も気分安定薬としての作用を示すことが明らかにされた。

　現在最も多く処方されている薬物のひとつといわれるのがベンゾジアゼピン系抗不安薬である。自律神経作用の強い抗精神病薬と違って自律神経作用の少ない抗不安薬として最初に開発されたのはメプロバメートであった。しかし，メプロバメートは，それまで睡眠薬として汎用されていたバルビツール酸系と同様，抗不安作用があまり強くなく，依存性も強かったために，その後に登場したベンゾジアゼピン系抗不安薬に取って代わられた。最初に開発されたベンゾジアゼピン系抗不安薬はクロルジアゼポキシドであり，1959年にガルベストンで開催されたシンポジウムで抗不安・筋弛緩・抗けいれん作用が報告されて以来，各国で臨床試験が始められた。その後，効力のより強いジアゼパム，催眠作用の強いニトラゼパムやフルニトラゼパムなどが次々と市販され，現在も幅広く用いられている。元来は依存性が少ないことがバルビツール酸と比較

して長所とされていたが，最近その依存性に注意が喚起されているのは皮肉なことである。

こうした向精神薬の導入は日本の精神医療にどのような影響を及ぼしたのだろうか。海外では抗精神病薬の導入と脱施設化の政策が急激な病床減少の背景となったが，日本では逆に，精神科病床，精神病院の新設が爆発的に起きたのである。日本では，レセルピンが1954年，クロルプロマジンが1955年，イミプラミンが1959年，クロルジアゼポキシドが1961年，ハロペリドールとジアゼパムが1964年に導入されたが，これに呼応するように，私設医療機関の新設が1962年ごろをピークとして1956年から1985年ごろまで続いている。

薬物療法の可能性が開かれたことで，治療は以前より安全で，手軽に行えるようになった。また，薬物療法の導入によって，患者とのコミュニケーションが取りやすくなり，作業療法や生活療法などの働きかけが可能となった。外来通院でも治療が可能となり，薬物の再発予防的投与も可能となるなどの利点が生まれた。しかし一方，福音となるべき薬物療法は，十分に専門的訓練を受けていない医師でも精神科治療が可能になるほど手軽であり，治療というよりも病院管理のために過量処方や過鎮静が行われたのが実情である。その影響は，いまだに抗精神病薬に鎮静効果を多く求め，多剤大量療法が生き残り，精神科＝薬づけという日本におけるイメージにつながっているのである。

3. 薬物療法の実際

3.1. 抗精神病薬

従来の抗精神病薬は，陽性症状（健常者にはみられない体験；幻覚，妄想，解体した会話，昏迷，興奮など）には有効であるが，陰性症状（健常者には備わっているが，統合失調症では失われているもの；感情の平板化，思考の貧困，意欲低下など）や認知障害には無効とされてきた。しかし，1990年代に導入された新規抗精神病薬は，それまでの薬物と薬理プロフィールが異なり，副作用の発現率が低い上に陰性症状や認知障害への有効性も示されている。そのため，現在日本の精神科臨床の現場では，従来の薬物から新しい薬物への切り替えが進められており，心理社会的リハビリテーションの発展とともに，患者の

図14-2 ４つのドパミン経路

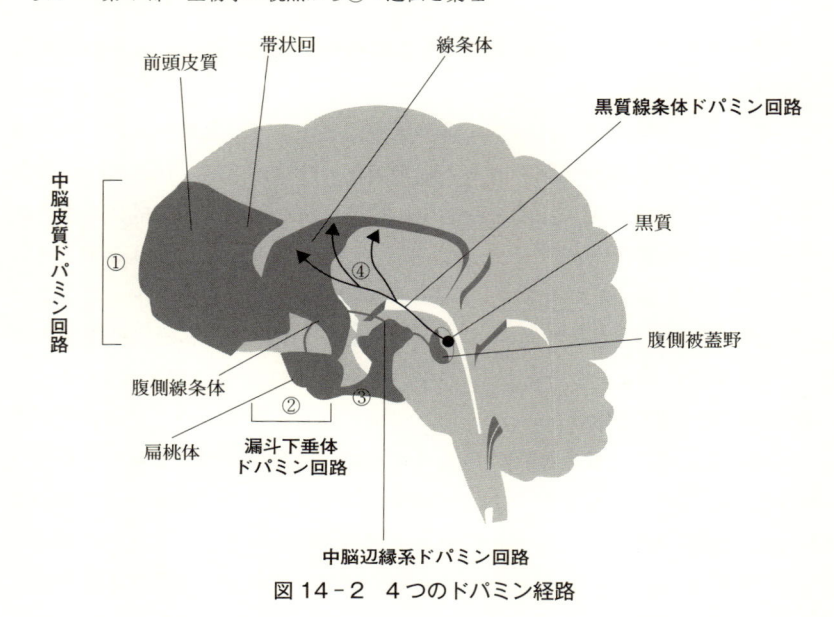

心理社会的転帰の改善に寄与することが期待されている。

①従来型抗精神病薬とドパミン──従来用いられてきた抗精神病薬の代表は，1950～1960年代に登場したフェノチアジン系薬物であるクロルプロマジンとブチロフェノン系薬物であるハロペリドールである。いずれもD2受容体に対する親和性が高く，その受容体遮断作用が抗精神病作用に寄与すると考えられてきたことはすでに記したとおりである。

脳内には下記の４つのドパミン経路が存在する。従来型の抗精神病薬はいずれの経路に対しても遮断作用をもつために，抗精神病効果ばかりでなく，副作用も生じることになる。

（1）中脳皮質ドパミン経路：中脳の腹側被蓋野から辺縁系皮質，前頭皮質に投射し，この経路の活動性の低下は，統合失調症の陰性・認知症状をもたらす。

（2）中脳辺縁系ドパミン経路：中脳の腹側被蓋野から側坐核に投射しており，この経路が活性化されると快感や強い多幸感をもたらし，様々な物質乱用や依存に関連するとともに，精神病症状である妄想や幻覚などと関連し，主としてこの経路の遮断によって抗精神病作用がもたらされる。

（3）漏斗下垂体ドパミン経路：視床下部から下垂体前葉に投射し，この経路の遮断によってプロラクチン分泌が促進され，無月経，乳汁漏出を引き起こす。

（4）黒質線条体ドパミン経路：黒質から基底核に投射し，錐体外路系の一部で，運動を調節する経路である。抗精神病薬がこの経路を遮断することによって，パーキンソン症状や遅発性ジスキネジア（長期間にわたって，D2受容体を強く遮断する高力価の抗精神病薬を服用することによって生じる不随意運動。口周囲のたとえば舌などが捻転する口部ジスキネジアが代表的）などの錐体外路性副作用が引き起こされる。

②**新規抗精神病薬の特徴** ── 新規抗精神病薬は，主として，SDA (serotonin dopamine antagonist: セロトニン・ドパミン・アンタゴニスト), MARTA (multi-acting-receptor targeted antipsychotic: 多元受容体標的化抗精神病薬) に分かれるが，さらに近年，新しいメカニズムに基づくDPA (dopamine partial agonist: ドパミン受容体部分アゴニスト) であるアリピプラゾールが本邦で開発され，海外でも広く用いられている。SDA, MARTA ともにD2受容体以外にセロトニン受容体（5-HT2A）遮断作用をもち（Schotte, et al., 1995; 1996），後者は中脳皮質ドパミン経路，黒質線条体ドパミン経路において，ドパミン系神経伝達を促進し，陰性症状や認知機能障害の改善効果や錐体外路性副作用の軽減をもたらしている。一方，そのメカニズムは明らかでないが，とくにMARTAについて体重増加，糖尿病，脂質代謝異常などの代謝系の副作用の発現率が高いことが知られており，糖尿病患者には禁忌となっている。DPAは，通常用量でD2受容体を高率に遮断し，内因性のドパミンの影響を排除した上で，その部分アゴニストとしての作用から一定のドパミン信号の伝達（25～30％）を維持するメカニズムを介して効果を発現する。そのため，ドパミン・システム・スタビライザーと呼ばれることもある。その特徴として，陰性症状や認知機能障害の改善効果が強く，錐体外路性副作用や鎮静効果がきわめて少ないことが挙げられる。さらに，その他の新規抗精神病薬とは異なり，代謝系の副作用も認められておらず，忍容性の高さが特徴的である。

こうしたデータの多くは製薬メーカーが支援する研究報告であり，バイアスが存在する可能性は否定できない。アメリカでは近年，統合失調症の治療研究に関する国家的なプロジェクトがNIMH (National Institute of Mental Health)

表14-2 抗精神病薬の各種受容体親和性

Products	D2	5-HT2a	5-HT1a	5-HT2c	ACh-M	H1	α1
従来型							
ハロペリドール	1.4	25	3080	>5000	4670	730	19
クロルプロマジン	10.2	7.6	>10000	55	1.78	0.44	—
SDA							
リスペリドン	3.3	0.16	250	63	>5000	2.6	2.3
ペロスピロン	1.3	0.22	1.3	5.5	>5000	2.2	1.8
MARTA							
オランザピン	17	1.9	2850	7.1	26	3.5	60
クエチアピン	310	120	320	3820	1020	19	58

ED50値:用量−反応曲線において,最大反応の50%の反応を引き起こす用量,小さいほど親和性は高い(Schotte, et al., 1995; 1996)

主導で立ち上がっており,たとえばCATIE(Clinical Trials of Antipsychotic Treatment Effectiveness, 1999-2004)(Lieberman, et al., 2005; Rosenheck, et al., 2006), MATRICS(Measurement and Treatment Research to Improve Cognition in Schizophrenia, 2003-)(Marder, et al., 2004)と呼ばれるものがある。最近,前者からは,興味深いことに,従来型抗精神病薬であるペルフェナジンが新規抗精神病薬と比較して,慢性統合失調症患者に対する有効性において遜色なく(Lieberman, et al., 2005),医療費コストは低かった(Rosenheck et al., 2006)ことが報告されている。しかし,遅発性ジスキネジアの既往のある患者はペルフェナジン群から除外されており,きわめて状態変化が乏しい慢性患者が選択されている,など実験デザインに対する批判もある。後者は,認知機能が社会的転帰と強く関連すること,新規抗精神病薬は認知機能を改善するものの社会的転帰を改善するまでには至っていないという事実から,より強力に認知機能を改善する薬物の開発を目指したプロジェクトである。そもそも新規抗精神病薬が認知機能を改善するメカニズム(中込,2003a)としては,(1)前頭前皮質におけるドパミン放出の促進,(2)NMDA系神経伝達の促進,(3)アセチルコリン系神経伝達の促進,といった要因が挙げられる。5-HT2A遮断作用や5-HT1Aアゴニスト作用はいずれの要因に対してもプラスに作用している。MATRICSでもこうしたメカニズムに注目して,薬物の開発に取り組んでおり,同じくNIMH主導で大規模臨床研究を目指すTURNS(Treatment

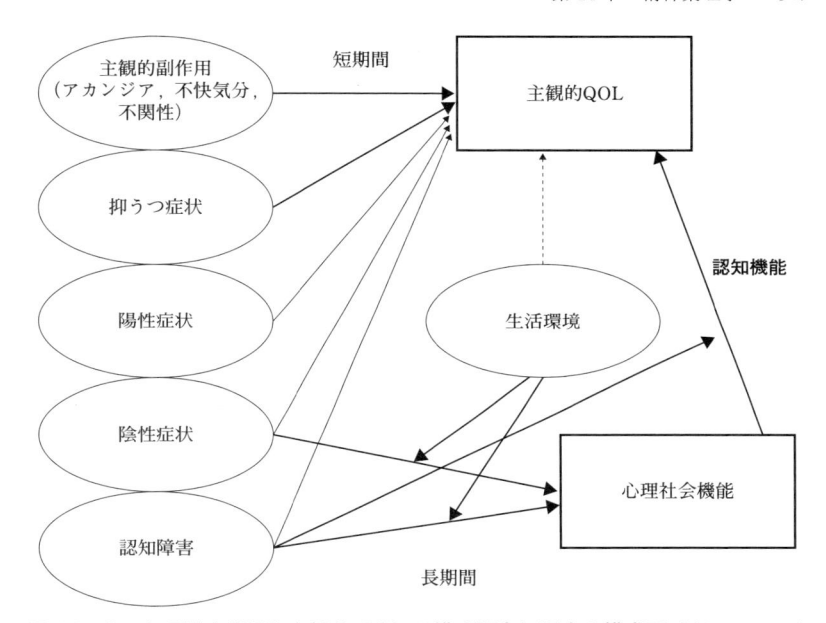

図14-3 心理社会機能と主観的QOLの構成概念に関する模式図（中込，2003b）

Units for Research on Neurocognition and Schizophrenia）では20種以上の薬物について検討を行っている（Buchanan, et al., 2007）。現時点では、単剤ではなく、新規抗精神病薬に上乗せすることによって認知機能や症状の改善が認められている。こうした薬物の追加投与によって社会的転帰も改善するのか注目される。

③**心理社会機能，アドヒアランスと再発予防**──認知機能の改善およびそれに伴う心理社会機能の回復が重視される中で、果たしてそれが患者の主観的な幸福感やQOLの改善につながっているのか、重要なポイントである。両者の関係はそれほど単純ではない（図14-3）。心理社会機能が認知機能や陰性症状と関連するのに対して、主観的QOLは薬物の主観的な副作用（アカシジア，不快気分，不関性）や抑うつ症状と強い関連を示す。一方、心理社会機能と主観的QOLの関連は認知機能のレベルによって影響を受ける。Brekkeら（1993）は、遂行機能レベルの高い群では両者が負の相関、低い群では正の相関を示すことを明らかにした。すなわち、認知機能レベルが高い患者は心理社会機能が

高くなるほど主観的な幸福感は得られにくいという予想に反した結果が得られたのである。Brekke らは，以下のように説明している。すなわち，遂行機能レベルが高い群は，環境の把握，自己分析，複雑な刺激処理が可能であるため，ある一定基準を設定して相対的に自己評価を行う傾向がある。一方，その心理社会機能は，一般レベルと比較すると低い。そのため，心理社会機能が高く，地域社会との接点が多くなればなるほど，その基準は高くなり，主観的 QOL が低下する結果に至る。このように主観的 QOL がおかれた状況によって変化する事態は内的適応反応（response shift）とよばれている（Sprangers & Schwartz, 1999）。遂行機能が低い群では，そうした基準を設けられないために，心理社会機能が直接その主観的 QOL に反映される。心理社会機能の向上を目指すリハビリテーションにおいて治療者は response shift に敏感でなければ，患者を追い込むことになってしまう。

統合失調症の治療において，心理社会機能や主観的 QOL の改善とともに重要視されるべきは再発予防であろう。主観的 QOL と強い関連を示す薬物の主観的副作用は，患者のアドヒアランスに対する影響も大きい。従来より，患者の社会生活に大きな損害をもたらす再発の予防には"コンプライアンス"，いわゆる"服薬遵守"が最も重要な事項と捉えられてきた。服薬の維持が再発予防において重要であることは今も変わらないが，ともすれば「医療者側の指示に患者が従う」といった意味合いを含む"コンプライアンス"という用語は，患者自身が積極的に治療に参加し，医師とは良好な治療同盟関係を結ぶといった新たな医師―患者関係に基づく"アドヒアランス"という用語に取って代わられるようになった。アドヒアランスに関連する要因は多岐にわたる（表14-3）。すべてに言及することは紙面の都合から不可能であるため，薬物関連の要因に言及するに止める。

まずは用量の問題であるが，従来は遅発性ジスキネジアの発症予防という意味合いもあり，可能な限りの少量維持療法が推奨されてきた。しかし，患者が主観的に有効性を感じられる用量は必要である。副作用については，客観的に観察される運動系の副作用より主観的な副作用（アカシジア，薬原性抑うつ）がアドヒアランスを低下させる。抗精神病薬による主観的な不快感を指す薬原性抑うつについては，神経遮断薬が導入された 1950 年ごろより認識されてお

表 14-3 統合失調症のアドヒアランスに関与する要因（Fenton et al., 1995）

- 患者関連の要因
  精神症状の重症度，誇大性，あるいはその両方
  内的洞察力の欠如
  物質乱用の合併
- 薬物関連の要因
  薬物の不快な副作用
  至的用量以下あるいは過剰な用量
- 環境要因
  支持あるいは援助の不足
  現実的な障壁，例えば貧困や交通機関が利用できないなど
- 治療者関連の要因
  治療関係の悪さ

り，"薬原性欠陥症候群"，"無動性抑うつ"，"主観的錐体外路性副作用"，"薬原性心理的無関心"など，様々な呼称がつけられてきた（Voruganti & Awad, 2004）。感情面，運動面，認知面の症状を含み，内容は様々である。客観的な評価は困難で，患者の主観的報告に依存し，しばしば"だるい"，"何をやっても楽しくない"，"眠くてしかたがない"といった訴えを伴う。身体的な副作用や精神病症状とは関連せず，主観的QOLや，その後のアドヒアランスの低下，物質乱用の合併率の高さ，転帰の悪さに関連する。その頻度は5〜40％であり（Weiden, et al., 1989），初回服用後48時間以内でも認められる（Van Putten, et al., 1981）。そのメカニズムとしては，報酬系を司る中脳辺縁系，とくに側坐核でのドパミン（D2）遮断によると考えられている（de Haan, et al., 2000）。また，側坐核のcore領域と比較して，shell領域はドパミン系神経が豊富で，物質乱用や精神病状態に関連することが知られている。従来型抗精神病薬がcore，shellの両領域に同様に作用するのに対して，新規抗精神病薬は主としてcore領域のみに作用するため，薬原性抑うつをきたしにくい（Kuroki, et al., 1999）。ところが，アドヒアランスに関する新規抗精神病薬の優越性についてはそれほど一致した結果は得られていない。アドヒアランスを正確に把握する方法自体が困難であることも影響しているかと思われるが，そもそもアドヒアランスを規定する要因が多岐にわたっており，薬物のみでは説明できないためと推察される。

3.2. 抗うつ薬

うつ病の罹病率は年々上昇傾向にあるが，最近の報告によると，アメリカでは大うつ病の12カ月有病率が6.7％，生涯有病率が16.6％，アメリカ以外の国ではそれぞれ1.0～8.4％，3.3～14.6％とされており，きわめて地域差が大きい（川上，2007）。日本におけるうつ病の有病率は欧米と比較すると低く，12カ月有病率が2.9％，生涯有病率が6.7％とされている（Kawakami, et al., 2005）。日本でも一般住民のうち，これまでの生涯で約16人に1人がうつ病を経験していることになる。また，厚生労働省患者調査によれば1999～2002年の間にうつ病を含む気分障害患者の総数は44万人から71万人に増加したと推定されている。こうした変化は，診断基準の変化によるものばかりとは言い切れない。雇用体制の変化，価値観の多様化，食生活習慣の欧米化，夜型の生活リズム，家族の崩壊，など様々な側面における日本社会の変化と関連することが示唆されている。うつ病の増加は，1998年以降11年連続で3万人を超える自殺者の多さと密接な関連をもつ。従来の三環系・四環系抗うつ薬に比べて忍容性に優れるSSRI（selective serotonin reuptake inhibitor）として1999年にフルボキサミン（fluvoxamine），2000年にパロキセチン（paroxetine），2006年にセルトラリン（sertraline），SNRI（serotonin noradrenaline reuptake inhibitor）としてミルナシプラン（milnacipran）がそれぞれ鳴り物入りで登場したにもかかわらず，各薬剤による寛解率は約50％に止まり，自殺者は減る兆しをみせていない。日本におけるうつ病の有病率のデータと厚生労働省患者調査による気分障害患者（うつ病以外も含む）のデータの違いをみれば，明らかに未治療患者が多いことが推測され，受診行動を促す努力が求められる一方，実際に受診してくる患者は軽症例が多く，切実に治療を要する患者へのアウトリーチの難しさを実感させられる。

さらに近年，若年者のうつ病患者が増えており，その多くは非定型うつ病の診断基準に該当する（表14-4）。一般的なうつ病でみられる不眠や食欲低下とは逆に，過眠，過食などを伴い，何か楽しいことがあると一過性に気分が明るくなる"気分の反応性"が大きな特徴である。その他の特徴としては，発症年齢が早期である，精神運動制止が強い，パニック障害，物質乱用，身体化障害を伴いやすい，長期の経過を取りやすい，といった点が挙げられる。非定型

表14-4 非定型うつ病の診断（DSM-IV-TR）

A. 気分の反応性（すなわち，現実の，または可能性のある楽しい出来事に反応して気分が明るくなる）
B. 次の特徴のうち2つ（またはそれ以上）
 (1) 著明な体重増加または食欲の増加
 (2) 過眠
 (3) 鉛様の麻痺（すなわち，手や足の重い，鉛のような感覚）
 (4) 長期間にわたり対人関係の拒絶を起こす敏感さ（気分障害のエピソードの間だけに限定されるものでない）で，著しい社会的または職業的障害を引き起こしている

うつ病にはMAO阻害薬が比較的奏功するといわれているが，残念ながらわが国には抗うつ薬としてMAO阻害薬は承認されておらず，その他の抗うつ薬で対処せざるを得ないが，多くは薬物抵抗性である。心理社会的アプローチのしかたも一般的なうつ病とは異なり，生活リズムの規則化をはかりつつ，多少とも励ます，学業や仕事は可能な限り続ける，適度な運動を勧める，といった働きかけが必要となる。同じうつ病といっても，若年，中年，老年の各ライフステージにおけるうつ病は症状も違えばアプローチも違える必要がある。

①**薬理作用** ―― 抗うつ薬の共通する薬理作用として，モノアミン系神経伝達物質の再取り込み阻害作用によるモノアミン系神経伝達の促進が挙げられる。三環系・四環系抗うつ薬は，セロトニンおよびノルアドレナリンの再取り込み阻害作用のほか，抗コリン，抗ヒスタミン，抗$\alpha 1$アドレナリン作用など，種々の受容体に作用する。SSRIはセロトニン系に対して選択的に作用し，SNRIはセロトニンに加えてノルアドレナリン再取り込み阻害作用をもつが，その他の受容体への影響は少なく，抗コリン，抗$\alpha 1$アドレナリン作用による副作用が少ない。

いずれの薬物もシナプス受容体において，再取り込み阻害作用は早期に出現するにもかかわらず，臨床効果の発現までには早くとも1～2週を要する。したがって，治療効果は神経終末におけるセロトニン再取り込み阻害作用より中脳縫線核における細胞体の自己受容体における反応が重要であることが示唆されている。すなわち，抗うつ薬が投与されることによって，細胞体の自己受容体であるセロトニン1A受容体が刺激され，ネガティブフィードバックを介して，神経終末からのセロトニンの遊離は減少する。その後，継時的にセロトニ

ン1A受容体の脱感作が生じ，神経発火の抑制が減弱し，神経終末におけるセロトニン再取り込み阻害作用が十分機能し，抗うつ効果を発揮すると推測されている．SNRIは脱感作に要する期間が短いため，効果発現が比較的早いとする報告もみられる．

近年，海馬における神経新生の減少がうつ病の発症に関わっており，抗うつ薬による治療機序も神経新生を介したものであるとする仮説が提唱されている．実際，抗うつ薬や電気けいれん療法は，海馬における神経新生を促進し，ストレスによって生じた神経新生の減少の回復をもたらす．また，Santarelliら(2003)は，放射線照射によって海馬における細胞の増殖を80%以上抑制したマウスに対して，抗うつ薬は臨床効果を示さないことを示した．さらに，セロトニン1A受容体欠損マウスではSSRIによる神経新生の促進も臨床効果も認められず，セロトニン，ノルアドレナリンの両方に作用する薬物による神経新生の促進や臨床効果は保たれていることを示した．すなわち，SSRIはセロトニン受容体への作用を介して海馬における神経新生を促進していることが明らかにされた．抗うつ薬の投与時期から臨床効果が発現するまでの時間的ギャップも，神経新生仮説では，細胞が誕生し，分化を通じてその機能を発現するまでの時間を考慮すると矛盾はない．

上記仮説について，いくつか疑問点も挙げられている．たとえば海馬の機能障害のみでうつ病は起こりうるものだろうかという疑問，さらにSantarelliらの研究で，放射線を浴びせられたマウスにうつ状態を思わせる行動パターンが示されていない点，うつ病に有効であるとされる高頻度経頭蓋磁気刺激療法（rTMS: repetitive transcranial magnetic stimulation）がストレスによる神経新生の減少を回復させる効果を示さないとする報告，などが挙げられる．海馬における神経新生をめぐるうつ病の病態仮説や治療メカニズムに関する話題は注目を浴びている領域であるが，もっぱら動物実験に基づくデータに頼っていることもあり，不明な点が多い．今後，新しく産生された神経細胞に特異的な放射性リガンドの開発などによって，脳画像を用いたヒトの脳におけるダイナミックな変化を視野にとらえられるような研究が待ち望まれる．

②副作用——副作用として最も懸念されるのが過量服薬時の致死性である．そうした側面については三環系，四環系抗うつ薬はSSRIやSNRIと比較する

と致死性が高い。

(1) 三環系抗うつ薬（四環系抗うつ薬）

抗コリン作用による副作用が最も頻度が高いが，四環系抗うつ薬では三環系抗うつ薬と比較して，その頻度は低い。末梢性抗コリン作用によるものとして，口渇，便秘・麻痺性イレウス，排尿困難，眼の調節障害，閉鎖性狭隅角緑内障の増悪，頻脈，動悸などが挙げられ，中枢性抗コリン作用によるものとして，せん妄，幻視・幻聴，失見当識，健忘，精神運動興奮，思考散乱など，とくに高齢者に多く認められる。抗α1アドレナリン作用，ナトリウムチャンネル阻害作用として，起立性低血圧，心電図上 PR・QRS・QT 間隔延長にみられる心伝導障害が挙げられる。その他，マプロチリン，イミプラミン，クロミプラミンでは比較的高用量時にけいれん発作が発現する場合があり，三環系抗うつ薬であるアモキサピンは抗ドパミン作用をもつため，錐体外路性副作用が誘発される場合がある。

(2) SSRI・SNRI

セロトニン，あるいはセロトニン・ノルアドレナリン系神経に特異的に作用するため，副作用プロフィールは三環系・四環系抗うつ薬とは様相が異なる。セロトニン3A刺激作用によって消化器症状（嘔気，嘔吐）が出現するが，多くは服用初期の一過性症状として出現し，消退することが多い。一方，三環系・四環系抗うつ薬でも認められていたが，SSRI におけるセロトニン2A刺激作用によって性機能障害が比較的高率に出現し，持続することが知られている。同様にセロトニン2A刺激によって基底核ドパミン系神経の遮断作用を生じて錐体外路性副作用が出現する場合もある。また，まれではあるが，大量服薬時にセロトニン症候群をきたす場合がある。セロトニン症候群では，せん妄，高熱症，反射亢進，ミオクローヌスなどが認められ，時に致死的な経過をたどる場合もある。SNRI についてもセロトニン刺激作用による副作用はみられるが，頻度は SSRI と比較して低い。一方，α1アドレナリン刺激作用のために排尿障害がみられることがある。SSRI，とくにフルボキサミン，パロキセチン使用時には代謝酵素チトクローム P450（CYP）の阻害作用による薬物間相互作用に注意する必要がある。フルボキサミンは CYP3A4, 1A2, 2C19, 2D6 を阻害するため，そうした酵素によって代謝される薬物，たとえば三環系抗うつ薬，

抗てんかん薬，ベンゾジアゼピン系薬物，β遮断薬，テオフィリン，ワーファリン，シサプリドなどの血中濃度を上昇させる。一方，パロキセチンはCYP2D6を阻害するため，抗精神病薬，三環系抗うつ薬などの血中濃度が上昇することになる。

最近SSRIについて，注意すべき副作用として，アクチベーション（兼子・中込，2007）と離脱症候群（兼子・中込，2007；中込，2007）が取り上げられることが多いため，下記に解説する。

抗うつ薬，とくにSSRIで引き起こされる情動，行動に対する多様な中枢刺激症状をアクチベーション症候群（activation syndrome）とよんでいる。症状としては，不安，焦燥，パニック発作，不眠，気分易刺激性，敵意，衝動性，アカシジア，軽躁状態や躁状態などが認められる。多くの症状は，原疾患の症状増悪や躁転の際にもみられるため，その鑑別が難しい。発現機序としては，辺縁系や基底核のセロトニン2A受容体の関与が想定されている。本症候群は内服初期あるいは用量変更時に起こりやすい。SSRI使用との関係でとくに注目されているが，SNRIや三環系抗うつ薬でも同症状は起きる。若年うつ病患者の自殺関連事象（自傷行為，自殺念慮，自殺企図）や他害行為との関連性が示唆されているため，本症候群に注意が喚起されている。本症候群と原疾患の症状との鑑別が難しいため，その頻度は明らかでないが，Healyら（Healy & Whitaker, 2003）のメタ解析では，抗うつ薬全体で1.28％，SSRI全体で1.53％とややSSRIで高い。現時点では，抗うつ薬と自殺関連事象の因果関係は不明であるが，とくに18歳以下の若年患者では，抗うつ薬が自殺関連事象のリスクを高める危険性が指摘されている。本症候群が疑われたら，原因薬剤の投与期間が2週間以上の場合は減量，それよりも短ければ中止とし，不眠，不安にはベンゾジアゼピン系薬剤を用いる。攻撃性・衝動性の亢進に対してはバルプロ酸を併用し，自殺念慮が強い場合には新規抗精神病薬を用いる必要性も生じる。軽度の場合は数日で消失するが，3カ月続いた症例報告もある。抗うつ薬を若年者に使用する場合は，リスクーベネフィット比の評価を十分検討し，とくに投与開始直後1カ月間は頻回の診察を行い，本症候群の出現に注意する。治療に先立ち，患者及び家族に本症候群の可能性を周知することも自殺関連事象のリスクを下げる効果がある。

急激なSSRIの中断によって，看過できない重篤な苦痛感がもたらされることがある。SSRI離脱症候群は，通常SSRIを1ヵ月以上服用し，急激に中断した後，1～3日以内に多彩な身体症状，神経症状，精神症状が出現し，SSRIを再投与あるいは元の量に戻すことによって，速やかに回復することを特徴としている。しかし，三環系抗うつ薬やSNRIについても同様の離脱症候群が報告されており，必ずしもSSRIに特異的なものではない。発現機序としては，SSRIの突然の中断，減量に伴ってシナプス間隙のセロトニンが低下し，それまでのセロトニンの再取り込み阻害による後シナプス受容体の脱感作もしくはダウンレギュレーションと相まって，セロトニン系神経伝達の著明な低下が生じることによって起きるとの仮説が提唱されている。Blackら（2000）は，46の症例報告から，頻度の高い離脱症状を抽出した。そのうち，10%を超えるものを挙げると，最も高頻度であったのはめまい（65.2%）であり，次いで嘔気・嘔吐（37.0%），疲労倦怠感（26.1%），頭痛（23.9%），不安定な歩行（21.7%），不眠（17.4%），電気ショック様感覚（13.0%），知覚異常（10.9%），視覚障害（10.9%），下痢（10.9%）が続く。一方，三環系抗うつ薬の離脱症状は，SSRI離脱症状と一部重なっているが，めまい，知覚異常，電気ショック様感覚や不安定な歩行といった神経症状がみられない点で区別される。三環系抗うつ薬の離脱症状は抗コリン薬によっても改善することから，反跳によるアセチルコリン系の過活動に起因するものと考えられている。SSRIの中でも比較的抗コリン作用が強いパロキセチンについてはアセチルコリン系の反跳による過活動の影響を指摘する報告もある。各種SSRIのうち，半減期が短いもの，活性代謝産物がないもの，抗コリン作用が強いもの，が離脱症候群をきたしやすいことが知られている。実際，SSRI離脱症候群についての報告は，半減期が短く，活性代謝産物がなく，抗コリン作用が比較的強いパロキセチンについてのものが多い。離脱症候群の予防としては，漸減が推奨されるが，漸減したとしても離脱症候群が生じたとする報告も少なくない。漸減する際の適切なペースについては個人差があり，一概に結論づけられないが，パロキセチンについては他のSSRIに比して慎重な減量が推奨されており，場合によっては5 mg/日，あるいは10 mg，1日おきから中断する必要があると指摘されている。離脱症候群が生じた場合の治療法については，①SSRIを離脱症候群発現

前の用量に戻す，②そのまま様子をみる，といった方法が挙げられるが，それぞれ一長一短がある。①については，比較的速やかに症状の改善がみられるが，SSRIを中断する医学的理由が存在する場合（妊娠など）には，こうした方法をとりづらい。さらに，SSRIの用量を戻して，再度中断を試みた際に75%の症例で再び離脱症候群をきたす。一方，そのまま様子をみた場合，約半数のケースで1週間以内に離脱症状の消失が認められるが，数週間にわたって症状が持続するケースも少なくない。患者や家族には，離脱症状の性質についてよく説明した上で，改善する可能性が高いことを理解してもらう必要がある。

③原則的な用い方 ── 日本では，軽症・中等症の場合はSSRI・SNRIが推奨されるのに対して，重症の場合は三環系・四環系，SSRI・SNRIのいずれでもよいとされている。セロトニン，ノルアドレナリン作動性による臨床効果の差異については，従来，前者が不安，焦燥，後者が意欲に対してより有効であるとの見方もあったが，多くの二重盲検試験の結果は必ずしもその見方を支持しない。

(1) 単剤治療

原則としては抗うつ薬1種類による単剤治療が望ましい。しかし，治療初期にはベンゾジアゼピン系抗不安薬の併用が治療効果発現を早める。また，精神病像（幻覚，妄想）を伴う場合は抗精神病薬の併用が有効である。

(2) 十分量・十分期間

副作用に注意しながら用量を漸増し，少なくとも4～8週は十分量を用いる。その上で無効であれば，他系統の薬物への変更を考慮する。治療上目指すべきは単に症状の改善ではなく，社会生活における回復を含む寛解である。

(3) 難治例

何種類もの薬物を十分量，十分な期間用いても無効である場合は，電気けいれん療法，あるいはブロモクリプチン，リチウム，トリヨードサイロニンといった薬物による強化療法を試みる。

(4) 再発予防

治療効果が認められた場合は，再発予防のため少なくとも16～20週は継続療法を試みた後，注意深く漸減を試みる。重症例，反復エピソード（再発）の場合などについては，さらに長期間にわたる維持療法を行う。

表14-5　抗うつ薬の種類

分類		一般名
第一世代	三環系	イミプラミン アミトリプチリン クロミプラミン ノルトリプチリン
第二世代	三環系	ロフェプラミン アモキサピン ドスレピン
	四環系	マプロチリン ミアンセリン セチプチリン
	二環系	トラゾドン
第三世代	選択的セロトニン再取り込み阻害薬	フルボキサミン パロキセチン セルトラリン
第四世代	セロトニン・ノルアドレナリン再取り込み阻害薬	ミルナシプラン
	その他	スルピリド

3.3. 気分安定薬

　気分安定薬とは，気分障害において双方向性（抗躁，抗うつ）の作用をもち，また気分変動を抑制し，躁・うつ両病相の予防効果をもつ薬物の総称である．現在，日本で承認されている気分安定薬は炭酸リチウム（以下リチウム）(1981)，カルバマゼピン(1990)，バルプロ酸ナトリウム（以下バルプロ酸）(2002) である．

　リチウムの躁病相に対する有効性は約50%である．多幸感，爽快気分を伴う古典的躁病患者には奏功するが，混合病相（躁・うつが同時期に併存），急速交代型（1年に4回以上の病相をきたす）に対する効果は不十分である．うつ病相に対する効果については，単極性より双極性障害のうつ病相への有効性が高い．一方，双極性障害のうつ病相に対するリチウム単剤治療の有効率は偽薬には優るものの，抗うつ薬と比較すると弱い．躁・うつ病相の予防効果は約40〜50%である．躁病相とうつ病相を比較すると，躁病相よりうつ病相に対する予防効果は弱い．リチウムの病相予防効果の良好な予測因子として，(1) 躁病エピソードからすぐにうつエピソードへ移り，さらに間欠期へ落ち着くと

いうパターンをとること，(2) 双極性障害の発症年齢が高いこと，また，不良な予測因子として (1) 双極性障害による入院回数が多いこと，(2) うつ病エピソードからすぐに躁病エピソードへと移り，さらに間欠期に落ち着くというパターンを示すこと，(3) 間欠期なく気分エピソードを繰り返すパターンを示すこと，が挙げられている。また，リチウムの効果は投与期間が長期化するにつれて低下する。

カルバマゼピンの急性効果および病相予防効果についてはリチウムとほぼ同程度である。躁病相に対する急性効果については，混合病相，気分障害の家族歴がないこと，リチウム抵抗性であること，急速交代型であることが反応良好因子として挙げられている。うつ病相に対する効果については，約55％とされている。リチウム同様，単極性より双極性障害に対して有効であり，身体症状を伴う，治療抵抗性の慢性化したうつ病に対して有用である。病相予防効果は，急速交代型に対してはリチウムと同様に低く，両者の併用によって改善する。また，リチウム同様，長期間の使用によって耐性が生じる可能性も指摘されている。

バルプロ酸の急性効果については，躁病相に対してオープン試験で57.5％，比較試験では54％となっている（樋口，2002）。不快気分を伴う躁病，混合病相，急速交代型に対する有用性が示されている。効果発現時間が比較的早いことから，速やかな安定をはかる場合に有用である。うつ病相に対する有効性を検討した研究は少ない。オープン試験での反応率は26〜86％とばらついている。病相予防効果については，躁病相，うつ病相ともに予防効果が認められるが，病相回数の減少の程度はうつ病相の方が低い。

気分安定薬の作用機序はいまだ明らかでないが，いくつかの仮説が提唱されている（Li, et al., 2002）。第一に，興奮系および抑制系の神経伝達物質に対して調節作用を示しバランスをとるという仮説である。第二に，いくつかのタンパク質リン酸化酵素への作用を介した細胞内情報伝達系への作用が挙げられる。その結果，転写因子および遺伝子発現の調節作用をもつことが知られている。第三に，神経保護作用および神経新生促進作用が候補として挙げられている。様々な報告にて，脳器質的変化が双極性障害の病因である可能性が示唆され，気分安定薬の作用機序の候補として神経保護作用や神経新生促進作用が注目さ

れている。
 ①薬理作用
 (1) リチウム

　リチウムの作用機序として，以下のメカニズムが考えられている（Jope, 1999a）。第一に，興奮系および抑制系の神経伝達物質に対して調節作用を示し，バランスをとるとともに，グルタミン酸の活性を抑制することで神経保護作用に寄与する。リチウム急性投与時にはシナプス間のグルタミン酸濃度はいったん上昇するが，その結果アップレギュレーションによってグルタミン酸トランスポーターの活性化を高め，興奮系神経伝達を安定化させることにつながる。第二に，細胞骨格に影響を及ぼすさまざまなレベルでの信号系（グリコーゲン合成リン酸化酵素：GSK-3β，cAMP依存性リン酸化酵素：PKA，タンパク質リン酸化酵素C：PKCなど）の調節作用をもち，神経可塑性の向上に寄与する。第三に，最も有力な仮説であるが，細胞内二次メッセンジャー系の活動，転写因子および遺伝子発現の調節作用を介したメカニズムが提唱されている。すなわち，受容体と結合したG蛋白（GTP結合制御蛋白）やG蛋白とアデニルシクラーゼとの共役，あるいはイノシトールモノフォスファターゼやPKCを抑制し，cAMP系およびイノシトールリン酸系の信号伝達を安定化させるというものである。また，リテウムはGSK-3βの抑制を介してβカテニンの発現率を増やし，細胞骨格の安定や神経可塑性の亢進に寄与している。さらに，リチウムはGSK-3β抑制を通じて，AP-1（activator protein-1）の基礎レベルを持ち上げるが，イノシトールリン酸系によるAP-1の刺激作用は減衰させる。すなわちリチウムは，基礎活動レベルは上げるものの，最大活動レベルは抑制する，といった安定化作用をもつ。このように，リチウムについては，相対する作用が報告されていることから，さまざまな信号系に対して双方向性の作用をもち，安定化させることによって効果が得られるのではないかとの見方がある（Jope, 1999b）。

 (2) カルバマゼピン

　カルバマゼピンの作用機序は現時点で明らかでないが，下記バルプロ酸と同様，抗けいれん薬はグルタミン酸興奮系神経伝達およびGABA抑制系神経伝達の調節が重要な役割を果たしていると考えられている。カルバマゼピンにつ

いても，グルタミン酸放出を抑制するとともに，NMDA（N-methyl-D-aspartate）受容体を介したカルシウム流入を阻害し，細胞毒性を抑制することが知られている（Li, et al., 2002）。一方，GABAを介した作用は比較的弱い。細胞内情報伝達系については，cAMP系の回路に対する作用がよく知られている。複数のタンパク質リン酸化酵素の調節に関わり，遺伝子発現の調節に寄与する。カルバマゼピンは二次メッセンジャーであるcAMPのレベルを抑制するが，リチウムとともに前頭皮質におけるcAMPレベルを選択的に増大させることも報告されており，脳部位特異的な効果が気分安定作用と関連することが示唆されている。また，ガルバマゼピンはリテウムやバルプロ酸と同様ミオイノシトール枯渇作用をもつことが示唆されている。一方，カルバマゼピンの神経保護作用についての報告は少ない上，否定的な報告もみられ，こうした知見をまとめると，cAMP信号伝達系が主たる作用機序であることが示唆される。

（3）バルプロ酸

バルプロ酸の作用機序についても明らかではないが，カルバマゼピンの項で記したように興奮系および抑制系神経伝達や細胞内情報伝達系の調節作用に加えて，リチウムと同様神経保護作用が注目されている（Tarriot, et al., 2002）。

バルプロ酸はGABA促進系の抗けいれん薬として知られているが，興奮性アミノ酸神経伝達系の調節作用も併せもつ。バルプロ酸は血漿，脳脊髄液，脳内のGABAレベルを上昇させ，さらにGABA放出を促進し，GABAトランスポーターにも作用する。血漿GABA濃度はバルプロ酸の抗躁作用と有意に関連する。興奮性アミノ酸系神経伝達に対してバルプロ酸は，グルタミナーゼやグルタミン合成酵素の調節を介して中枢神経系におけるグルタミン酸濃度を上昇させ，マウスの脳皮質ではグルタミン酸の放出を促し，グルタミン酸誘発性の細胞内カルシウム活性を高める。その結果，慢性的にはネガティブフィードバックによってシナプスにおけるグルタミン酸のバランスを調節する。一方，バルプロ酸はグルタミン酸受容体を介した生理的反応を抑制することも知られており，バルプロ酸の興奮性アミノ酸系への調節作用は，必ずしも前受容体への効果によってのみ説明されるものではない。

細胞内情報伝達については，ミオイノシトール枯渇作用を介して，PKCを抑制し，細胞骨格を安定させるといわれている。またヒストン脱アセチル化酵

素（HDAC）阻害作用を介してリチウム同様βカテニンの発現量を増やす。遺伝子発現については，最初期遺伝子である c-fos, c-jun や AP-1 の DNA 結合能を高め，慢性的なバルプロ酸投与によって，その他の最初期遺伝子関連の転写因子である Egr-1（early growth response-1）の活性が抑制される。

神経保護作用については，リチウムと同様 ERK（extvacellular signal regulated kinase）／MAPK（mitogen-activated protein kinase）カスケード活性化を介して抗アポトーシス蛋白 bcl-2 のレベルを高め，アミロイドβペプチドやグルタミン酸によって誘発される細胞内カルシウム濃度の上昇を抑制し，アミロイドβペプチドによる神経毒性を抑制することが知られている。

②副作用

(1) リチウム

リチウムの副作用としては，血中濃度依存性に多尿，多飲，振戦，甲状腺機能低下，心伝導障害，白血球増多などがあり，中毒症状として著明な振戦，嘔吐・下痢，めまい，不整脈，けいれん，深部反射亢進，昏睡などがみられる。また，用量非依存性に腎不全，クレアチニン値上昇，乾癬などが出現することがある。また，リチウムは突然の中断によって通常より早期に躁病相を誘発するため中止する際には漸減が推奨されている（Faedda et al., 1993）。

(2) カルバマゼピン

カルバマゼピンは肝代謝酵素（CYP3A4）の誘導作用によって，他の向精神薬の血中濃度を減少させることが多く，カルバマゼピン自身も他の薬物によって血中濃度が上昇あるいは下降するため，併用薬との相互作用に注意する必要がある。血中濃度依存性の副作用として，複視，かすみ目，ふらつき，疲労感，吐き気などがみられ，過量に服用すると昏迷，昏睡，眼振，眼球麻痺，小脳・錐体外路症状，意識障害，呼吸不全などがみられる。用量非依存性の副作用として，無顆粒球症，再生不良性貧血，剥奪性皮膚炎，肝障害など比較的重篤な副作用が出現することがある。

(3) バルプロ酸

血中濃度依存性の副作用として胃腸障害，肝障害，振戦，白血球・血小板減少症，体重増加，過量に服用すると傾眠，心伝導障害，昏睡，用量非依存性の副作用として顆粒球減少症，非可逆性肝障害，膵炎などがみられるが，リチウ

ムやカルバマゼピンほど重篤な副作用を生じることはまれである。また，肝障害を伴わない高アンモニア血症を生じることがある。無症候性の場合もあるが，軽度の眠気から時に昏睡に至る意識障害を伴い，運動失調，振戦などが認められる場合もある。薬物の代謝障害による脳症と考えられ，薬物の減量，中止によって正常に回復する。

　③**原則的な用い方**——通常，躁病相に対しては，上記のようにいずれかの気分安定薬を選択するが，たとえばリチウムは十分な効果が得られるまでしばしば数週間を要するため，治療早期には，精神病症状，興奮，焦燥，不眠などに対して抗精神病薬やベンゾジアゼピン系薬物を加えた併用療法を要する場合が少なくない。気分安定薬は血中濃度をモニタリングしながら，できるだけ早期に治療有効濃度に達するまで増量し，躁病相がおさまっても維持する。

　リチウムの有効血中濃度は約 0.3〜1.2 mEq/l である。そのほとんどが腎より排出され，半減期は 18〜24 時間とされているが，高齢者では糸球体濾過率が低下するために遅延する。また，中枢神経系への移行は緩徐であり，血中濃度が定常状態に達するのに約 7 日を要し，中枢神経系ではさらに 1〜2 日遅れるため，十分な効果が得られるまでしばしば数週間を要する。

　カルバマゼピンの有効血中濃度は 4〜12 μg/ml である。半減期は 5〜26 時間と個人間差や投与期間によるばらつきが大きい。肝代謝酵素（CYP3A4）の自己誘導がその一因であるが，この作用は 20〜30 日でプラトーに達し，定常状態の血中濃度は約 50% に減少する。

　バルプロ酸の有効血中濃度は 50〜125 μg/ml とされているが，最近は比較的高用量が推奨されている。一方，双極 II 型障害や気分循環症については，より低い血中濃度で効果が得られる可能性が示唆されている。高い蛋白結合率を示すが，投与量が増加すると蛋白結合率が低下し，遊離型の比率が上昇する。そのため，低用量では投与量と血中濃度は直線的な関係を示すが，高用量となると遊離型の比率が増加し，クリアランスの増加によって血中濃度の上昇率は鈍化する。半減期は短い（8〜15 時間）が，徐放剤が用いられるようになってその問題点は改善された。

　双極性障害のうつ病相に対しては，抗うつ薬によって躁転や急速交代型が誘発されやすいため，気分安定薬単独，あるいは抗うつ薬を使用する場合も気分

表14-6 日本におけるベンゾジアゼピン処方の現状と課題

1. 欧米各国の6〜20倍の処方件数が続いている
2. ベンゾジアゼピンの長期使用に対する抵抗が比較的少ない
3. 常用量依存に対する知識と理解が不十分である
4. 依存はいわゆる治療的依存が主体で、乱用は比較的少ない
5. ベンゾジアゼピンの処方のガイドラインがない
6. 長期服用者の多くは離脱を試み失敗していることが多い
7. SSRIの導入後もまだ処方が増加している
8. 各種不安障害に対するSSRIの適応拡大が遅れている

(田島, 2001)

安定薬との併用療法が推奨される。

　いずれの薬物も双極性障害の治療に有用ではあるが、その抗うつ効果や病相予防効果は十分なものとはいいがたい。そのため、近年は気分安定薬の併用療法が推奨されている。通常、リチウムとカルバマゼピンあるいはバルプロ酸との併用が一般的であるが、安全性と効果の面からリチウムとバルプロ酸の併用が最良とされている。一方、カルバマゼピンとバルプロ酸を併用する際には、両者が蛋白結合において競合することから遊離型カルバマゼピンの血中濃度が上昇すること、およびカルバマゼピンの活性代謝産物であるepoxide体の代謝が阻害されることによりその血中濃度が上昇することに注意する必要がある。

3.4. ベンゾジアゼピン系薬物

　1961年にクロルジアゼポキシドが日本の臨床に登場して以来、ベンゾジアゼピン系薬物は抗不安薬、睡眠薬、抗てんかん薬として広く用いられている。それまで用いられていたバルビツール酸系薬物と比較して安全性が高く、即効性があり、耐性や依存性を生じにくいと考えられ、広く用いられてきた。しかし、1980年代にはベンゾジアゼピン系薬物においても耐性や離脱症状など、身体依存症状が生じることが明らかとなり、1990年代には認知、精神運動機能に影響することが示された。さらに不安障害の治療薬として、依存性が少ないと考えられたSSRIが汎用されるようになり、欧米ではベンゾジアゼピン系薬物の処方量は下降線をたどることになる。ところが、日本では依然として多用され、先進諸国の中でも突出した高い処方件数を示している。表14-6に日本におけるベンゾジアゼピン系薬物使用の特徴を記した。

①薬理作用——ベンゾジアゼピン系薬物はGABA-A受容体複合体のベンゾジアゼピン受容体（ω受容体）に結合することによって向精神作用を引き起こす。GABAは中枢神経系の主要な抑制系神経伝達物質である。すなわち、ベンゾジアゼピン系薬物がω受容体に結合することでCl-チャンネルが開き、神経細胞内にCl-が流入し、過分極を起こし、神経細胞の活動が抑制される。ヒトの脳におけるベンゾジアゼピン受容体には2種類のサブタイプがある。ω1受容体は小脳、大脳皮質に多く分布し、催眠作用に関与し、ω2受容体は脊髄、大脳皮質下に多く分布し、抗不安、抗けいれん、筋弛緩作用に関与する。たとえば、筋弛緩作用の少ない睡眠薬を求めるならば、ω1受容体に選択性のある薬物を開発すればよいことになる。そうした薬物としてイミダゾピリジン系薬物であるゾルピデムが挙げられる。ゾルピデムはベンゾジアゼピン系薬物と比べて、耐性や依存性が低く、離脱時の反跳性不眠が認められないこと、呼吸抑制作用が少ないことなどが特徴とされている。また、ベンゾジアゼピン系薬物であるクアゼパムもω1受容体選択的な睡眠薬であるが、その活性代謝産物には選択性はない。その他のベンゾジアゼピン系薬物は、いずれもω1、ω2受容体に対する選択性をもたない（この項について田ヶ谷（2006）参照）。

②副作用——ベンゾジアゼピン系薬物は当初思われていたほど安全な薬ではなさそうである。比較的深刻な副作用として、依存と離脱症状、認知・運動機能に対する影響、奇異反応、が挙げられる。

(1) 依存と離脱症状

ベンゾジアゼピン系薬物の依存の特徴は、常用量依存が多いことである。常用量依存とは通常の臨床用量を継続的に服用し、断薬時に明らかな離脱症状がみられることである。従来ベンゾジアゼピン系薬物によって退薬症候がみられることは知られていた。しかし、いずれもベンゾジアゼピン系薬物の大量服用からの離脱症状と捉えられていた。1975年にはじめてベンゾジアゼピン系薬物であるジアゼパムによる常用量依存の症例が報告されて以来（Vyas & Carney, 1975）、同様の報告が続いた。

ベンゾジアゼピン系薬物退薬時にみられる症状としては、原疾患の再燃のほか、反跳現象と離脱症状が挙げられる。反跳現象はベンゾジアゼピン系薬物によって抑えられていた症状、たとえば不安、焦燥、不眠などが強く現れること

表14-7 ベンゾジアゼピンの退薬症状

	多い←	（出現頻度）	→少ない
弱い退薬症候	不安 不眠 焦燥 筋緊張 イライラ	悪心 頭痛 発汗 傾眠	
強い退薬症候		抑うつ気分 運動感覚の異常 知覚過敏	てんかん発作 意識混濁 離人症状 精神病様症状 （幻覚，錯乱せん妄など）

（辻・田島，2006）

を指し，離脱症状とは原疾患の症状に加えてこれまで認められなかった症状が出現することである。離脱症状は表14-7のようにまとめられる。

(2) 認知・運動機能に対する影響

一般にベンゾジアゼピン系薬物投与初期には眠気，精神運動の緩慢，前向性健忘（服用前の記憶は保たれるが，服用後の記憶が失われる健忘）などが高頻度に認められるが，徐々に目立たなくなる傾向がみられる。しかし，メタ解析の結果，長期服用者において広範な領域で認知障害が認められること（Barker, et al., 2004a），服薬の中断によって一定程度回復するものの正常レベルに達するのに少なくとも6カ月以上を要すること（Barker, et al., 2004b）が指摘されている。長期服用者に脳形態的な異常は認められておらず，持続する障害についてのメカニズムについては不明であるが，ベンゾジアゼピン系薬物服用の理由である不安障害そのものに認知障害が存在する可能性も示唆されている。

また，ベンゾジアゼピン系薬物が記憶障害を引き起こすことは1960年代より知られていた。とくに短時間作用型睡眠薬であるトリアゾラムによる前向性健忘が数多く報告されてから注目されるにいたった。その記憶障害の特徴は，前向性健忘であること，短期記憶より長期記憶優位であること，手続き記憶や意味記憶は保たれ，エピソード記憶が障害されること，記憶障害の間も行動のまとまりは保たれていること，などである。危険因子としては，高用量，アルコールなど併用物質（薬物）の存在，受容体親和性の高さ，短時間作用型，加

齢や身体疾患による全身状態の悪化，などが挙げられている。ベンゾジアゼピン系薬物はとくに高齢者に記憶障害を引き起こしやすいことはそのとおりであるが，通常は服用を中止すると回復する。認知症の発症を誘発するかについては異なる見解がみられる。ベンゾジアゼピン系薬物服用者と非服用者とを比較すると，服用者の方が認知症の発生率が低かったとする報告がある（Fastbom, et al., 1998）。一方，長期間にいたる服用によって生じる副作用としてのせん妄や大腿骨頸部骨折などによって間接的に認知症を発症する危険が高くなる可能性も指摘されている（押淵ら，2006）。

　ベンゾジアゼピン系薬物による運動機能への影響については，筋弛緩作用によるふらつきや転倒が問題となることが多い。また，車の運転に対する影響も少なくない。運転機能に対する向精神薬が及ぼす影響を検討した報告（Barbone et al., 1998）によれば，運転による交通事故の危険度に三環系抗うつ薬やSSRIが有意な影響を及ぼさないのに対して，ベンゾジアゼピン系薬物は有意に危険度を高くする（オッズ比1.62）ことが明らかにされている。さらにその影響は，用量依存性に長時間作用型の抗不安薬，短時間作用型の睡眠薬であるゾピクロンで大きいことも指摘されている。

(3) 奇異反応

　奇異反応とは，本来鎮静作用を示すはずのベンゾジアゼピン系薬物の服用により，不安，焦燥が高まり，抑うつ状態，精神病状態，躁状態，敵意，攻撃性，興奮などが生じる現象をさす。ベンゾジアゼピン系薬物の導入期よりその存在は知られており，発生頻度は0.2～0.7％とされている。環境や対人関係において著明な葛藤下にある患者，もともと敵意や攻撃性の強い性格の患者，中枢神経系の抑制機構に脆弱性がある患者（精神病の既往，脳器質性障害，小児，高齢者など）に起こりやすく，高用量，アルコールとの併用の際に生じやすいことも知られている。アメリカではトリアゾラムを服用して母親を射殺し，その原因として奇異反応が取り上げられ，当事者が不起訴や無罪になるといった事件もあった。奇異反応の成因は明らかでないが，GABA-A受容体機能の増強に基づくベンゾジアゼピン系薬物の抗不安作用が，適切な社会行動に必要な抑制機能を弱めるために脱抑制，衝動性が出現し，奇異反応が起こると想定されている。その他，ベンゾジアゼピン受容体遮断薬であるフルマゼニルのほか，

コリン作動薬であるフィゾスチグミンによって奇異反応が急速に改善することから抗コリン作用の関与などが推定されたり，一卵性双生児における一致例などが報告され（Short, et al., 1987），遺伝的な要因も示唆されている。対処法は，ベンゾジアゼピン系薬物の中止が原則であるが，興奮が激しく鎮静を要する場合はフルマゼニルや抗精神病薬の投与が有効である（この項について上田・下田（2006）参照）。

③原則的な用い方
（1）抗不安薬

ベンゾジアゼピン系抗不安薬は，さまざまな疾患における不安のコントロール，うつ病の治療初期における抗うつ薬の補助，アルコール離脱せん妄やけいれんの治療，統合失調症における興奮状態の鎮静など，幅広く用いられている。ベンゾジアゼピン系抗不安薬は，作用時間と力価によって選択される。一般的に作用時間が短いほど効果発現は早いが，耐性や依存を形成しやすい。長時間作用型の薬物効果は持続的で安定しているが，早い効果発現は期待しにくく，代謝の低下している高齢者の場合は体内に蓄積しやすい，といった短所をもつ。

SSRI の登場によって，不安障害に対する治療の主役の座がベンゾジアゼピン系薬物から SSRI へと移行したことはすでに記したとおりである。しかし，SSRI が効果を発現するまでにしばしば数週間を要する。そのため，不安障害やうつ病の治療開始時に一時的に使用することや頓服使用については，むしろ有効であると考える向きもある。実際，薬物乱用歴もなく，顕著な依存性を認めない患者に対するベンゾジアゼピン系薬物の頓服使用は，必ずしも依存を形成するものではない。

統合失調症の急性期の興奮の鎮静に対して，ベンゾジアゼピン系薬物を併用することが推奨されている。日本では発売されていないが，アメリカでは，興奮状態にあって服薬を拒否する患者に対してロラゼパムの筋肉注射が用いられている。日本では，興奮状態にあって服薬を拒否する患者に対して，ハロペリドールをはじめ従来型抗精神病薬を筋肉注射あるいは静脈内投与することが多い。ベンゾジアゼピン系薬物については，ジアゼパムを筋肉注射することもないわけではないが，筋肉から血液への移行が悪いため，経口（消化管からの吸収）の場合より効果が落ちるといった問題がある。いずれにしても，日本では

急性期の興奮状態に対して従来型抗精神病薬を用いる傾向が高いのに対して，アメリカでは新規抗精神病薬＋ベンゾジアゼピン系薬物の組み合わせが第一選択となっている。こうした差異は，ロラゼパムの筋肉注射が日本で使用できないためだけで説明できるものだろうか。統合失調症の急性期は多くの場合，過覚醒状態，不眠症状を呈している。不眠のタイプとしては熟睡の障害，すなわち深睡眠が少ないという特徴をもつ。そうした過覚醒，不眠の改善にベンゾジアゼピン系薬物が果たして有効であるのか。ベンゾジアゼピン系薬物は通常，深睡眠やレム睡眠を抑制し，睡眠第2段階を増やす。一方，従来型抗精神病薬は深睡眠を増やすことが知られている。したがって，脳神経を休める睡眠を確保するためにはベンゾジアゼピン系薬物より従来型抗精神病薬が向いているといえないだろうか。その他の側面について両者を比較してみると，錐体外路性副作用に関してはベンゾジアゼピン系薬物の方が従来型抗精神病薬より優れているだろうが，認知機能に関しては，たとえ従来型抗精神病薬に抗パーキンソン薬を併用したとしても，ベンゾジアゼピン系薬物より有害とは言い切れない。また，ベンゾジアゼピン系薬物の比較的高用量の依存に陥っている統合失調症患者はめずらしくない。不安障害，うつ病と同様，安易なベンゾジアゼピン系薬物の使用は統合失調症に対しても厳に慎むべきであろう。

(2) 睡眠薬

ベンゾジアゼピン系睡眠薬は，大脳辺縁系や視床下部などに作用して情動性興奮などの抑制を介して生理的な睡眠に導入すると考えられ，「睡眠導入薬」とも呼ばれる。その未変化体や活性代謝産物の生物学的半減期から，長時間作用型（24時間以上），中間作用型（12〜24時間），短時間作用型（6〜12時間），超短時間作用型（6時間以内）に分類される。原則，入眠困難の患者には作用時間の短い薬物を，睡眠持続が困難な患者には作用時間の長い薬物を投与する。

長時間作用型，中間作用型については，翌日への持ち越し効果が指摘されている。すなわち，老人や代謝機能が低下している身体疾患に罹患している患者などには蓄積作用も考慮して慎重に投与する必要がある。一方，不安の強い神経症性不眠に対しては，その抗不安作用が治療効果をもたらす場合もある。短時間作用型，超短時間作用型は，反跳性不眠をしばしば生じることが知られているが，長時間作用型，中間作用型についても1〜2日後に生じるとの報告も

あり，短時間作用型に特異的であるか否かについて一致した見解はない。その他，ベンゾジアゼピン系薬物全般に，筋弛緩作用による転倒や骨折，呼吸抑制，前向性健忘をはじめとする記憶・認知障害などの問題点は解決すべき問題として残されている。

こうしたベンゾジアゼピン系薬物の問題点をある程度克服することが期待される薬物として，シクロピロロン系薬物であるゾピクロンとイミダゾピリジン系薬物であるゾルピデムが挙げられる。いずれも短時間作用型ないし超短時間作用型に分類され，ベンゾジアゼピン系薬物とは構造を異にするものの，ベンゾジアゼピン受容体のサブタイプにそれぞれ特異的な結合を示す。ゾピクロンは半減期が約5〜6時間であり，ベンゾジアゼピン系薬物に比して錯乱，記憶障害，筋弛緩，起床困難などの副作用の出現頻度は少ない。また，耐性や依存性は形成されにくく，反跳性不眠も生じにくい。さらに，ベンゾジアゼピン系薬物とは異なり，レム睡眠を減少させず徐波成分を増加させる作用をもち，日中の精神機能や呼吸機能の抑制効果は少なく，閉塞性の睡眠時無呼吸症候群の呼吸状態を増悪することはまれである。ゾルピデムは半減期が約2.5時間とさらに短く，ベンゾジアゼピン系薬物と比べて，耐性や依存性が低く，離脱時の反跳性不眠が認められないこと，持ち越し効果が認められないこと，呼吸抑制作用が少ないことなどが報告されている（この項について，中込・菅野（1999）参照）。

4．おわりに

最も重要なことであるにもかかわらず，まだ目の前の患者にどの薬物を選択するかについての明確な基準はない。薬物選択の基準として最も信頼性が高いのは，患者自身あるいは家族がその薬物によく反応したという事実があった場合にその薬物が第一選択となる，ということである。すなわち，遺伝的要因が薬物反応性に大きく影響する。

これまで，薬物反応性における遺伝的関与を検討した薬理遺伝学的研究では，単一の遺伝子と臨床効果との関連が検討され，いくつかの治療反応性マーカーが同定されてきた。近年では，より包括的・網羅的に遺伝子多型を解析し，臨

床効果予測に有用な遺伝子マーカーを探索する薬理ゲノム的アプローチが注目されている。従来の方法と比べて包括的・網羅的な解析法は，広範囲の遺伝子解析を行うため，多因子が関与する表現型の解析の感受性が高まるという利点はあるが，現在得られている統計解析法では遺伝子間相互作用が十分に扱われておらず，さらには多重検定の問題をクリアするには膨大なサンプル数を必要とするなどの問題点も指摘されている（染矢ら，2007）。たとえば，1953例のうつ病患者を対象としたSTAR*D（Sequenced Treatment Alternatives to Relieve Depression）研究では，68の候補遺伝子上に存在する768個のSNP（single nucleotide polymorphism）が解析され，セロトニン2A受容体遺伝子およびGRIK4（glutamate receptor, ionotropic, kinate）上のSNPがシタロプラム（SSRI，日本では未発売）に対する治療反応性マーカーであり（McMahon, et al., 2006），GRIK2およびGRIK3上のSNPがシタロプラムによる治療誘発性の自殺念慮発現マーカーであること（Laje, et al., 2007）が示唆された。このように薬理遺伝学的研究は，治療反応性ばかりでなく，副作用のリスクマーカーを同定し，その発現を事前に予測するのにも有用である。一方，こうした比較的大規模な研究でも解析箇所は，これまでうつ病の治療反応性や病態への関与が示唆された遺伝子群を対象としており，今後は，さらに包括的・網羅的な薬理ゲノム的アプローチによって，未だ取り上げられてこなかった遺伝子から治療反応性マーカーが発見されることにより，さまざまな精神疾患の病態について新しい見方が生まれることも期待される。

文 献

Barbone, F., McMahon, A. D., Davey, P. G., Morris, A. D., Reid, I. C., McDevitt, D. G., & MacDonald, T. M. 1998 Association of road-traffic accidents with benzodiazepine use. *Lancet*, 352, 1331-1336.

Barker, M. J., Greenwood, K. M., Jackson, M., & Crowe, S. F. 2004a Cognitive effects of long-term benzodiazepine use: A meta-analysis. *CNS Drugs*, 18, 37-48.

Barker, M. J., Greenwood, K. M., Jackson, M., & Crowe, S. F. 2004b Persistence of cognitive effects after withdrawal from long-term benzodiazepine use: a meta-analysis. *Archives of Clinical Neuropsychology*, 19, 437-454.

Black, K., Shea, C., Dursun, S., & Kutcher, S. 2000 Selective serotonin reuptake inhibitor discontinuation syndrome: proposed diagnostic criteria. *Journal of Psychiatry and Neurosciences*, 25, 255-261.

Brekke, J. S., Levin, S., Wolkon, G. H., Sobel, E., & Slade, E. 1993 Psychosocial functioning and subjective experience in schizophrenia. *Schizophrenia Bulletin*, 19, 599-608.

Buchanan, R. W., Freedman, R., Javitt, D. C., Abi-Dargham, A., & Lieberman, J. A. 2007 Recent advances in the development of novel pharmacological agents for the treatment of cognitive impairments in schizophrenia. *Schizophrenia Bulletin*, 33, 1120-1130.

de Haan, L., Lavalaye, J., Linszen, D., Dingemans, P. M., & Booij, J. 2000 Subjective experience and striatal dopamine D2 receptor occupancy in patients with schizophrenia stabilized by olanzapine or risperidone. *American Journal of Psychiatry*, 157, 1019-1020.

Faedda, G. L., Tondo, L., Baldessarini, R. J., Suppes, T., & Tohen, M. 1993 Outcome after rapid versus gradual discontinuation of lithium treatment in bipolar disorders. *Archives of General Psychiatry*, 50, 448-455.

Fastbom, J., Forsell, Y., & Winblad, B. 1998 Benzodiazepines may have protective effects against Alzheimer disease. *Alzheimer Disease and Associated Disorders*, 12, 14-17.

Fenton, W. S., Blyler, C. R., & Heinssen, R. K. 1997 Determinants of medication compliance in schizophrenia: Empirical and clinical findings. *Schizophrenia Bulletin*, 23, 637-651.

Healy, D., & Whitaker, C. 2003 Antidepressants and suicide: Risk-benefit conundrums. *Journal of Psychiatry and Neurosciences*, 28, 331-337.

樋口輝彦 2002 バルプロ酸の双極性障害に対する臨床効果．臨床精神薬理，5, 501-508.

Jope, R. S. 1999a Anti-bipolar therapy: mechanism of action of lithium. *Molecular Psychiatry*, 4, 117-128.

Jope, R. S. 1999b A bimodal model of the mechanism of action of lithium. *Molecular Psychiatry*, 4, 21-25.

兼子幸一・中込和幸 2007 医薬品副作用学 薬剤の安全使用アップデート 副作用各論 重大な副作用 精神神経系 行動異常（解説／特集）．日本臨床，65, 362-366.

Kawakami, N., Takeshima, T., Ono, Y., Uda, H., Hata, Y., Nakane, Y., Nakane, H.,

Iwata, N., Furukawa, T. A., & Kikkawa, T. 2005 Twelve-month prevalence, severity, and treatment of common mental disorders in communities in Japan: preliminary finding from the World Mental Health Japan Survey 2002-2003. *Psychiatry and Clinical Neurosciences*, 59, 441-452.

川上憲人　2007　概論　うつ病の疫学と国際比較．日本臨床，65, 1578-1584.

風祭　元　2001　わが国の精神科医療を考える．日本評論社．

Kuroki, T., Meltzer, H. Y., & Ichikawa, J. 1999 Effects of antipsychotic drugs on extracellular dopamine levels in rat medial prefrontal cortex and nucleus accumbens. *Journal of Pharmacology and Experimental Therapeutics*, 288, 774-781.

Laje, G., Paddock, S., Manji, H., Rush, A. J., Wilson, A. F., Charney, D., & McMahon, F. J. 2007 Genetic markers of suicidal ideation emerging during citalopram treatment of major depression. *American Journal of Psychiatry*, 164, 1530-1538.

Li, X., Ketter, T. A., & Frye, M. A. 2002 Synaptic, intracellular, and neuroprotective mechanisms of anticonvulsants: Are they relevant for the treatment and course of bipolar disorders? *Journal of Affective Disorders*, 69, 1-14.

Lieberman, J. L., Stroup, T. S., McEvoy, J. P., Swartz, M. S., Rosenheck, R. A., Perkins D. O., Keefe, R. S. E., Davis, S. M., Davis, C. E., Lebowitz, B. D., Severe, J., & Hsiao, J. K. 2005 Effectiveness of antipsychotic drugs in patients with chronic schizophrenia. *New England Journal of Medicine*, 353, 1209-1223.

Marder, S. R., Fenton, W., & Youens, K. 2004 Cognition in schizophrenia: The MATRICS initiative. *American Journal of Psychiatry*, 161, 25.

McMahon, F. J., Buervenich, S., Charney, D., Lipsky, R., Rush, A. J., Wilson, A. F., Sorant, A. J., Papanicolaou, G. J., Laje, G., Fava, M., Trivedi, M. H., Wisniewski, S. R., & Manji, H. 2006 Variation in the gene encoding the serotonin 2A receptor is associated with outcome of antidepressant treatment. *American Journal of Human Genetics* 78, 804-814.

中込和幸　2003a　5.認知機能における新規抗精神病薬の今後の可能性．PART6 将来展望．加藤進昌・上島国利・小山司（編），新規抗精神病薬のすべて（pp. 248-254）．先端医学社．

中込和幸　2003b　薬物療法：非定型抗精神病薬と心理社会機能，QOL．精神科治療学 18: 1157-1163.

中込和幸　2007　2.SSRI の退薬症候と投与中止時の原則．SSRI のすべて（pp. 252-258）．先端医学社．

中込和幸・菅野　道　1999　a. 効果ほか，1. 薬物療法，E. 治療法概論，I. 総論，臨

床精神医学講座 13 巻（pp. 135-147），睡眠障害．中山書店．
Okuma, T., Inanaga, K., Otsuki, S., Sarai, K., Takahashi, R., Hazama, H., Mori, A., & Watanabe, M. 1979 Comparison of the antimanic efficacy of carbamazepine and chlorpromazine: a double-blind controlled study. *Psychopharmacology*, 66, 211-217.
押淵英弘・稲田　健・石郷岡純　2006　ベンゾジアゼピンと記憶障害．臨床精神医学，35, 1659-1662.
Rosenheck, R. A., Leslie, D. L., Sindelar, J., Miller, E. A., Lin, H., Stroup, T. S., McEvoy, J., Davis, S. M., Keefe, R. S., Swartz, M., Perkins, D. O., Hsiao, J.K., & Lieberman, J. 2006 Cost-effectiveness of second-generation antipsychotics and perphenazine in a randomized trial of treatment for chronic schizophrenia. *American Journal of Psychiatry*, 163, 2080-2089.
Santarelli, L., Saxe, M., Gross, C., Surget, A., Battaglia, F., Dulawa, S., Weisstaub, N., Lee, J., Duman, R., Arancio, O., Belzung, C., & Hen, R. 2003 Requirement of hippocampal neurogenesis for the behavioral effects of antidepressants. *Science*, 301, 805-809.
Schotte, A., Bonaventure, P., Janssen, P. F. M., & Leysen, J. E. 1995 In vitro receptor binding and in vivo receptor occupancy in rat and guinea pig brain: risperidone compared with antipsychotics hitherto used. *Japanese Journal of Pharmacology*, 69, 399-412.
Schotte, A., Janssen, P. F., Gommeren, W., Luyten, W. H., Van Gompel, P., Lesage, A. S., De Loore, K., & Leysen, J. E. 1996 Risperidone compared with new and reference antipsychotic drugs: In vitro and in vivo receptor binding. *Psychopharmacology*, 124, 57-73.
Short, T. G., Forrest, P., & Galletly, D. C. 1987 Paradoxical reactions to benzodiazepines: A genetically determined phenomenon? Anaesthesia and Intensive Care, 15, 330-331.
染矢俊幸・澤村一司・福井直樹，Ozdemir Vural　2007　臨床薬理遺伝学の現状と課題．臨床精神薬理，10, 1403-1407.
Sprangers, M. A., & Schwartz, C. E. 1999 Integrating response shift into health-related quality of life research: A theoretical model. *Social, Science & Medicine*, 48, 1507-1515.
田ヶ谷浩邦　2006　ベンゾジアゼピン系薬物の薬理と開発動向．臨床精神医学，35, 1631-1635.
田島　治　2001　ベンゾジアゼピン系薬物の処方を再考する．臨床精神医学，30,

1065-1069.

竹崎治彦・花岡正憲　1971　躁うつ病および症候性躁うつ病に対するcarbamazepine（Tegretol）の効果．精神医学，13，173．

Tarriot, P. N., Loy, R., Ryan, J. M., Porsteinsson, A., & Ismail, S.　2002　Mood stabilizers in Alzheimer's disease: Symptomatic and neuroprotective rationales. *Advanced Drug Delivery Reviews*, 54, 1567-1577.

辻敬一郎・田島　治　2006　ベンゾジアゼピンの依存と離脱症状．臨床精神医学，35，1669-1674．

上田　敏　1991　QOLとADL．特集リハビリテーション医学の新しい流れ．メディカル・ヒューマニティ，5, 18-23．

上田幹人・下田和孝　2006　ベンゾジアゼピンの奇異反応．臨床精神医学，35，1663-1666．

Van Putten, T., May, P. R., Marder, S. R., & Wittmann, L. A.　1981　Subjective response to antipsychotic drugs. *Archives of General Psychiatry*, 38, 187-190.

Voruganti, L., & Awad, A. G.　2004　Neuroleptic dysphoria: Towards a new synthesis. *Psychopharmacology*, 171, 121-132.

Vyas, I., Carney, M. W. P.　1975　Diazepam withdrawal fits. *British Medical Journal*, 4, 44.

Weiden, P. J., Mann, J. J., Dixon, L., Haas, G., DeChillo, N., & Frances, A. J.　1989　Is neuroleptic dysphoria a healthy response? *Comprehensive Psychiatry*, 30, 546-552.

連続コラム・リエゾンの視点から・6

コンサルテーション・リエゾンの実際（5）：合併症

事例
肝障害・腎障害を合併する高齢患者が調子が高く怒りっぽい，どうすればよいか（内科）。

脳血管障害
急性期においては脳保護を優先し，向精神薬は緊急避難的使用のみにとどめる。脳血管障害後，およそ3割にうつ状態が出現し，脳血管障害後うつ病（post-stroke depression）と呼ばれる。脳の局所が障害されることで生じるうつ病ではなく，全体的な脆弱性をもって生じてくるうつ病であると理解されている。脆弱性のため，抗うつ薬による副作用が生じやすく，一方で効果発現が遅いという特徴がある。急性期からの抗うつ薬の予防的投与は効果不明であるが，慢性期においては脆弱性に注意して2分の1量程度からスタート，十分量に増量する。

心血管障害
向精神薬は，循環器系副作用を有する。また，抗凝固薬であるワーファリンとの相互作用のある薬剤が多いので，主治医あてに注意を喚起することが必要になる。治療中の不整脈については向精神薬のQT延長効果が問題となることがある。起立性低血圧をおこしやすい病態においては，アルファ1遮断作用の強い薬剤は注意が必要となることがある。

特に精神科救急などで急激に複数の，あるいは，過量の向精神薬の使用を行わなければならないような場合は，厳重なモニタリングが必要となる。

心血管障害，循環器障害とうつとの関係は相互的にリスクを高める関係にある。急性心筋梗塞患者の約4割，高血圧患者の約3割にうつ状態を認められる。これは，一般のうつ状態（5〜10％）に比べて多い。また，60歳以上で高血圧にうつ病が合併すると，心不全発症が2倍以上となる。心筋梗塞にうつ病が合併した場合，うつ病が重症であるほど死亡率が上昇する。急性心筋梗塞に抑うつ症状を有する際に，循環器疾患の再発・死亡率は1.4倍となる。

肝障害
向精神薬の副作用を考える際には，薬物動態（吸収・分布・代謝・排泄）が重要とな

る。ほとんどの向精神薬は肝臓で代謝され、尿中または糞中に排泄される。肝障害があると、肝細胞による酸化代謝が低下し、身体から薬理活性をもつ代謝産物が消えるのにかかる時間が延長する（クリアランスの延長）。このようなクリアランスの変化を考慮して薬用量のコントロールが行いやすい薬剤を選択すること、特に酸化代謝を受けずに抱合代謝のみで排泄される（ワンステップ代謝）薬剤を選ぶことが必要となる。

　事例においては、抗不安薬の使用に関して神経質になりすぎる必要はなく、クリアランス延長を考慮して比較的短半減期で肝機能の影響を最小限とできるワイパックス（Lorazepam）を選択した。

　肝機能が低下し肝不全と呼ばれる状態になると、血中のアンモニアを代表とする毒性物質が高濃度で血中に存在し、脳機能が傷害され、せん妄［→連続コラム4］や認知障害が生じることがある（肝性脳症）。食事から摂取されるタンパク質の制限などをおこなうことで改善する。

腎障害

　ほとんどの向精神薬は脂溶性が強く、分布容積が大のため、血液外に偏在する。そのため腎不全時や透析において影響は少ない。大量服薬時に血液透析の適応にならないのも同じ理由による。腎排泄型（炭酸リチウムなど）の場合、血中濃度の上昇が見られる場合がある。

　腎不全が進行し、腹膜透析または透析を受けることになる患者の心理を取り扱う領域がサイコネフロロジー（Psychonephrology）である。

肺・呼吸障害

　呼吸機能抑制のあるベンゾジアゼピン系薬剤（抗不安薬、睡眠薬）の用量設定は保守的に行う必要がある。肺実質の障害があると、抗うつ薬の分布が変化することがある。

（中嶋義文）

連続コラム・リエゾンの視点から・7

コンサルテーション・リエゾンを実践する

1．M病院におけるCLS活動

これまでの連続コラムでみてきたように，コンサルテーション・リエゾン・サービス（CLS）の対象は医療的側面が強いものから，より心理・社会的側面が強いものまで幅広い。これらのCLSがどのように展開されるのか，われわれの病院での実践をもとに説明しよう。

筆者の勤務するM病院は，東京にあり，下町住民と昼間人口である都心のビジネスパーソン，社会福祉法人という性格上生活保護を受けている人たちを中心として，アクセスのよさからかなり広域からの患者を集める特性を有した病院である。13病床，482床に対し，心理士を中心とした訪問型のCLSを提供している。

オープンさ，利用しやすさ，医療と心理・環境両面における調整を指向したサービスとして，精神科医と心理士の協働で運用している。スタッフは常勤医師2名＋非常勤臨床心理士2名（5.5人・日／週）であるが，これに初期研修医1名と臨床心理インターン2名（4人・日／週）が加わってチームを形成している。年間の訪問数（ビジット数）は，平均1200程度である。常時入院患者の20例前後がフォローされている。

心理士中心とチャプレン（＝Chaplen: 従軍牧師）型と呼ぶ巡回訪問型のサービスが最大の特徴である。

CLSでの主な活動内容としては，次の5つがある。
①入院患者やその家族に対する面接
②医師や看護師など医療スタッフへのコンサルテーション
③臨床心理の研修生，研修医への教育
④職員のメンタルヘルス対策
⑤研究活動

2．M病院におけるCLSの実際

M病院においてCLSは，以下のような手続きによって実践されている。
①病棟に赴く，病棟から呼ぶ前にすること
　■リファーのニーズを評価，不明な点は明細化
　　緊急か，それはなぜか
　　一回性（とりあえず）か継続性（よろしく）か
　　何を期待されているか

複雑になる要素がありそうか（身体条件，心理社会的因子，スタッフ間力動，事前の偏見…）
■これらの情報を整理・準備する
②病棟で必ずすること
■スタッフとの間で確認，相談
誰がリファーしたの？（リファー元の確認）
どうしたい？（意思，期待の確認）
いつまでいるの？（期間の確認）
患者を診たほうがいい？
■リファー元が患者でない場合も多く，すべての患者に会わなければならないわけではない
■カルテ内容のチェック
病状の現況と転帰，特に本人・周囲の病状の理解
■コンサルテーション後のフィードバック
口頭のみならず必ず書面で
■方針とサインアウト
方針，次回診察予定，次回診察までの連絡法，サインアウト（関与終結）の示標を明示しておく

あくまでも患者の治療がスムーズに流れることに主目的を置き，精神科的治療として完璧であろうとこだわらないこと

3. CLSの展開

総合病院におけるCLSの量と展開は，ニーズと病院の方針によって決定される。メンタルヘルス上の問題をリスクとしてとらえれば，ニーズは病床数によって一定の割合で見込まれる。病床数の異なる病院同士の比較を行うための示標としては，次の5点がある。

①年度別示標
・病床数あたりケース数
・病床数あたりビジット（コンサルト）数
・ケースあたり平均サービス期間（日）
・ケースあたり平均ビジット数
②週別示標
・病床数あたりケース数（％）［新規＋再診（フォロー）合計］

アメリカのデータ（Academy of Psychosomatic Medicineの各施設のトレーニングプ

表D　アメリカ・日本・M病院の比較

	アメリカ 2004年	日本の大学・一般病院 2000〜04年	M病院 2004年
年間病床数あたりケース数	NA	0.10-0.65	0.48
年間病床数あたりビジット（コンサルト）数	1.8	NA (0.4-0.99)	3.2
年間ケースあたり平均サービス期間（日）	NA	NA	28日
年間ケースあたり平均ビジット数	NA	NA	6.7回
新規・再診ケース数／週（％）	2.7〜 (4〜6％)	NA	(6％)

＊500床規模の病院においては，

年間コンサルト（ビジット）数	週あたり新規・再診ケース（時点受益者）数
500（1倍）未満：平均以下	10（2％）未満：平均以下
500-1000（1〜2倍）：平均的	10-20（2〜4％）：平均的
1000-1500（2〜3倍）：優秀	20-30（4〜6倍）：優秀
1500（3倍）以上：非常に優秀	30（6％）以上：非常に優秀

ログラム），日本（2000年以降の7大学病院と7市中病院の公表データ，すべて500床以上），M病院（2004年）の比較を表Dに示す。それぞれの病院におけるCLSの量の差は，CLSの対象となる領域による差であると考えられる。

4．CLSの四象限モデル

　CLSの四象限モデルを図Aに示す。医学的複雑さと心理・社会的複雑さの2軸による四象限を想定し，第I象限を共に複雑な領域とすると，ハードリエゾンともいえるこのような患者への対処はどのような病院でも必要とされる。最低限のCLSの活動は，年間病床数あたりケース数で0.1〜0.2（500床あたり50〜100ケース）と見積もられる。この領域での活動は医学的にも複雑なため，医師によって担われねばならない（第1段階）。

　CLSの展開は，第II象限（医学的には複雑ではないが，心理・社会的複雑さがあり，病棟マネジメントでの実際的問題がある）へのニーズが強まるだろう。より社会医学的に規定される領域（緩和ケア，HIV関連，移植関連心理的問題，がん患者の心理的問題）はこの第II象限と第III象限に含まれている。この活動は社会医学的要請と利用可能なマンパワーによって規定される。

　第III象限（共に複雑でない領域）への展開（ソフトリエゾン）は，第I象限から第

II象限へのCLSの展開の後にくる。慢性疾患に伴う心理的問題などはこの第III象限に含まれる。CLSの量の増加を生み出すこの過程は，心理・看護の協働なしでは達成できないだろう。

最終的に第IV象限（医学的には複雑であるが，心理・社会的には複雑でない）は，医師によって担われることとなる。このような領域への活動の差が，各病院のCLSの量の差となっているのである。

（中嶋義文）

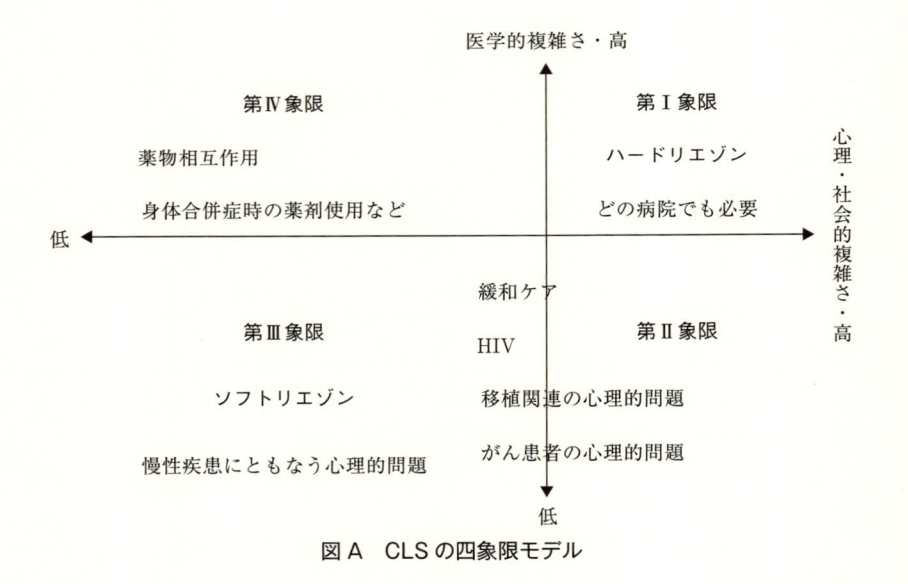

```
                    医学的複雑さ・高
                          ↑
       第IV象限           │          第I象限
                          │
     薬物相互作用          │       ハードリエゾン
                          │
  身体合併症時の薬剤使用など │      どの病院でも必要
                          │
低 ───────────────────────┼─────────────────────── 心理・社会的複雑さ・高
                          │
                       緩和ケア
       第III象限           HIV         第II象限
                          │
    ソフトリエゾン         │  移植関連の心理的問題
                          │
 慢性疾患にともなう心理的問題│ がん患者の心理的問題
                          │
                          ↓
                          低
```

図A　CLSの四象限モデル

執筆者紹介

加藤進昌（かとう・のぶまさ）［序文］昭和大学医学部精神医学教室教授，附属烏山病院院長，東京大学名誉教授．『ササッとわかる大人のアスペルガー症候群との接し方』（講談社），『テキスト精神医学大改訂3版』（共編，南山堂），『とらわれの脳』（監訳，学会出版センター）

金生由紀子（かのう・ゆきこ）［編者，1章，4章，9章］東京大学医学部附属病院こころの発達診療部特任准教授．『トゥレット症候群（チック）』（共編・監修，星和書店），『シリーズ脳科学6 精神の脳科学』（分担執筆，東京大学出版会），『こころの臨床アラカルト』27（1）（共編，「特集 子どものチックとこだわり」）

下山晴彦（しもやま・はるひこ）［編者，2章］東京大学大学院教育学研究科臨床心理学コース教授．『講座臨床心理学』（共編，全6巻，東京大学出版会），『臨床心理士アセスメント入門』（金剛出版），『テキスト臨床心理学』（編訳，全15巻＋別巻，誠信書房）

飛鳥井望（あすかい・のぞむ）［コラム］東京都精神医学総合研究所，所長代行．『PTSDの臨床研究――理論と実践』（金剛出版），『PTSDとトラウマのすべてがわかる本』（監修，講談社）

天野直二（あまの・なおじ）［10章］信州大学医学部精神科教授．『臨床精神医学講座12. 老年期精神障害』（共著，中山書店）

荒木 剛（あらき・つよし）［11章］東京大学医学部精神神経科．Auditory P300 in Schizophrenia（共著，*Schizophr Res* 88, 217-221, 2006）

安西信雄（あんざい・のぶお）［7章］国立精神・神経センター病院副院長．『地域ケア時代の精神科デイケア実践ガイド』（編著，金剛出版）

池淵恵美（いけぶち・えみ）［コラム］帝京大学医学部教授．『統合失調症へのアプローチ』（星和書店）

笠井清登（かさい・きよと）［11章］東京大学大学院医学系研究科教授．『精神疾患の脳画像解析・診断学』（編著，南山堂）

加藤忠史（かとう・ただふみ）［3章，6章］理化学研究所脳科学総合研究センター，精神疾患動態研究チーム，チームリーダー．『脳科学ライブラリー1 脳と精神疾患』（浅倉書店）

木下寛也（きのした・ひろや）［コラム］国立がんセンター東病院緩和医療科．

小林美雪（こばやし・みゆき）［10章］国立病院機構小諸高原病院

佐々木 司（ささき・つかさ）［13章］東京大学精神保健支援室（保健センター精神科）教授．

高橋祥友（たかはし・よしとも）［コラム］防衛医科大学校防衛医学研究センター，行動科学研究部門教授．『自殺予防』（岩波書店）

中込和幸（なかごめ・かずゆき）［14章］鳥取大学医学部教授．『メンタルクリニックの脳科学』（共著，勁草書房）

中嶋義文（なかしま・よしふみ）［連続コラム］三井記念病院精神科部長．『リエゾン心理士 臨床心理士の新しい役割』（共著，星和書店）

林 直樹（はやし・なおき）［5章］東京都立松沢病院精神科部長．『人格障害の臨床評価と治療』（金剛出版）

福田正人（ふくだ・まさと）[12章] 群馬大学大学院医学系研究科神経精神医学教室准教授．『もう少し知りたい統合失調症の薬と脳』（日本評論社）

本城秀次（ほんじょう・しゅうじ）[8章] 名古屋大学発達心理精神科学教育研究センター教授．Obsessive-compulsive sysptoms in childhood and adolescence（共著，*Acta Psychiatrica Scandinavica*, 80, 83-91, 1989）

本多　真（ほんだ・まこと）[コラム] 東京都精神医学総合研究所，睡眠障害研究プロジェクト，プロジェクトリーダー．『シリーズ脳科学6　精神の脳科学』（分担執筆，東京大学出版会）

松尾幸治（まつお・こうじ）[6章] 山口大学大学院医学系研究科高次脳機能病態学分野講師．「双極I型障害」（*Pharma Medica*, pp. 21-28, 2008年4月号）

索　引

あ　行

愛着研究　150, 151
愛着障害　141
アカシジア　307
アクチベーション症候群　314
アスペルガー症候群　49, 50, 160, 163
アセチルコリンエステラーゼ阻害薬　182
アドヒアランス　298, 308, 309
アドレナリン　37
アミトリプチリン　187
アミロイドβ生成阻害剤　182
アルコール依存症　58, 129, 192
アルツハイマー病（AD），——型認知症
　　61, 180, 190, 282, 283, 284, 285
アレキシシミア　37
アンヘドニア（快感消失）　97
意識　31, 32, 33
遺伝的要因　81, 172
イプロニアジド　301
イミダゾピリジン　329
イミプラミン　301
インフォームドコンセント　21
ウィスコンシン・カード・ソーティング（分
　　類）・テスト（WCST）　197, 213, 214
ウェクスラー記憶検査改訂版（WMS-R）
　　196, 213
ウェクスラー児童用知能検査改訂版（WISC-
　　III）　212
ウェクスラー成人知能検査改訂版（WAIS-
　　III）　212
ウェルニッケ・コルサコフ症候群　192
うつ　93
うつ病　57, 58, 60, 93, 129, 220, 289
　　——性仮性認知症　190
　　——の CLS　114

——をかかえた家族　110
産褥——　155
焦燥——　98
荷下ろし——　100
大——エピソード　95, 179
太田ステージ評価　165, 173
親のメンタルヘルス　176
オランザピン　188

か　行

外傷後ストレス障害（PTSD）　217, 260-
　　263, 274, 288, 291
　　——の評価尺度　260
改訂出来事インパクト尺度（IES-R）　260
改訂長谷川式簡易知能評価スケール（HDS-
　　R）　181, 182
海馬　30, 183, 242, 261, 312
解離性障害　54
カウンセリング　176
学習障害　48, 160, 161, 169, 170
カタトニア　164
活動性亢進　103
合併症　335-336
過眠　265
ガルバマゼピン　302, 317, 318, 319, 320,
　　322
　　——の副作用　321
カンガルーケア　155
環境要因　278, 279, 288, 289
患者の権利擁護　21
感情　27, 28, 30, 31, 33, 225, 242
　　——表出（EE）　110
がん治療　200, 203
関連解析　282
緩和ケア　204, 206

記憶　195
　　──検査　213
機能的核磁気共鳴映像（fMRI）　220, 221,
　　226, 228, 248
気分安定薬　317
気分障害　53, 55, 93-113, 118, 164, 179, 189,
　　220, 222
　　──の非特異的症状　98
　　薬剤性──　105
キャノン＝バード説　29
急性意識障害（せん妄）　188
境界性パーソナリティ障害　108
協働　10
強迫性障害　83, 84, 164, 171, 179
恐怖症　82
クエチアピン　188
クレッチマー　107
クロナゼパム　194
クロミプラミン　84
クロルジアゼポキシド　302
ケアマネジメント　135
軽躁状態　104
ケースワーキング　94
血管性認知症（VD）　183
幻覚　99, 117
幻声　229
幻聴　117, 228, 229, 230
原発性不眠　193
行為障害　166, 167
抗うつ薬　82, 83, 109, 177, 300, 301, 310
　　三環系──　84, 187, 267
　　非三環系──　188
高機能自閉症（高機能ASD）　163, 168,
　　169
攻撃性　54
抗酒薬　192
高照度光療法　266
行動療法　109
　　弁証法的──（DBT）　77
更年期障害　59
広汎性発達障害　159, 160

高頻度経頭蓋磁気刺激療法　312
抗不安薬　81, 83
興奮性アミノ酸ニューロン　115
心　26, 28
心の理論　172, 243
コタール症候群　190
子どもの気質　152
語流暢性検査　197, 213
コリンエステラーゼ阻害薬　184
コルチゾール　37
コンサルテーション・リエゾン・サービス
　　（CLS）　63-67
コンピューター断層映像（CT）　216, 217
コンプライアンス　298, 308

さ　行

三環系抗うつ薬　84, 187, 267
　　──の副作用　313, 314
産褥うつ病　155
産褥精神病　58
ジアゼパム　302
ジェームズ＝ランゲ説　29
自我障害　232, 233
磁気共鳴映像法（MRI）　216, 230
自己制御　251, 252
自己治療　251
自殺　57, 60, 99, 129-132, 190, 314, 326
支持的精神療法　76, 149, 174
視床下部　29
事象関連電位（ERPs）　218
疾患感受性　277, 278, 288
失行失認　212
児童虐待　46, 49, 169
自閉症　46, 160, 161, 163, 165, 171, 273, 284,
　　290, 291
　　──スペクトラム障害（ASD）　49, 50,
　　162, 163, 168, 170, 171, 176
　　──の疫学　165
　　──の定義　161
社会恐怖　80

社会生活技能訓練（SST） 136
社会脳 243
周期性四肢運動障害 194
修正型無痙攣通電療法 189
習癖異常 51
障害の意味 21
小精神療法 109
焦燥うつ病 98
上側頭溝（STS） 243
情動 27, 29, 242
小児期崩壊性障害 162, 16
食欲低下 99
新規抗精神薬 305
心気症 191
シングルフォトンエミッションCT
　（SPECT） 218, 228
神経心理学 211
進行性核上性麻痺（PSP） 187
心身症 37, 58
身体化障害 179
身体疾患とうつ症状 105, 106
診断合併（コモビディティ） 90
心的外傷 55
　――後ストレス障害（PTSD） →外傷
　　後ストレス障害
心理教育 8, 51, 81, 109, 115, 134
睡眠時無呼吸症候群 107, 266
睡眠障害 193, 264-267
　過眠 265
　原発性不眠 193
　入眠困難 99
　不眠 193
睡眠薬 328
スキーマ 8
ストループテスト 197
ストレス 15, 37, 38, 264, 289
生活機能分類 21
生活／人生の質（QOL） 21, 134
脆弱X症候群 283, 284
脆弱性-ストレスモデル 114, 115
精神 27

精神障害リハビリテーション 133
精神遅滞 161, 170
精神分析的精神療法 76
精神療法 109
　支持的―― 76, 149, 174
　小―― 109
　精神分析的―― 77
生物-心理-社会モデル 8, 10, 14, 22, 93,
　122
摂食障害 55
セルトラリン 310
セロトニン系 84, 307
セロトニン・ノルアドレナリン再取り込み阻
　害薬（SNRI） 190, 191, 310
　――の副作用 313, 314
全身性エリテマトーデス 105
選択的セロトニン再取り込み阻害薬（SSRI）
　77, 82, 83, 84, 177, 190, 191, 192, 310, 312,
　323, 327
　――の副作用 313, 314
前頭側頭型認知症（FTD） 186
前頭葉機能検査 213
全般性不安障害 82, 83
せん妄 188, 256-259
双極性障害 104, 108, 273, 289, 322
双生児研究 237, 238, 272, 273, 274
躁病エピソード 101, 179
ソーシャルサポート 12, 18
ソーシャルネットワーク 8
ゾピクロン 329
ソマティック・マーカー説 29

た 行

ターミナルケア 203-206
大うつ病エピソード 95, 179
体感幻覚（セネストパチー） 189
胎児虐待 156
対人関係療法 109
大脳皮質 242
多因子遺伝 277, 280

ダウン症　281
多軸診断　122
田中 - ビネ式知能検査　212
多弁症状　103
単一遺伝子疾患　276
タンドスピロン　187
チアプリド　188
地域ケア　14
チーム医療　205
チック障害　51, 52, 171
知的障害者福祉法　160
知能検査　212
知能指数　213
注意欠陥／多動性障害（ADHD）　48, 50, 160, 161, 165-170, 171, 172, 173, 176
　　――の疫学　170
　　――の定義　165
長時間曝露法（PE）　262
治療教育　174
デイケア　134, 136
低出生体重児　154
ディベロップメンタルケア　155
適応障害　37, 53, 164
てんかん　164, 218
統合失調症　26, 53, 55, 115-124, 129, 135, 179, 189, 220, 227, 228, 234, 235, 236, 279, 305, 306
　　――における神経細胞ネットワーク　236
　　――の一級症状　113, 120
　　――の遺伝的要因　115, 237, 238, 271, 285, 286, 291
　　――の疫学　116
　　――の概念　112
　　――の病型　116
　　――の陽性／陰性症状　118, 119
統制障害　148
糖尿病　105
トゥレット症候群　52, 161, 164, 171
トータルペイン　204
特定の恐怖症　81

特別支援教育　160
ドパミン（ドーパミン）径路　304
ドーパミンの過活動　115
トラウマ焦点化心理療法　262
トラゾドン　188
トレイル・メイキング・テスト　197

な 行

荷下ろしうつ病　100
二次障害　164, 169
ニトラゼパム　302
乳児期　44
入眠困難　99
乳幼児精神医学　139-158
妊産婦　140
認知行動療法　19, 81, 82, 84, 134, 174, 176, 264
認知症　60
　　うつ病性仮性――　190
認知療法　28, 109
脳画像検査　100, 182, 248
脳血管障害　100
脳血管性認知症　61
脳磁図　218, 219
脳波　218, 219

は 行

パーソナリティ障害　54, 71-92
　　――の疫学　74
　　――と気分障害の合併　108
　　――と不安障害の合併　84
　　――の疫学　74
　　――のクラスター分類　74, 75
　　――の治療　76
　　――の定義　72
　　――の予後　77
　　境界性――　108
バーンアウト　206
バイオフィードバック　250, 251

索　引── 347

排泄障害　51
曝露法　83, 84, 261
　　長時間──（PE）　262
　　曝露反応妨害法　84
発達障害　46, 159-177
　　──者支援法　160
　　──の診断分類　160, 161
　　──の治療・支援　172
　　──の定義　159
　　広汎性──　159, 160
　　マルチシステム──　148
発達性協調運動障害（DCD）　161, 171
パニック障害　38, 179, 273, 288
パニック発作　12, 14, 15, 16, 80
パラフレニー　189
バリアフリー　21
バルビツール酸　294
バルプロ酸ナトリウム　317, 318, 320, 322
　　──の副作用　321
パロキセチン　310, 315
ハロペリドール　188, 300, 301
反抗挑戦性障害　166, 167
非三環系抗うつ薬　188
皮質基底核変性症（CBD）　187
標準高次視知覚検査　212
標準高次動作性検査　212
標準失語症検査（SLTA）　212
広場恐怖　14, 80
不安障害　53, 71-92, 164, 179, 191, 323
複雑疾患　280
副作用　312, 321, 325
　　カルバマゼピンの──　321
　　三環系抗うつ薬の──　313, 314
　　バルプロ酸の──　321
　　ベンゾジアゼピン系薬物の──　324, 325, 326
　　リチウムの──　321
　　SNRIの──　313, 314
　　SSRIの──　313, 314
復職　110, 111
腹側前頭前野　226

不登校　50, 51, 53, 54
不眠　193
プラセボ　250
フルニトラゼパム　302
フルボキサミン　310
辺縁系　30, 31, 242
弁証法的行動療法（DBT）　77
ベンゾジアゼピン系薬物　81, 191, 193, 302, 314, 323, 324, 327, 328, 329
　　──の副作用　324, 325, 326
扁桃体　30, 225, 226, 242
ベントン視覚記銘検査（BVRT）　196, 213
ポジトロンエミッショントモグラフィ（PET）　219, 228
補足運動野　244

ま　行

マタニティーブルーズ　58, 155
マルチシステム発達障害　148
ミアンセリン　188
三宅式記銘検査　196
ミラーニューロン　243
ミルナシプラン　310
むずむず脚症候群　194
メチルフェニデート徐放剤（コンサータ）　176
メチルフェニデート即放剤（リタリン）　176
メルゴリド　194
免疫療法　182
メンデル遺伝　275, 277, 283
妄想　99, 118
　　──性障害　189
モノアミンオキシダーゼ阻害薬　77, 300, 301, 311
モノアミン仮説　300

や　行

薬剤性気分障害　105

薬物相互作用　294
薬物療法・治療　19, 93, 109, 174, 297-326
養育態度　289, 290
養子研究　238
抑うつ（症状）　14, 55, 93, 155
予防的介入　140

ら 行

ライフサイクル　19, 20, 22, 43-62
リスペリドン　188
リチウム（炭酸リチウム）　302, 317, 319, 322
　――の副作用　321
リハビリテーション　111, 133-136
リラクゼーション　81, 267
レセルピン　300
レット症候群　163
レビー小体型認知症（DLB）　184
レボドパ・カルビドパ　194
連鎖解析　282
老年（期）精神医学　179-199
ロンドン塔課題　213

A-Z

ADHD　→注意欠陥／多動性障害
Angelman症候群　284
ASD　→自閉症スペクトラム障害
CBD　→皮質基底核変性症
CLS　→コンサルテーション・リエゾン・サービス
CT　→コンピューター断層映像
DLB　→レビー小体型認知症
DPA（ドパミン受容体部分アゴニスト）　305
DSM-IV-TR　14, 51, 73, 74, 80, 94, 95, 101, 121, 122, 141, 162, 166, 168, 170, 171, 180, 181, 260
EMDR（眼球運動による脱感作と再処理法）　261
fMRI　→機能的核磁気共鳴映像
FTD　→前頭側頭型認知症
FAST（Functional Assessment of Staging）　182
HADS（Hospital Anxiety and Depression Scale）　114
ICD-10　72, 73, 112, 119, 159, 162, 163, 166, 168
MAO阻害薬　→モノアミンオキシダーゼ阻害薬
MARTA（多元受容体標的化坑精神病薬）　305
MATRICS（Measurement And Treatment Research to Improve Cognition in Schizophrenia）　215, 216, 306
MMSE（Mini-Mental State Examination）　181
MRI　→磁気共鳴映像法
NIRS（近赤外線スペクトロスコピー）　221
PDD（広汎性発達障害）　162
PDDNOS（特定不能の広汎性発達障害）　163
PET　→ポジトロンエミッショントモグラフィ
Prader-Will症候群　284
PTSD　→外傷後ストレス障害
　――臨床診断面接尺度（CAPS）　260
REM睡眠行動障害（RBD）　193
SDA（セロトニン・ドパミン・アンタゴニスト）　305
SPECT　→シングルフォトンエミッションCT
SSRI　→選択性セロトニン再取り込み阻害薬
　――離脱症候群　315
VD　→血管性認知症
WAB失語症検査　212
WAIS-R　182
WHO　21
Zero-to-Three　148

精神医学を知る
メンタルヘルス専門職のために

2009年7月31日　初　版

［検印廃止］

編　者　金生由紀子・下山晴彦

発行所　財団法人　東京大学出版会

代表者　長谷川寿一
113-8654　東京都文京区本郷 7-3-1 東大構内
http://www.utp.or.jp/
電話 03-3811-8814　Fax 03-3812-6958
振替 00160-6-59964

印刷所　株式会社精興社
製本所　矢嶋製本株式会社

Ⓒ2009 Yukiko KANO & Haruhiko SHIMOYAMA, Editors
ISBN 978-4-13-012102-6　Printed in Japan

[R]〈日本複写権センター委託出版物〉
本書の全部または一部を無断で複写複製（コピー）することは，著作権法上での例外を除き，禁じられています．本書からの複写を希望される場合は，日本複写権センター（03-3401-2382）にご連絡ください．

シリーズ脳科学6　精神の脳科学	加藤忠史編	A5・3200円
専門職としての臨床心理士	マツィリア，ホール編，下山晴彦編訳	A5・5000円
コミュニティ心理学ハンドブック	日本コミュニティ心理学会編	菊・12000円
臨床心理学の倫理をまなぶ	金沢吉展	A5・3200円
臨床心理のコラボレーション	藤川　麗	A5・4500円
心理援助のネットワークづくり	中釜・髙田・齋藤	46・2800円
医薬品情報学　第3版	山崎幹夫監修	B5・4200円
薬を育てる　薬を学ぶ	澤田康文	46・2000円
地域看護診断	金川克子編	A5・2800円
精神病の病理と治療	グリージンガー，小俣・市野川訳	A5・12000円

講座　臨床心理学　　下山晴彦・丹野義彦編　　各A5・3500円

1巻　臨床心理学とは何か
2巻　臨床心理学研究
3巻　異常心理学Ⅰ
4巻　異常心理学Ⅱ
5巻　発達臨床心理学
6巻　社会臨床心理学

ここに表示された価格は本体価格です．御購入の際には消費税が加算されますので御了承下さい．